マウス・ラット なるほどQ&A

中釜 斉，北田一博，城石俊彦［編集］

実は知らない基礎知識＋取り扱いのコツがつかめる！

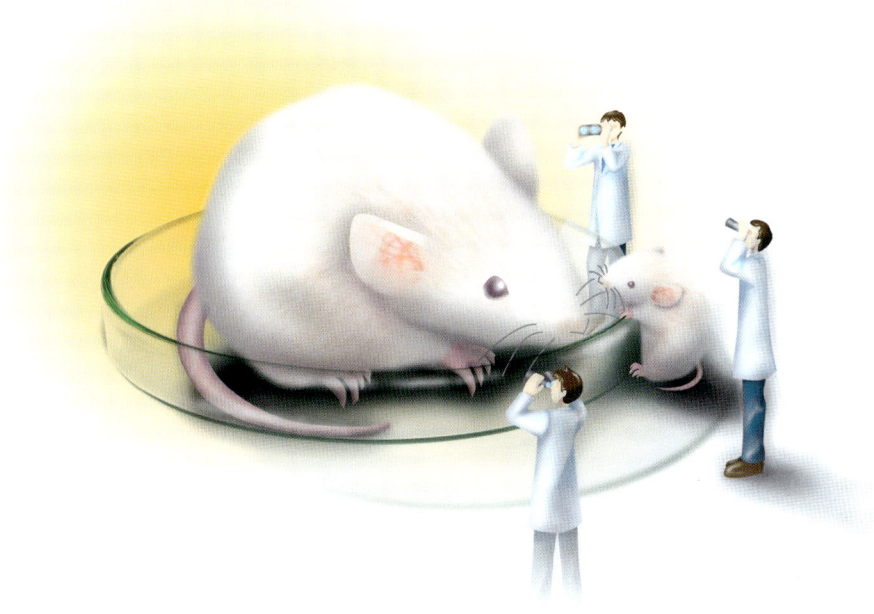

羊土社

【注意事項】本書の情報について ─────────────────────────────
　本書に記載されている内容は，発行時点における最新の情報に基づき，正確を期するよう，執筆者，監修・編者ならびに出版社はそれぞれ最善の努力を払っております．しかし科学・医学・医療の進歩により，定義や概念，技術の操作方法や診療の方針が変更となり，本書をご使用になる時点においては記載された内容が正確かつ完全ではなくなる場合がございます．また，本書に記載されている企業名や商品名，URL等の情報が予告なく変更される場合もございますのでご了承ください．

序

　医学の発展において，実験的方法による生命現象の解析を目指した研究が果たしてきた役割は甚大です．なかでも実験動物を用いた実証的研究は，種々のヒト病態の分子機構の解明に多大なる貢献をしてきました．新規の治療薬や手術法の開発においても動物モデルは重要な役割を果たしてきたといえます．加えて，近年の遺伝子改変技術の普及に伴い，世界中のあらゆる研究室で新たな遺伝子改変動物が次々と作製されるようになりました．これに伴い，各遺伝子の生体内での機能に関する知見や，*in vitro* 機能と *in vivo* 機能の相違に関する情報も蓄積されてきています．すなわち，遺伝子の機能だけでなく，種々の薬物の薬理作用に関しても動物個体を用いた解析が必須となっています．

　放射線照射や薬物投与などの実験的処理を加えることで，特定の病態を呈するような従来の実験的発症モデルに関しても，種々の動物種のゲノム情報の解読が進み，網羅的なゲノム解析ツールの開発も格段の進歩を遂げたことにより，これら動物モデルにおける病態の分子基盤の解明も急速に進んでいます．哺乳動物のゲノム中に存在する約3万個の遺伝子について，それらの生体内での機能やヒト病態とのかかわりを明らかにしていくことの重要性を考えると，動物を用いた研究の必要性は今後ますます高まってくると考えられます．

　今，本書を手にしている皆様も，動物を用いた研究の重要性に興味をもったり，必要性を感じていると思われます．しかしながら，最適な指南書がないために，動物を用いた研究が技術的に進歩すればするほど，初心者にとってはその道のりが実際以上に遠いものとして感じられてしまうものです．このことは，動物の研究領域に身を置いているものの一人として，決して好ましい状況ではないと考えていました．今回，『マウス・ラットなるほどQ&A』の企画についてお話をいただいた際に，まさに最適のタイミングと感じた次第であります．本書を通して，多くの若い研究者が動物を用いた研究についてのノウハウを学ぶだけではなく，動物モデルを用いた研究の意義とその将来の方向性・展望について一緒に考えてもらえれば幸いです．

　最後になりますが，本書の作成にあたり，ご多忙の中をご執筆に協力いただきました多くの先生方に改めて深謝いたします．また，本書の発行においてご尽力いただきました，羊土社編集部の蜂須賀修司様，山下志乃舞様に感謝いたします．

2007年5月

編者を代表して
中釜 斉

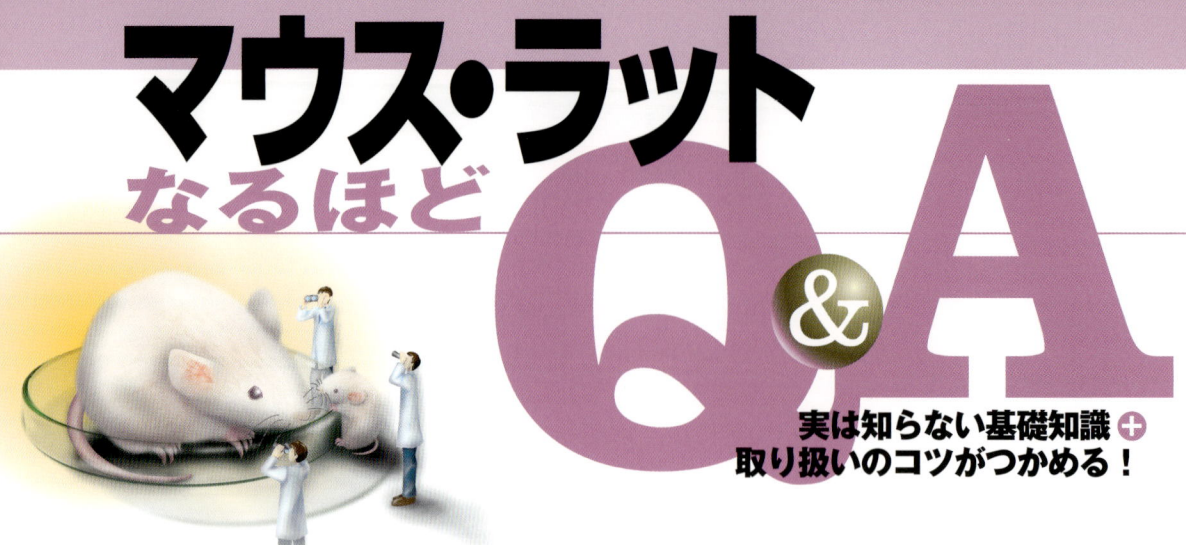

マウス・ラット なるほど Q&A

実は知らない基礎知識＋取り扱いのコツがつかめる！

序　　　　　　　　　　　　　　　　　　　　　　　　　　　　　中釜 斉

1章　設備・準備・基礎知識についてのQ&A

1　動物実験で何がわかるのですか？　　　　　　　　　　　　落合雅子，中釜 斉　14

2　疾患モデルマウス，ラットとはどんな動物ですか？　　　　落合雅子，中釜 斉　17

3　動物実験に必要な飼育設備を教えてください．　　　　　　落合雅子，中釜 斉　19

4　マウス・ラットの適正な飼い方，維持管理の仕方を教えてください．　栁原五吉　23

5　マウス・ラットが感染症に罹ることはありますか？
　　またその対応策を教えてください．　　　　　　　　　　　　　　　栁原五吉　27

6　SPF動物，また微生物検査証明書とは何ですか？　　　　　　　　　栁原五吉　30

7　動物のクリーニング（清浄化・SPF化）はどのように行えばいいのですか？　栁原五吉　33

8　代謝ケージの種類と使い方について教えてください．　　　　　　　栁原五吉　35

9　倫理的な動物実験と動物福祉の概念や規則などを教えてください．　栁原五吉　38

10　動物実験計画書と動物実験委員会の役割とその流れについて教えてください．　栁原五吉　41

11　教育用のムービーなど，わかりやすい教材はありますか？　　　　栁原五吉　43

2章　基本的な特性についてのQ&A

12　実験で使われるマウスにはどんな種類がありますか？
　　その起源などを教えてください．　　　　　　　　　　　　　　　米川博通　44

13　実験で使われるラットにはどんな種類があるのですか？
　　その起源など教えてください．　　　　　　　　　　　　　　　　北田一博　47

14　マウスとラットはどのように違うのですか？　　　　　　　　　　米川博通　49

15　マウスの基本的特性について教えてください．　　　　　　　　　米川博通　53

16　ラットの基本的な特性について教えてください．
　　マウスと異なるのはどのような点ですか？　　　　　　　　　　　北田一博　59

17	遺伝統御とは何ですか？	米川博通	62
18	実験目的に応じた系統の選び方やコツを教えてください．	米川博通	66
19	液性免疫や細胞性免疫を解析する場合の最適なマウスの系統は何ですか？	米川博通	70
20	他種の実験動物との違いにはどのようなものがありますか？	米川博通	74

3章　系統のゲノム情報と表現型情報についてのQ&A

21	マウスに関するデータベースの整備状況について教えてください．	若菜茂晴，城石俊彦	77
22	ラットに関するデータベースの整備状況について教えてください．	庫本高志	80
23	ミュータジェネシスプロジェクトにはどのようなものがあるのですか？またそのミュータントの入手法・利用法について教えてください．	若菜茂晴，城石俊彦	82
24	トランスジェニックやノックアウトのデータベースにはどのようなものがありますか？また系統入手法を教えてください．	若菜茂晴，城石俊彦	85
25	マウスの系統について知りたいと思っています．ゲノム情報や系統の特徴・用途はどのように調べればいいのでしょうか？	若菜茂晴，城石俊彦	88
26	ラットの系統について知りたいと思っています．ゲノム情報や系統の特徴・用途はどのように調べればいいのでしょうか？	庫本高志	90
27	マウスの表現型について調べる方法を教えてください．	若菜茂晴，城石俊彦	93
28	ラットの表現型について調べる方法を教えてください．	庫本高志	95
29	最近は，脳神経疾患との兼ね合いから，マウス・ラットを用いた行動解析が注目されていますが，脳研究に関係した解析法にはどのようなものがありますか？	若菜茂晴，城石俊彦	98
30	遺伝子マッピングの方法にはどのようなものがありますか？	若菜茂晴，城石俊彦	100

4章　取り扱い方についてのQ&A

31	取り扱いに際して初心者はどのような点に注意する必要がありますか？	北田一博	105
32	実験動物の入手法がわかりません．また，検疫と検収など規制はあるのですか？	北田一博	107
33	マウスやトランスジェニック動物などの輸送・運搬方法を教えてください．	北田一博	110
34	はじめてでも失敗しない麻酔の方法を教えてください．また，実験の種類によって麻酔の方法を使い分けることはありますか？	北田一博	112
35	薬剤の投与がうまくいきません．簡単な方法と動物の扱い方のコツを教えてください．	落合雅子，中釜 斉	115
36	採血では動脈と静脈のどちらからとるのでしょうか？またその見分け方を教えてください．	落合雅子，中釜 斉	118
37	短期飼育実験について教えてください．	落合雅子，中釜 斉	121
38	発がん実験はどのように行えばいいのですか？	落合雅子，中釜 斉	124
39	長期毒性試験はどのように行えばいいのですか？	落合雅子，中釜 斉	126

5章　繁殖・交配の仕方についてのQ&A

- 40　マウスの最適な繁殖法，時期などを教えてください．
また交配率を上げるにはどうしたらいいですか？　　　　　　　　　　　　中潟直己　129
- 41　マウスと比較して，ラットでは繁殖・交配の仕方に違いはありますか？　中潟直己　132
- 42　プラグとりの注意点を教えてください．
また見にくいプラグのチェックはどのように行えばいいのでしょうか？　　中潟直己　134
- 43　繁殖・交配がうまくいきません．どのような原因が考えられますか？　　中潟直己　137
- 44　離乳はいつ頃ですか？また雄雌の見分け方を教えてください．　　　　　中潟直己　140
- 45　遺伝子型判定・ゲノムDNAの調製はどのように行えばいいのですか？　　荒木喜美　142
- 46　交配実験にはどのような方法がありますか？　　　　　　　　　　　　　加藤秀樹　147
- 47　飼育による系統の維持の方法を教えてください．　　　　　　　　　　　加藤秀樹　151
- 48　凍結胚と凍結精子による方法とその利点は何ですか？　　　　　　　　　中潟直己　154
- 49　バイオリソースへ寄託したいと思っています．どのようにすればいいでしょうか？　中潟直己　157

6章　解剖と病理解析の方法についてのQ&A

- 50　採血はどこから行えばいいのですか？
また血漿と血清の分離方法を教えてください．　　　　　　　　深町勝巳，津田洋幸　160
- 51　ラットの解剖の手順とコツを教えてください．　　　　　　　深町勝巳，津田洋幸　164
- 52　マウスの解剖の手順とコツを教えてください．　　　　　　　深町勝巳，津田洋幸　167
- 53　灌流固定が必要なのはどのようなときですか？
またその方法を教えてください．　　　　　　　　　　　　　　深町勝巳，津田洋幸　168
- 54　病理標本を作製する際，固定方法の選択はどのように決めれば
よいですか？　　　　　　　　　　　　　　　　　　　　　　深町勝巳，津田洋幸　170
- 55　マウスのアトラスに詳しい書籍を教えてください．　　　　　深町勝巳，津田洋幸　174
- 56　ラットに関する参考書があまり見当たりません．
アトラスなどはあるのでしょうか？　　　　　　　　　　　　深町勝巳，津田洋幸　175
- 57　解剖や病理解析は業者に委託することはできますか？　　　　深町勝巳，津田洋幸　176

7章　移植実験および細胞株の樹立についてのQ&A

- 58　移植実験から細胞株樹立への流れと必要な技術を教えてください．　　　栁原五吉　177
- 59　移植する際，動物の麻酔や消毒，器具の滅菌はどのように行えばいいですか？　栁原五吉　180
- 60　腫瘍細胞を移植する場合の，細胞の調製の仕方や移植部位を教えてください．　栁原五吉　184
- 61　ヒト細胞を移植するのに適した動物を教えてください．　　　　　　　　栁原五吉　187
- 62　マウスの組織・細胞によって，単離や培養する方法は異なるのですか？　栁原五吉　190
- 63　細胞株の樹立①：初代培養の注意点とコツを教えてください．　　　　　栁原五吉　192
- 64　細胞株の樹立②：不死化細胞樹立の注意点とコツを教えてください．　　栁原五吉　195
- 65　細胞株の樹立③：腫瘍細胞株樹立の注意点とコツを教えてください．　　栁原五吉　197

目次

- 66 細胞株の樹立④：高転移性ヒト腫瘍細胞株（転移細胞株）の樹立方法を教えてください． 柳原五吉 200
- 67 動物体内で移植した細胞の同定や動きを調べる方法を教えてください． 柳原五吉 203

8章　遺伝子改変動物の作製についてのQ&A

- 68 遺伝子改変動物とは何ですか？トランスジェニックマウスはどうすれば入手できるのでしょうか？ 上田正次, 高橋利一 206
- 69 ノックアウト・ノックインマウスはどうすれば入手できるのでしょうか？ 上田正次, 高橋利一 211
- 70 トランスジェニックマウスの作製方法を教えてください． 上田正次, 高橋利一 215
- 71 遺伝子改変マウスの維持の方法を教えてください． 上田正次, 高橋利一 218
- 72 トランスジェニックラットはどうすれば入手できるのですか？ 上田正次, 高橋利一 222
- 73 BAC／PACリソースとBACトランスジェニックのメリットについて教えてください． 上田正次, 高橋利一 224
- 74 マウス・ラットの他に，ノックアウト動物やトランスジェニック動物はいますか？ 上田正次, 高橋利一 226

9章　抗体作製についてのQ&A

- 75 抗体は委託生産することはできますか？またどのような方法があるのでしょうか？ 前田雅弘 228
- 76 ポリクローナル抗体，モノクローナル抗体を自分で作製する方法を教えてください． 前田雅弘 231
- 77 抗原部位の検索にいつも迷います．何かよいアイデアはないのでしょうか？ 前田雅弘 235
- 78 抗原の種類による免疫の仕方，よい抗体を取るための条件検討項目を教えてください． 前田雅弘 239
- 79 ラットで抗体を作製するメリットは何ですか？また細胞融合の際に使用する，ラットB細胞と相性のよいミエローマ細胞は何ですか？ 前田雅弘 242
- 80 ハイブリドーマの作製では，脾臓細胞を利用した細胞融合を行っているのですが，そのほかにも方法はありますか？ 前田雅弘 244
- 81 抗体作製に関して，新しい（または効果的な）方法はありますか？ 前田雅弘 247
- 82 *in vitro*での抗体作製技術にはどのようなものがありますか？ 前田雅弘 250

索引 ……………………………………………………………………… 252
編者プロフィール ……………………………………………………… 255

巻頭カラー

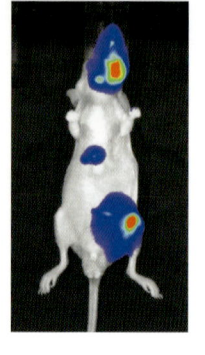

イメージング装置の一例

❶ **ルシフェラーゼの in vivo イメージングの実際** （本文 15 ページ参照）
A）イメージング装置．ヌードマウスの皮下に，ルシフェラーゼを発現するメラノーマ細胞を移植後，ルシフェラーゼのフォトン数の計測により，腫瘍が増大していくのがわかります（B：上段）．ヒト前立腺がんの細胞がヌードマウス全身の骨に転移した様子（B：下段）

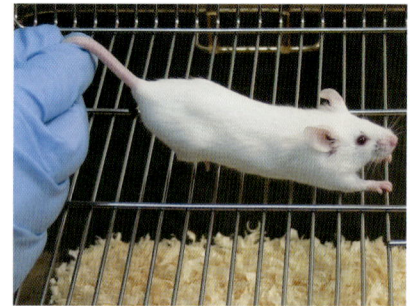

❷ マウスの尾を軽く引く
（本文 24 ページ参照）

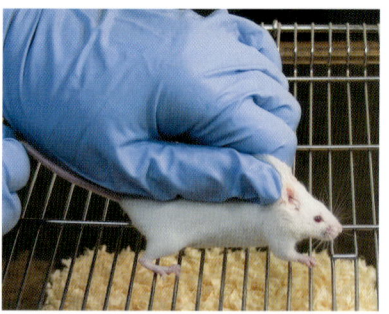

❸ マウスを掴む （本文 24 ページ参照）

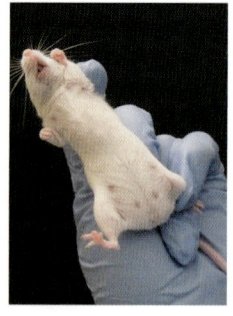

❹ マウスを保定する
（本文 24 ページ参照）

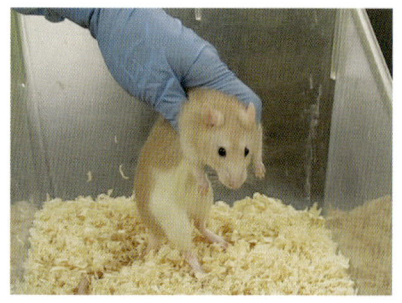

❺ ラットをケージから出す
（本文 24 ページ参照）

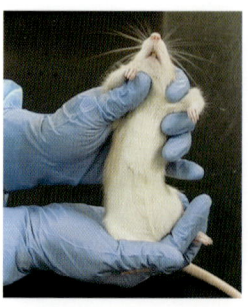

❻ ラットを両手で
保定する
（本文 24 ページ参照）

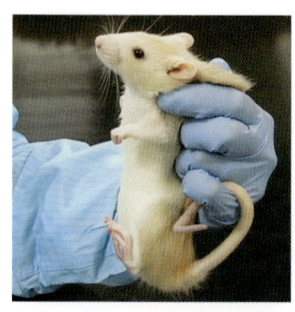

❼ ラットを片手で保定する
（本文 24 ページ参照）

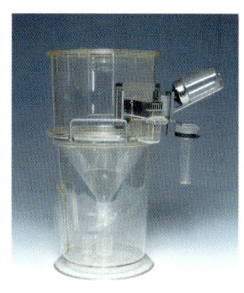
❽ マウス用代謝ケージ
（本文36ページ参照）
（Tecniplast社　総輸入元エルエスジー）

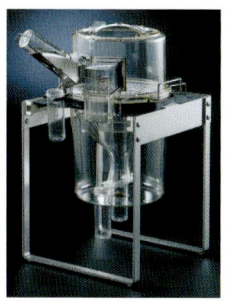
❾ ラット用代謝ケージ
（本文36ページ参照）
（Tecniplast社　総輸入元エルエスジー）

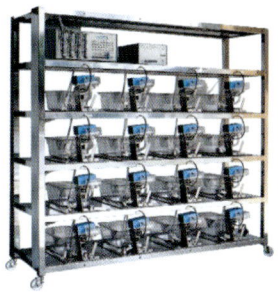
❿ ペアフィード用ケージ
（本文36ページ参照）
（大阪マイクロシステム）

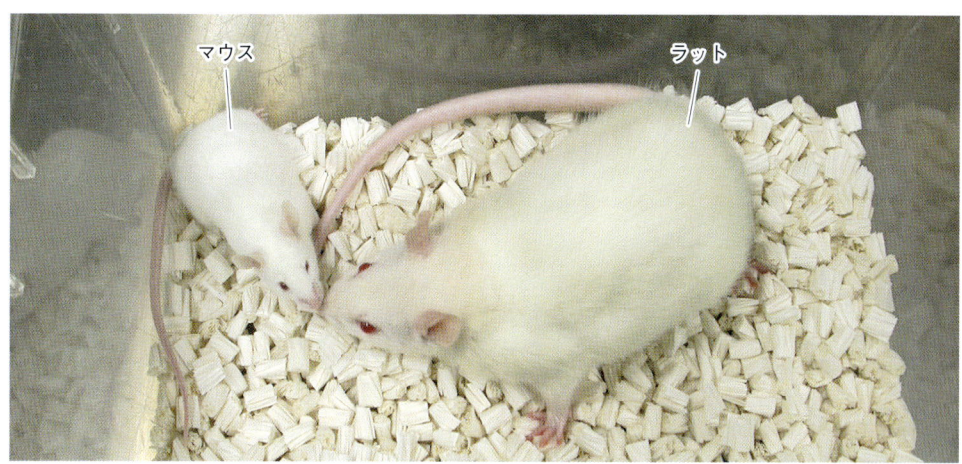
⓫ マウスとラット（本文49ページ参照）
東京医科大学動物実験センターの須藤カツ子博士の提供

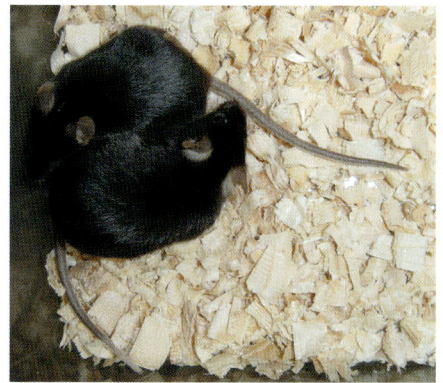
⓬ 1ペアでの交配（本文130ページ参照）
通常、雄雌1匹ずつ、1ケージに同居させて交配させます

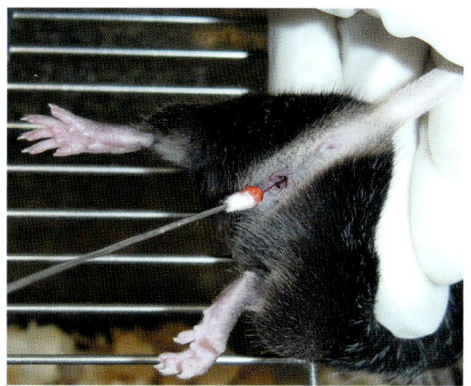
⓭ 胎盤兆候（本文130ページ参照）
妊娠していれば、プラグ確認後10～13日頃に雌の膣内に血液塊を確認することができます

巻頭カラー

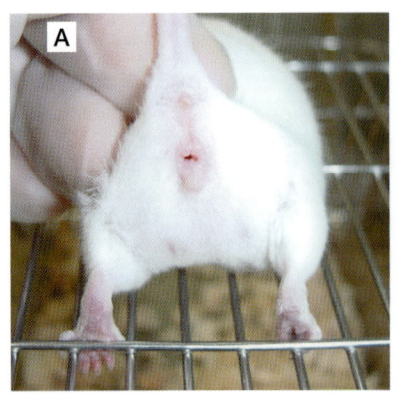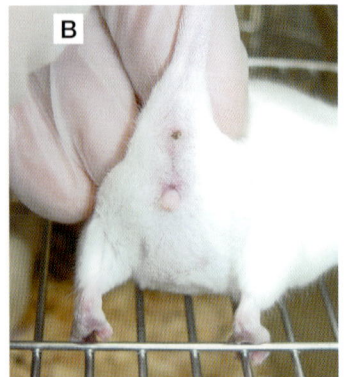

⑭ **雌の外陰部（A：発情前期，B：発情休止期）**（本文135ページ参照）
発情前期の雌（A）は，発情休止期の雌（B）に比べ，外陰部が赤く腫脹しています

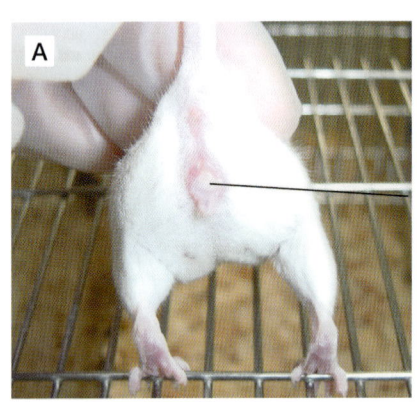

⑮ **交尾後のプラグ（A：大きなプラグ，B：膣深部に見られるプラグ）**
（本文135ページ参照）
交尾の翌日に，雌の膣開口部に明瞭な白い消しゴム状のプラグが観察されます．しかし，C57BL/6などではプラグが膣深部に付いている場合もあるので，必ず，ピンセットなどを膣内へ挿入し，その有無を確認します

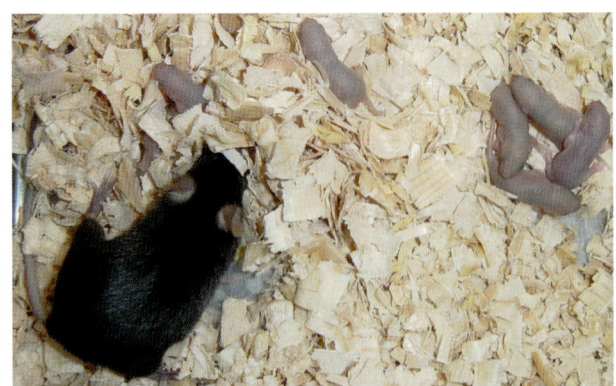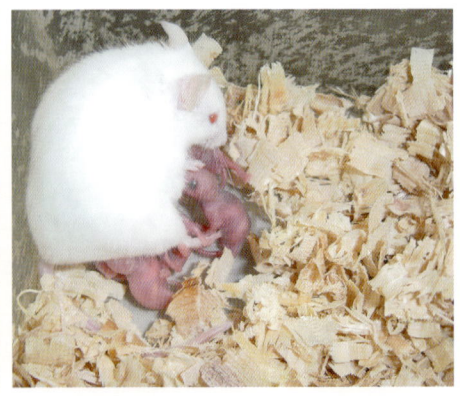

⑯ **育児放棄**（本文138ページ参照）
分娩した雌が育児を放棄している場合は，写真のように産仔がケージ内に散らばり，まったく哺乳しません

⑰ **里親と産仔**（本文138ページ参照）
分娩した雌が育児放棄をした場合，産仔を里親に預けます．子育てのうまい里親であれば，預けられた産仔の育児・哺乳を上手に行います

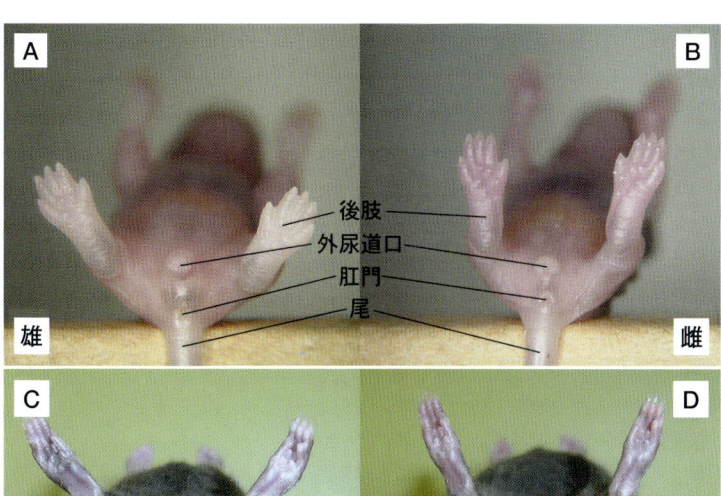

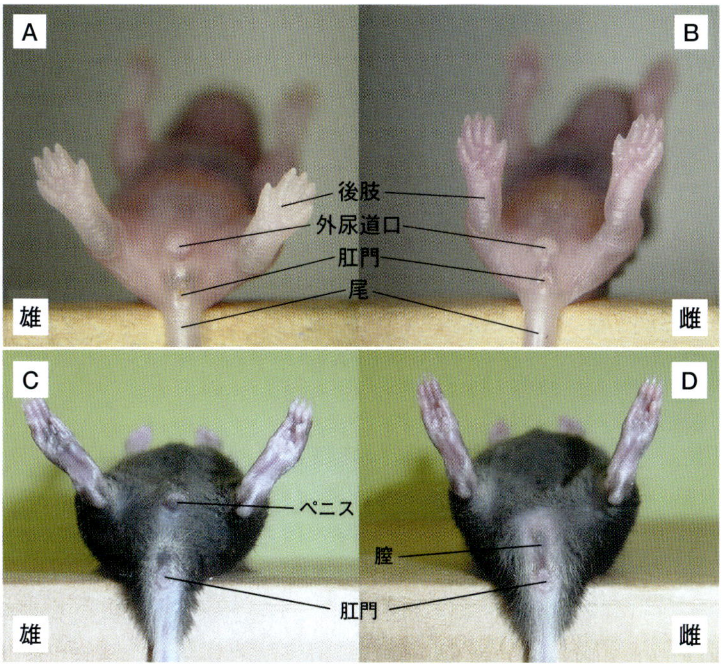

⑱ 分娩直後と離乳時（3週齢）の雌雄の外陰部（本文141ページ参照）

分娩直後の雄の仔マウスにおいては，外尿道口から肛門までの距離が長いです（A）．一方，雌においては，雄に比べて明らかに短いです（B）．離乳時（3週齢）になると外性器がハッキリし，雄の場合はペニス（C），雌の場合は膣（D）が明瞭となります

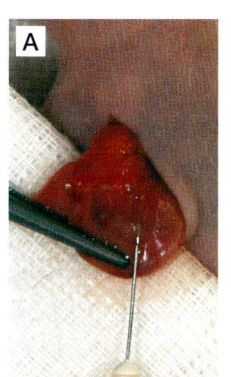 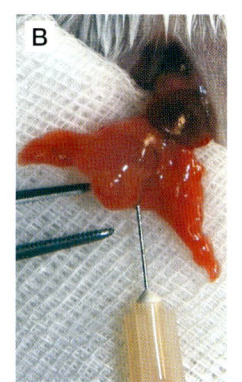 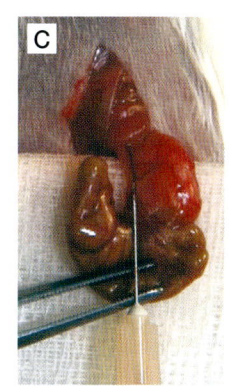

⑲ 胃・膵臓・門脈への移植（本文185ページ参照）
A）胃壁移植，B）膵臓移植，C）門脈内移植

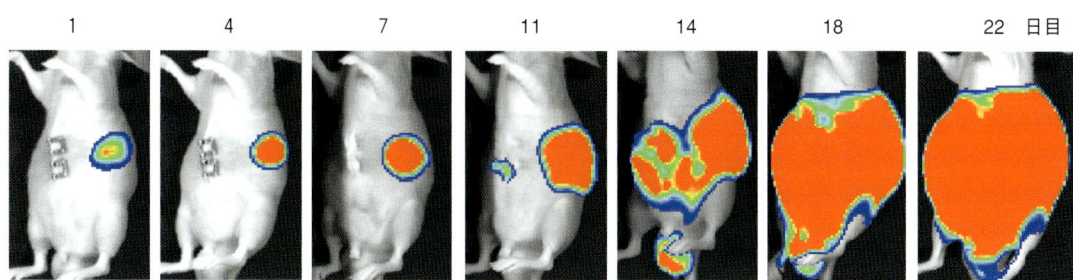

⑳ ルミネッセンスを利用した in vivo イメージング（本文204ページ参照）

ルシフェラーゼ遺伝子を導入した胃がん細胞をヌードマウスに同所（胃壁）移植しました．胃での浸潤増殖，腹膜播種，腹水形成までの一連の腫瘍の進展過程を同一動物で観察できます

執筆者一覧

◆ 編　集 ◆

中釜　斉	(Hitoshi Nakagama)	国立がんセンター研究所副所長
北田一博	(Kazuhiro Kitada)	北海道大学創成科学共同研究機構ゲノムダイナミクス研究部門
城石俊彦	(Toshihiko Shiroishi)	国立遺伝学研究所系統生物研究センター／理化学研究所ゲノム科学総合研究センター

◆ 執筆者(掲載順) ◆

落合雅子	(Masako Ochiai)	国立がんセンター研究所生化学部
中釜　斉	(Hitoshi Nakagama)	国立がんセンター研究所副所長
栁原五吉	(Kazuyoshi Yanagihara)	国立がんセンター研究所実験動物管理室
米川博通	(Hiromichi Yonekawa)	東京都臨床医学総合研究所
北田一博	(Kazuhiro Kitada)	北海道大学創成科学共同研究機構ゲノムダイナミクス研究部門
若菜茂晴	(Shigeharu Wakana)	理化学研究所ゲノム科学総合研究センター
城石俊彦	(Toshihiko Shiroishi)	国立遺伝学研究所系統生物研究センター／理化学研究所ゲノム科学総合研究センター
庫本高志	(Takashi Kuramoto)	京都大学大学院医学研究科附属動物実験施設
中潟直己	(Naomi Nakagata)	熊本大学生命資源研究・支援センター動物資源開発研究部門（CARD）
荒木喜美	(Kimi Araki)	熊本大学発生医学研究センター
加藤秀樹	(Hideki Katoh)	浜松医科大学医学部附属動物実験施設
深町勝巳	(Katsumi Fukamachi)	名古屋市立大学大学院医学研究科
津田洋幸	(Hiroyuki Tsuda)	名古屋市立大学大学院医学研究科
上田正次	(Masatsugu Ueda)	株式会社ワイエス研究所
高橋利一	(Riichi Takahashi)	株式会社ワイエス研究所
前田雅弘	(Masahiro Maeda)	株式会社免疫生物研究所研究開発部

マウス・ラットなるほどQ&A

1章	設備・準備・基礎知識についての **Q&A** （Q1〜Q11）	14
2章	基本的な特性についての **Q&A** （Q12〜Q20）	44
3章	系統のゲノム情報と表現型情報についての **Q&A** （Q21〜Q30）	77
4章	取り扱い方についての **Q&A** （Q31〜Q39）	105
5章	繁殖・交配の仕方についての **Q&A** （Q40〜Q49）	129
6章	解剖と病理解析の方法についての **Q&A** （Q50〜Q57）	160
7章	移植実験および細胞株の樹立についての **Q&A** （Q58〜Q67）	177
8章	遺伝子改変動物の作製についての **Q&A** （Q68〜Q74）	206
9章	抗体作製についての **Q&A** （Q75〜Q82）	228

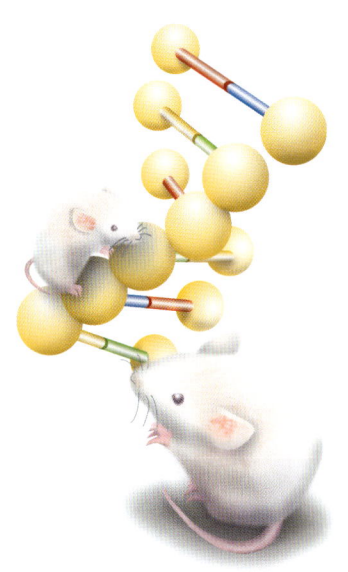

1章　設備・準備・基礎知識についてのQ&A

Question 1　動物実験で何がわかるのですか？

Answer　化合物の生体に及ぼす影響や毒性・発がん性を定量的に解析することができます．薬物をヒトへ臨床応用する際の前臨床試験としては必須です．最近では，遺伝子の機能や細胞の挙動を個体レベルで解析することもできます．

前臨床試験などの毒性試験や薬物動態・薬理作用の解析

種々の薬剤をヒトに投与する場合には，薬理作用のみならず生体に対する毒性に関する詳細な情報が必須となります．多くの薬剤は肝臓あるいは腎臓などの重要臓器に対する毒性を多少なりとも有しており，過剰に投与すると致死性を示すものもあります．致死性の指標となる投与量（LD_{50}：50％の動物に致死性を示す用量）や体内での代謝経路および排泄経路，血中での半減期等に関する情報を収集することにより，その薬剤の特性や薬物動態を把握することができます．

変異原性・がん原性物質の発がん性実験への応用

環境中には，細胞に遺伝子変異や染色体異常を誘発する種々の変異原性物質が存在しますが，発がん性の有無を調べるには動物実験による長期飼育（発がん）実験で確認する必要があります．アスベストやヒ素，臭素酸カリウム，食塩のように，変異原性を有しないが，持続的な曝露により発がん性を示すものもあります（非遺伝毒性発がん物質）．このような場合にも長期の発がん実験を行うことにより発がん性の有無を確認する必要があります．さらに，動物実験を行うことにより，化合物への曝露から発がんに至る過程を連続的に観察し評価することができます．

遺伝子改変動物を使った個体レベルでの遺伝子機能の解析

種々の化合物の個体に及ぼす影響を調べるために行う動物実験のほかに，最近では遺伝子改変動物を作製することにより，特定の遺伝子の機能を個体レベルで解析する方法が頻繁に用いられています．**遺伝子改変動物**には，①特定の遺伝子あるいはその変異体を導入した動物（トランスジェニック動物）や，②遺伝子組

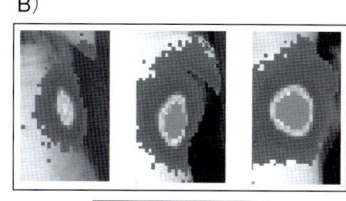
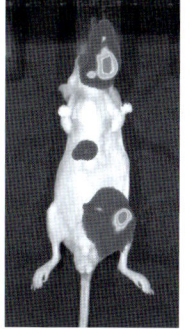

(図)ルシフェラーゼの in vivo イメージングの実際

A)イメージング装置．ヌードマウスの皮下に，ルシフェラーゼを発現するメラノーマ細胞を移植後，ルシフェラーゼのフォトン数の計測により，腫瘍が増大していくのがわかります（B：上段）．ヒト前立腺がんの細胞がヌードマウス全身の骨に転移した様子（B：下段）→巻頭カラー写真❶参照

換え技術を使って，目的とする遺伝子だけを人為的に破壊した動物（ノックアウト動物）があります．さらに，特定の遺伝子を臓器特異的あるいは時期特異的に機能欠損させることにより，個体における遺伝子の機能をより詳細に解析することも可能となってきました．遺伝子改変動物を用いた実験の実際や目的については，**8章**で詳細に説明します．

抗体の作製

分子生物学的な解析には欠かせないポリクローナル抗体やモノクローナル抗体を作製するためには，マウス，ラット，モルモット，ウサギ，ヤギ等の小・中動物を用いた実験が必須です．最近では，抗体作製は業者に委託することも多くなりました（参照 **9章**）．治療目的のヒト型抗体の作製にはさらに専門的で複雑な行程を必要とします．詳細については専門書を参考にしてください．

画像イメージングによる細胞および生体分子の動態

腫瘍細胞株や種々の生体分子は，生体内（*in vivo*）においてシャーレ上（*in vitro*）とは全く異なる挙動を示すことがあります．従来から，高精度CTやMRIを用いた動物体内の微小病変の描出に関する研究が精力的に進められていますが，最近では，GFP（Green Fluorescent Protein）やルシフェラーゼなどの蛍光

タンパク質と融合させた分子の個体内での挙動を解析できるイメージング技術の開発が急速に進められています．このようなライブイメージングの解析には，蛍光顕微鏡やCCDカメラ等の専用かつ高価な機器が不可欠であり，各機関における共同利用などが望ましいです（**図**）．

●関連する質問→ **Q24，Q68，Q76**

◆参考図書，サイト

疾患モデル動物のデータベース関連サイトに多くのモデル動物の記載がありますのでご参照ください．
- ●マウス，ラットの保存提供機関
  - ⇒ http://shigen.lab.nig.ac.jp/animal/disease.html
- ●ラット・マウスバイオリソース関連情報公開サイト
  - ⇒ http://shigen.lab.nig.ac.jp/animal/diseaseInformation.html
- ●その他の動物のバイオリソース関連情報公開サイト
  - ⇒ http://shigen.lab.nig.ac.jp/animal/diseaseOthers.html
- ●『染色・バイオイメージング実験ハンドブック』（高田邦昭，他／編），羊土社，2006
- ●『ノックアウトマウス・データブック』（黒川 清，他／監修），中山書店，1997
- ●『「疾患モデル動物の維持，分与等に関する調査」報告書』（財団法人ヒューマンサイエンス振興財団），1999
- ●『モデル動物の作成と維持』（森脇和郎，他／編），エル・アイ・シー，2004

（落合雅子，中釜 斉）

memo

1章　設備・準備・基礎知識についてのQ&A

Question 2
疾患モデルマウス，ラットとはどんな動物ですか？

Answer
種々のヒト疾患と類似した病態を呈したり，病因となる遺伝的素因を有しているモデル動物のことで，ヒト疾患の病態解明や治療薬開発にとって重要な役割を果たしています．マウス・ラット以外でも，ウサギやモルモットなどにも病態の解明や治療薬の開発に役立ったモデルが数多く存在します．

動物を用いた実験医学の意義

　　近代医学の発展において，実験的方法を用いた医学研究の果たしてきた役割は大きいです．例えば，新規の治療薬や手術法などの開発においても，ヒト個体を対象とすることにはかなりの制約がかかります．したがって動物モデルを用いた実験が不可欠です．最近では，種々の病態の分子機構の解明という点においても，実に数多くのモデル動物が見出され，開発されてきました．臓器別には脳・神経系，心臓・血管・血液系，呼吸器系，肝臓・消化管系，腎臓・生殖器系などのさまざまな臓器での疾患モデルが存在します．全身性疾患のモデルとしては，糖尿病や肥満，高脂血症，代謝異常症，高血圧，免疫不全，自己免疫疾患などの疾患モデル動物が知られています．

疾患モデル動物の種類

　　疾患モデル動物は大まかに2つの種類に分けることができます．1つは，動物に自然に発症する病態に着目して，ヒト疾患との病態の相同性についての解析を行うといった「**自然発症モデル**」です．自然突然変異の結果として動物が獲得した形質に依存した病態モデルです．これに対して，発がん実験などのように，薬物投与や放射線照射などの実験的処理を加えることにより，ある特定の病態を呈するような「**実験的発症モデル**」があります．遺伝子変異を人工的に導入した動物（遺伝子改変動物）なども含まれます．

遺伝子改変技術により開発されている新たな疾患モデル

　　実験医学のために樹立された種々のマウスやラットに加え，最近では，マウス

胚性幹細胞（ES 細胞）を用いた遺伝子操作により，特定の遺伝子を破壊したり，導入したりすることにより，特定の病態を呈する動物を作出することも可能となりました．さらに，エチルニトロソウレア（ENU）やクロラムブシル（CHL）などの化学物質をマウスやラットに投与することにより，多数の遺伝子変異マウス（理化学研究所ゲノム科学総合研究センター）およびラット（京都大学大学院医学研究科附属実験動物施設）をつくり出すといった大規模プロジェクトが世界レベルで進められています．作製された動物については，それぞれ理化学研究所アーカイブ（Population and Quantitative Genome Team Homepage ⇒ http://www.gsc.riken.jp/PQG/index.html）および京都大学バイオリソースセンター（NBRP-Rat ⇒ http://www.anim.med.kyoto-u.ac.jp/NBR/homejp.htm）に逐一掲載されています．

疾患モデルを用いた解析の利点と注意点

疾患モデル動物の最大の特徴は，遺伝的に均一な集団において，表出される疾患の病態を解析できることにあります．遺伝学的な方法を用いた疾患の原因遺伝子の解明も，ヒト集団を用いた解析に比較すると格段に容易です．同時に，疾患モデル動物を用いた解析の際に注意すべき点もいくつかあります．その１つは，病態としてはヒト疾患と酷似しているものでも，遺伝的な原因がヒトの病態とは全く異なる可能性があるという点です．この場合には原因遺伝子を特定することが急務となります．また，遺伝的には共通の原因に依るにもかかわらず，表現型が全く異なる場合もあります．例えば，ヒトでは *TSC1/2* 遺伝子は結節性硬化症の原因遺伝子ですが，マウスにおいて *Tsc1/2* 遺伝子をノックアウトすると腎臓がんを発生します．しかし，このような場合でも視点のもち方によっては，例えば遺伝子産物の生体内での機能を明らかにするといった例など，それぞれのモデル動物を有効に活用することは可能です．

●関連する質問→ Q49，Q68，Q69，Q72，Q76

◆参考図書
- 『モデル動物の作成と維持』（森脇和郎，他／編），エル・アイ・シー，2004
- 『マウス表現型解析プロトコール』（理化学研究所ゲノム科学総合研究センター），秀潤社，2006
- 『マウスラボマニュアル 第2版』（東京都臨床医学総合研究所実験動物研究部門），シュプリンガー・フェアラーク東京，2006
- 『初心者のための動物実験手技Ⅰ』（鈴木 潔／編），講談社，1981

（落合雅子，中釜 斉）

1章　設備・準備・基礎知識についてのQ&A

Question 3
動物実験に必要な飼育設備を教えてください．

Answer
最も重要なポイントは，感染症の発生を防止するために病原微生物の侵入を防ぎ，清浄度を維持できる構造・器材とすることです．作業性やメインテナンスの簡便性などを考慮した選定をします．

動物施設の分類と使用目的

　動物施設は，使用目的により動物繁殖生産用施設，研究施設（大学・研究所などの施設），試験施設（製薬企業や試験受託機関などの安全性試験などを行う施設）などに分類されます．収容する動物種別に分けられる場合もあります．さらに実験内容によって，一般の試験・実験区域，感染実験区域，RI実験区域，遺伝子改変実験区域などに分類することができます．使用する動物の**微生物学的統御**（感染防御）の程度と利便性を考慮し，飼育施設は，①アイソレーター方式（封鎖方式），②バリア方式（隔離方式），③オープン方式（解放方式）などに分類することができます．

　アイソレーター方式とは小型のボックス式飼育施設で，無菌動物などを飼育するために使用します．**実験従事者が直接動物に触れることがないタイプもあります**．バリア方式の施設は感染病の発生を防止する目的で運用され，SPF（Specific Pathogen Free）動物を使った実験や，繁殖・生産などを行うために使用されます．オープン方式の施設では，SPF動物，コンベンショナル動物が飼育可能ですが，利便性や経済性を優先しているため，施設外と厳密な隔離がなされてなく，感染防御能が低いため，長期実験には不向きです．施設の運用面は，動物福祉を考慮したものであることはいうまでもありませんが，実験者および飼育技術者の安全と健康，および作業性に十分配慮されるべきです．さらに，マウスの逃亡を防止することが重要です．専用の飼育室はもちろんですが，飼育室に前室を設ける，飼育室の出入り口にネズミ返しを設置する等の措置を怠らないようにします（**写真1〜4**）．

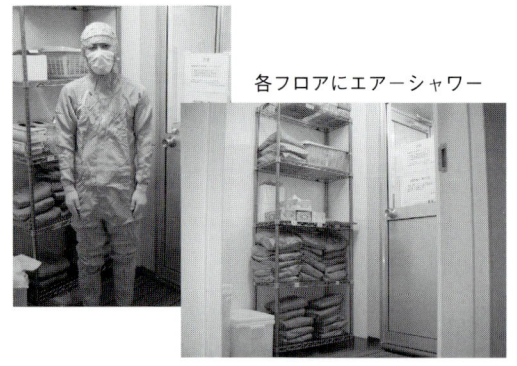

（写真1）実験者入退出用更衣室

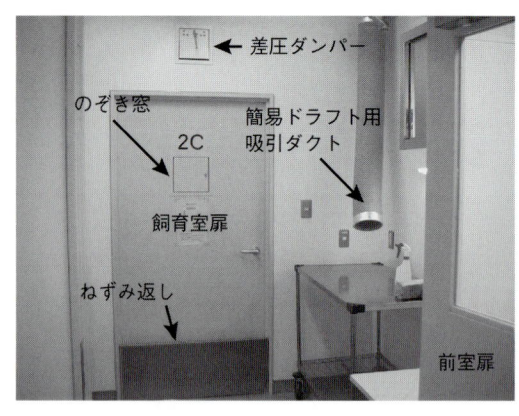

（写真2）飼育室前

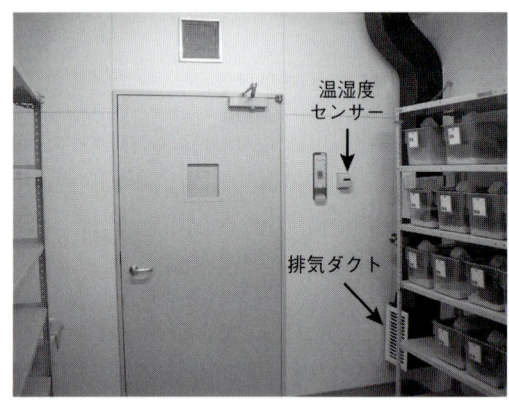

（写真3）飼育室内の様子

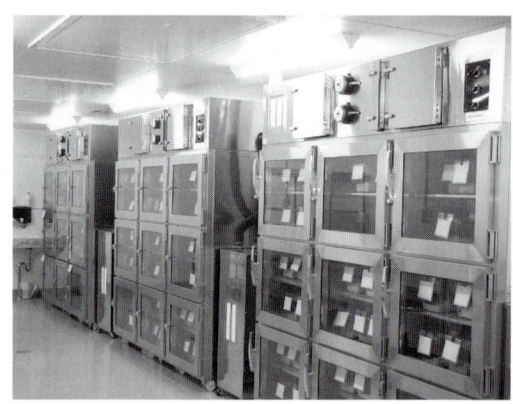

（写真4）アイソレーター

動物施設の設備と用意すべき実験機器類

　　動物施設において第一義に重要な設備は「空気調和設備」です．空気調和は，信頼性の高い動物実験成績を得るためにも，また動物実験の成績を共通の環境基盤で比較するためにも一定の基準を満たした設備であることが望まれます．一般に行われている空気調和方式は，中央式と個別式，熱の搬送媒体の種類によって，全空気方式，空気－水方式，ユニット方式などに分類されますが，詳細な解説は専門書に譲ります．**エアフィルター**，脱臭フィルターなどの空気浄化装置の設置も忘れてはなりません．

　　さらに，施設・器具類の清潔性を保ち感染症を防御するために，ボイラー，**オートクレーブ**，**エチレンオキサイドガス（EOG）滅菌装置**，自動給水設備，洗浄機，個別換気方式飼育架台，微生物学的統御飼育機，安全キャビネット，その他の周辺付属機器などが必要となります．例えば，オートクレーブを例にとると，

(表1) 実験動物施設（飼育室）における環境条件の規準

	マウス，ラット，ハムスター，モルモット	ウサギ，サル，イヌ，ネコ
温度	20〜26℃	18〜28℃
湿度	40〜60％（30％以下，あるいは70％以上になってはいけない）	
清浄度	飼育動物種と飼育方法に見合った清浄度を維持すること	
臭気	アンモニア濃度で20 ppmを超えない	
気流速度	動物の居住域において 0.2 m/秒以下	
気圧	周辺廊下よりも静圧差で20 Pa高くする（SPFバリア区域） 周辺廊下よりも静圧差で150 Pa高くする（アイソレーター）	
落下細菌	3個以下[注1]（動物を飼育していないバリア区域） 30個以下[注1]（動物を飼育していない通常の区域）	
換気回数	乱流方式　10〜15 回/時（一方向気流方式　8〜15 回/時）	
照度	150〜300ルックス（床上 40〜85 cm）	
照明	1日の明暗のリズムを一定に保つ[注2]	
騒音	60 dBを超えない	
飲料水	日本国水道法を満たすこと	

*『"実験動物の飼養及び保管等に関する基準"についての日本実験動物環境研究会改正案（参考資料）』より一部改変・抜粋して引用
注1：9 cm径シャーレを30分間開放し，血液寒天で48時間培養
注2：マウスの場合，排卵は1日の明暗のリズムによって時刻が決まってくる．一般的なのは，午前6時点灯，午後8時消灯，プラグ（膣栓）確認を午前8時から遅くとも10時までに行う．蛍光灯より白熱灯の方が望ましい

バリア方式では両扉方式が使用されます．バイオハザード施設では，バイオハザード対応のオートクレーブを設置する必要があります．高圧蒸気処理に適さない物品処理のために，EOG併用の滅菌装置も有用です．施設の規模を考慮した機器の選別が重要です．

動物施設の環境条件および飼育ケージの大きさの目安

動物施設においては，安定した実験結果をあげるためにも，動物の飼育環境に関してできるだけ一定に保つように配慮する必要があります．いくつかのクリアすべき環境因子の基準値として，日本実験動物研究会から提案された案を表1に示しました．

各飼育器材に関しても一般的な特徴について十分に把握しておく必要があります（参照　参考図書『初心者のための動物実験手技Ⅰ』）．飼育ケージのサイズも，実験規模や動物種に合わせる必要があります．大まかな目安について表2にまとめました．

これらの基準値は飼育環境設定の目安となる数値であり，多くの場合には施設

（表2）実験動物飼育ケージの大きさ（基準値；抜粋）

動物種	単飼／群飼	収容匹数 （体重による）	床面積 （cm^2）	内寸高 （mm）	具体的な内寸例 W×L×H（mm）
マウス	群飼用S 群飼用M 群飼用L	3〜8 5〜14 11〜28	310 540 1,085	130	106×295×130 170×320×130 330×330×130
ラット	単飼用 群飼用	1（<500 g[注]） 2〜8（<500 g[注]）	455 935	195	190×240×195 240×390×195

* 『"実験動物の飼養及び保管等に関する基準" 日本実験動物環境研究会改正案（参考資料）』より一部改変・抜粋して引用
注：500 g以上のラットについては，群飼用ケージを用いて単飼する

内動物実験委員会（または，機関長）が研究・実験目的に合わせた基準を示し，その施設基準に従って管理・運営されることが多いです．最近では，動物施設の環境測定や微生物学的モニタリング，空気調和設備のフィルター交換，飼育管理業務委託などは，一括して管理事務部門が統括する施設が多いです．

● 関連する質問 → **Q4，Q9，Q10**

◆ 参考図書・サイト

- 『実験動物の基礎と技術 総論』（日本実験動物協会／編），アドスリー，1988
- 『実験動物の技術と応用 実践編』（日本実験動物協会／編），アドスリー，2004
- 『実験動物技術体系』（日本実験動物技術者協会／編），アドスリー，1998
- 『ガイドライン 実験動物施設の建築および設備』（日本建築学会／編），アドスリー，1996
- 『初心者のための動物実験手技Ⅰ』（鈴木 潔／編），講談社，1981
- "実験動物の飼養及び保管等に関する規準" についての日本実験動物環境研究会改正案
  ⇒ http://www.adthree.com/jslae/societies-j/kaisei.pdf
- 日本実験動物環境研究会
  ⇒ http://www.adthree.com/jslae
- 日本実験動物協会＞環境モニタリング
  ⇒ http://jsla.lin.go.jp/environmental_monitoring.html

（落合雅子，中釜 斉）

1章　設備・準備・基礎知識についてのQ&A

Question 4　マウス・ラットの適正な飼い方，維持管理の仕方を教えてください．

Answer

動物の生理，生態，習性をよく理解し，愛情をもって接しましょう．研究機関の定める「動物実験に関する指針」および動物実験施設の「飼育基準や利用方法」を遵守しましょう．

　実験動物の飼育管理は，科学上の必要性や作業効率だけに着目することなく，愛情をもって動物に接し，生理，生態，習性に配慮した一連の作業を円滑に施行しなければなりません．まず，各研究機関の定める「動物実験に関する指針」などの諸規程，施設の状況（飼育環境の基準値など）を調べ，実験者自身がしなければならないことを考えてみましょう．そのうえで，実験の施行にあたっては動物飼育担当者と密接に連携を取り，実験動物に関する情報を共有しつつ動物管理を行うことが肝要です．**実験者による積極的な飼育管理が動物実験の成否を決定する**といっても過言ではありません．

　動物福祉の観点から，無用な苦痛を与えないよう動物の取り扱いの習熟に努めましょう（参照 Q 9）．また，ヒト，動物，物品，死体ならびに汚物等の的確な動線管理と飼育装置類の適切な操作および標準作業手順を遵守することが，施設の清浄度の維持・向上や管理の効率化のために大切です．

動物の取り扱いの実際

　動物の取り扱いの詳細については，文末に引用した文献や成書[1)～4)]を参考にしてください．ここでは動物実験に必須の手技である保定法と日常管理のケージ交換，給餌，給水などの管理，および消毒について概説します．また，動物がケージから逃亡しても，実験室・飼育室から外部に出ないようネズミ返しを設置するなどの逃亡防止策を施しておきます（参照 Q 3）．

マウス・ラットの保定法

　実験処置をする場合，一時的に動物を拘束する必要があり，これを保定といいます．**動物の恐怖心を取り除くために**，声をかけ，優しく体に触れるなどの配慮をすると効果的です．また，生後1～2週齢くらいの幼弱動物の場合には，背部

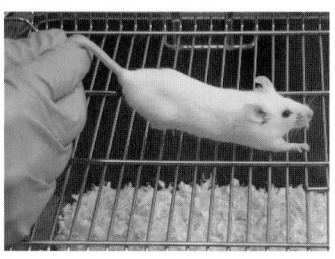

(写真1) マウスの尾を軽く引く
→巻頭カラー写真❷参照

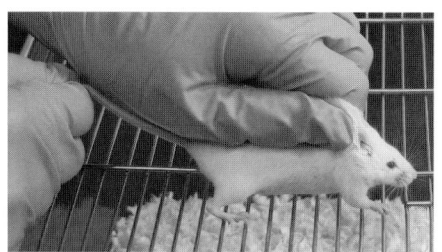

(写真2) マウスを掴む
→巻頭カラー写真❸参照

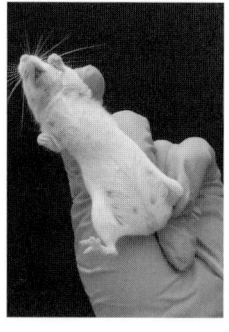

(写真3) マウスを保定する→巻頭カラー写真❹参照

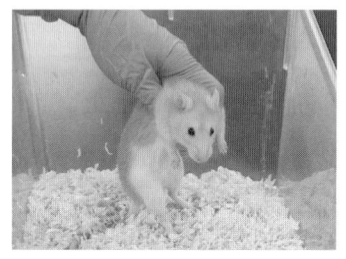

(写真4) ラットをケージから出す→巻頭カラー写真❺参照

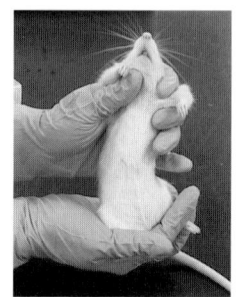

(写真5) ラットを両手で保定する→巻頭カラー写真❻参照

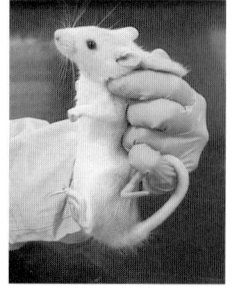

(写真6) ラットを片手で保定する
→巻頭カラー写真❼参照

の皮膚をつまんでもち上げます．マウス，ラットとも，**離乳前の幼弱動物はよく飛び跳ねるので**，取り扱いに注意しましょう．

1) マウスを保定する

　ケージ交換や観察などで**マウス**を移動する際は，尾の付け根を指またはピンセットで掴んでもち上げます．新生仔は頸背部を掴んでもち上げ，決して尾をもってはいけません．**マウスの保定**はケージの蓋などの上にマウスを載せ，軽く尾を引くと動物は前進しようと体を伸ばします（**写真1**）．マウスの頸背部皮膚を，尾をもった反対側の手の親指と人差指で掴んでもち上げます（**写真2**）．残りの三指で尾根部を押さえ，**マウスの頸が左右に大きく動かないようにします**（**写真3**）．

2) ラットを保定する

　ラットは，手を後方からそっと頸部に回し，親指と人差指で右前肢（片側前肢）と頭部を取り囲むようにして掴み，左前肢（他方の前肢）は，人差指と中指で挟むようにもち，ケージから取り出します（**写真4**）．そのまま他方の手のひらをラ

ットの腰部に当て，親指，人差し指，中指で後肢を保定します（**写真5**）．片手で保定する場合は，マウスと同様に頸背部皮膚を，尾をもった反対側の手の親指と人差指で掴み，残りの三指で大きく背部皮膚を掴みます（**写真6**）．

床敷き・給餌・給水

　ケージ交換頻度は，収容匹数や床敷材などで異なります．木質系チップでの一般飼育や繁殖などに使われる平底型ケージで週2回，一般飼育や混餌投与試験に使用される金網床式ケージで1〜2週ごとの交換が必要でしょう．床敷材は，安価な木質系チップやパルプ系の材質などがあります．後者は高価ですが，粉塵発生が少なく，吸収力が強く，床敷交換の頻度を減らせる等の利点があります．給餌は自由摂取（不断給餌）で，通常はケージ交換時に行います．飲料水は通常，水道水が用いられ，給水は給水瓶あるいは自動給水装置を使用します．成熟動物1日1匹当たりの摂餌量はマウス4〜6g，ラット10〜25gで，摂水量はそれぞれ約6ml，20〜45mlです．

施設の消毒

　飼育室の消毒は，次亜塩素酸ナトリウムと塩化ベンゼトニウムもしくは塩化ベンザルコニウムの交互使用や，これに塩化アルキルジアミノエチルグリシン（両性界面活性剤，0.05〜1％）を加えたローテーション使用などがあります．同じ消毒薬を使い続けると薬剤耐性微生物（菌）などが出現しますので，それを避けるため，作用機作の異なる薬剤を一定期間で交互に使用します．

　また，施設の竣工や感染症発生の際，あるいは定期的な消毒は，二酸化塩素系薬剤〔エクスポアー®（日本クレア）〕の消毒やホルマリン燻蒸が一般的に行われています．

空調の管理

　バリア方式では，**感染病の発生を防ぐ目的で実験飼育室の空調を陽圧とします**．一方，感染動物の飼育施設は，各種規程やガイドラインに共通するバイオセーフティの原則として「封じ込め」と「バイオセーフティレベルの分類（BSL1〜4）」があり，空調は陰圧とします．

●関連する質問→ **Q5，Q9，Q31**

◆**参考文献**

1）『実験動物の技術と応用 実践編』（日本実験動物協会／編），pp94-131，pp226-267，アドスリー，2004
2）『実験動物技術大系』（日本実験動物協会／編），pp264-273，アドスリー，1998
3）『実験動物の基礎と技術Ⅰ総論』（日本実験動物協会／編），pp141-180，丸善，1988
4）『実験動物の基礎と技術Ⅱ各論』（日本実験動物協会／編），pp1-50，丸善，1988

◆**参考サイト**

● 長崎大学先導生命科学研究支援センター動物実験施設〔国立大学法人動物実験施設協議会（JALAN）からの情報〕
　⇒ http://www.med.nagasaki-u.ac.jp/lac/index.html
●「遺伝子組換え生物等の使用等の規制による生物の多様性の確保に関する法律」のホームページ
　⇒ http://www.mext.go.jp/a_menu/shinkou/seimei/kumikae.htm

（栁原五吉）

memo

1章 設備・準備・基礎知識についてのQ&A

Question 5
マウス・ラットが感染症に罹ることはありますか？またその対応策を教えてください．

Answer
あります．日頃から病原体（細菌，ウイルス，真菌，原虫および寄生虫など）をもち込まない施設・飼育管理を心掛け，万一感染を確認したら拡散防止に努めましょう．

小動物においてもヒトと同様に，さまざまな細菌，ウイルス，真菌，原虫および寄生虫による感染症が知られています．しかし，すべての微生物が動物に病気を引き起こすわけではなく，一般的に**正常の動物に感染して病気を惹起する微生物を病原微生物あるいは病原体**とよびます．この中には種特異的に感染する病原体もありますが，多くは複数種の動物に感染します．特に動物からヒトへ（ヒトから動物へ）感染する病気を人獣共通感染症とよびます．

実験動物が感染症に罹った場合の問題点として，①実験の中止あるいは実験成績の読み取りの誤り（実験成績の修飾），②動物からヒトへの感染，③動物の繁殖効率の低下や発育不良，④動物に無用の苦痛を与えることなどがあります．したがって，感染を防止する管理に努めなければなりません．そのためには，実験動物のみに注意するだけでなく，飼育施設・設備，動物飼育，飼料，飲水ならびにヒト（実験者など）を含めた**飼育環境全体を総合的に，適正に管理**しなければなりません．

感染経路と伝播様式

病原菌が動物へ感染する侵入門戸には，①口から感染する場合で，消化器感染の主要な経路である経口感染，②鼻から感染する場合で呼吸器感染の主な経路である経鼻感染，③咬傷や創傷など皮膚からの経皮感染，④母体から胎仔に，胎盤あるいは産道を介して感染する垂直感染などの経路があります．さらに感染の伝播様式は，直接感染と間接感染に大別できます．前者は動物同士の直接接触による感染（接触感染）と，咳やくしゃみによる感染（飛沫感染）があります．後者は病原体が付着した物品（感染動物の糞便，飼料や飲水，ケージ，給水瓶，床敷，昆虫，実験器具，感染動物の組織）やヒトなどを媒介した伝播様式です．

マウス・ラットの感染症の種類

マウスの主な感染症は，
- **ウイルス**：センダイウイルス病（HVJ），マウス肝炎（MHV），マウス乳子下痢症（EDIM），
- **マイコプラズマ**：肺マイコプラズマ病，
- **細菌**：ネズミコリネ菌病，サルモネラ病，緑膿菌病，ティザー病，
- **真菌**：皮膚糸状菌病などがあげられます．

ラットの主な感染症は，
- **ウイルス**：センダイウイルス感染病（HVJ），唾液腺涙腺炎（SDAV），腎症候性出血熱（HFRS）
- **マイコプラズマ**：肺マイコプラズマ病，マイコプラズマ関節炎，
- **細菌**：ネズミコリネ菌病，サルモネラ病，ティザー病，パスツレラ病，
- **真菌**：皮膚糸状菌病，
- **寄生虫**：蟯虫などがあります．

感染症の予防対策として実験従事者が注意すること

①動物の選択にあたっては，生産・動物保管施設などにおける微生物検査成績，ならびに飼育形態を確認しましょう（参照 Q6，Q32）．

②動物の入手時の検収・検疫では，臨床症状を観察し，異常動物がいないかを確認しましょう．

③実験中も動物の臨床症状に注意し，施設が行う微生物モニタリングに協力しましょう．

④日常管理は動物実験施設担当者と連携し，動物の適切な飼育管理（ヒトの出入り，実験器具のもち込み，飼育器材・区域の洗浄・消毒・滅菌，廃棄物の適切な処理，ゴキブリやノネズミなどの防除，感染症発生時の対応マニュアルの徹底）に努めましょう．

もし感染事故が起こったら

感染事故への対応は，動物実験施設担当者と実験従事者で協力して行います．**感染症の発生が疑われた場合は**，施設責任者は状況を迅速に把握し，事態の重大性を慎重に判断します．①事態の状況を施設内関係者に確実に伝達します．②推定・確認試験を実施します．③感染が疑われる動物，器材などの移動を制限（隔離）し，拡散・拡大を防止します．状況に応じて動物の安楽死処置，施設の消毒，滅菌などを行います．④ヒトの出入りを制限し，状況に応じて施設内関係者に健

康診断などを実施します．また事務などの関係者に報告します．⑤事態が重大化する傾向が疑われる場合は，施設内外の関係者，関係機関に事態の進行状況，検査成績などを伝達します．

感染症発生が確定した場合は，①各機関の「実験動物感染症の対応マニュアル」に従って感染症の防除作業を行います．②感染症発生が収束した場合は，感染対策委員会等で協議し，施設内外関係者，関係機関などに感染症終息宣言を行います．

●関連する質問→Q4，Q6，Q7，Q32

◆参考文献

1）『実験動物の技術と応用 実践編』（日本実験動物協会／編）），pp132-151，アドスリー，2004
2）『実験動物技術大系』（日本実験動物協会／編），pp440-463，アドスリー，1998
3）『動物の感染症 第二版』（小沼 操，他／編），pp261-267，近代出版，2006

◆参考図書，サイト

● 『図説実験動物の微生物検査法』（齋藤 學／編），ソフトサイエンス社，1996
● 『実験動物感染病の対応マニュアル』（前島一淑／監修），アドスリー，2000
● 『実験動物の微生物モニタリングマニュアル』（日本実験動物協会／編），アドスリー，2005
● 微生物モニタリングマニュアル
　⇒http://jsla.lin.go.jp/info/b-monitaindx%20.html

（栁原五吉）

1章　設備・準備・基礎知識についてのQ&A

Question 6　SPF動物，また微生物検査証明書とは何ですか？

Answer
SPF動物とは，各研究機関で独自に指定した検査項目（SPF項目）の微生物・寄生虫がいない動物をいいます．対象動物を検査した成績を微生物検査証明書として発行します．

SPF（Specific Pathogen Free）動物とは**特定の微生物・寄生虫を有しない動物**です（表1）．

それぞれの研究機関が実験動物の微生物学的な品質管理を目的に，**存在してはならない微生物・寄生虫の種類をSPF項目として独自に設定**しています．この項目の検査結果がすべて陰性の場合，その動物の「微生物学的品質はSPF」であり，「実験成績への感染の影響はない」ことが証明されます．この検査成績が微生物検査証明書となります．この証明書のSPF項目は各研究機関で共通のものと異なる検査項目がありますので，外部機関より動物を導入する場合には，事前に微生物検査証明書を調べて対応しましょう．もし，足りないSPF項目があれば検査をし，万が一，動物が汚染していたらクリーン（SPF）化しなければなりません．（参照 Q7）．

マウス・ラットの主な微生物検査項目（検査方法）

1) マウスの指定病原体

　エクトロメリアウイルス（ELISA）　　リンパ球性脈絡髄膜炎ウイルス（ELISA）
　マウス肝炎ウイルス（ELISA）　　　　センダイウイルス（ELISA）
　ティザー菌（ELISA）　　　　　　　　肺マイコプラズマ（ELISA，培養）
　腸粘膜肥厚症菌（培養）　　　　　　　ネズミコリネ菌（培養）
　肺パスツレラ（培養）　　　　　　　　サルモネラ（培養）
　ネズミジアルジア（鏡検）　　　　　　ネズミスピロヌクレウス（鏡検）
　ネズミ盲腸蟯虫（鏡検）　　　　　　　ネズミ大腸蟯虫（鏡検）
　ヘリコバクター（PCR）　　　　　　　緑膿菌（培養）など．

2) ラットの指定病原体

　ハンタウイルス（ELISA）　　　　　　センダイウイルス（ELISA）

(表1) 微生物統御からみた実験動物の区分

群	定義	備考		
		微生物の状態	作出方法	維持
無菌動物(Germfree Animals)	封鎖方式・無菌処置を用いて得られた,検出しうるすべての微生物・寄生虫をもたない動物	検出可能な微生物はいない	帝王切開・子宮切断由来	アイソレータ
ノトバイオート(Gnotobiotes)	もっている微生物叢(動物・植物)のすべてが明確に知られている特殊に飼育された動物	もっている微生物が明らかである	無菌動物に明確に同定された微生物を定着させる	アイソレータ
SPF動物(Specific Pathogen Free Animals)	隔離方式:特に指定された微生物・寄生虫のいない動物.指定以外の微生物・寄生虫は必ずしもフリーでない	もっていない微生物が明らかである	無菌動物・ノトバイオートに微生物を自然定着	バリアシステム
コンベンショナル動物(Conventional Animals)	もっている微生物・寄生虫のすべてが明確に知られていない動物	もっている微生物が明らかでない		一般環境

『実験動物の基礎と技術』(日本実験動物協会/編),I総論,pp4-7,丸善,1988より改変

唾液腺涙腺炎ウイルス(ELISA)
テイザー菌(ELISA)
腸粘膜肥厚症菌(培養)
肺マイコプラズマ(ELISA,培養)
ネズミジアルジア(鏡検)
ネズミ盲腸蟯虫(鏡検)
緑膿菌(培養)など.

気管支敗血症菌(培養)
肺パスツレラ(ELISA,培養)
ネズミコリネ菌(培養)
サルモネラ(培養)
ネズミスピロヌクレウス(鏡検)
ネズミ大腸蟯虫(鏡検)

> **memo 1** アイソレータ
>
> 無菌動物やノトバイオート動物の飼育方式です.飼育空間は気密性のある袋や箱(チャンバー)にて外界より封鎖され,飼育技術者や実験者は直接,動物に接することが不可能な構造となっています.チャンバー内を陽圧に維持し,搬入物を滅菌することにより微生物の進入を防止しています.

> **memo 2** バリアシステム
>
> SPF動物の飼育方式で,感染症発生の防止を目的としています.壁や扉に密閉性をもたせ,病原性微生物の進入を防ぐ構造になっています.また,HEPAフィルターで濾過され,温度・湿度の制御が行われた空気が供給されています.

検査動物

飼育中の成熟動物を検体とするのが望ましいのですが,試料採取が不可能な場合や免疫不全動物などは,免疫機能の正常な動物(囮動物)と4週間以上(抗体価の上昇を考慮)同室飼育します.その動物を検査し,それぞれの集団の微生物

(表2) 微生物のカテゴリー分類

カテゴリーA	動物からヒトに感染し，ヒトを発病させる恐れがある
カテゴリーB	動物に致死的で伝染力が強い高度病原微生物である
カテゴリーC	動物を致死させる力はないが，発病の可能性があり，生理機能などを変化させる
カテゴリーD	健康なマウスやラットの体内にしばしば存在するが，実験処置により病気を誘発する恐れがある（日和見感染病原体）
カテゴリーE	通常は病原性を示さない

学的状態を間接的に確認します．検査に供する頭数は，同室に飼育している母集団の感染率と検出率を考慮して決めるとよいでしょう[1]．

モニタリングの実施

検査項目は，施設の研究内容，環境基準によってカテゴリー分類（**表2**）を参考に動物実験（倫理）委員会などが決定します．

自らの施設で行う自家検査と信頼できる検査機関を利用する依頼検査があります．また，検査頻度は，病原体の体内での増殖および抗体形成の経過を考慮しますと，2～3カ月ごとの定期的なモニタリングがよいでしょう．

【注意】**SPF項目と微生物モニタリング項目は，必ずしも同一ではありません**．モニタリングはできる限り多くの項目について検査し，情報を得るとよいでしょう．

●関連する質問→ **Q5，Q7**

◆参考文献

1) 『実験動物の微生物モニタリングマニュアル』（日本実験動物協会／編），pp3-11，アドスリー，2004
2) 『実験動物感染病の対応マニュアル』（前島一淑／監修），アドスリー，2000
3) 『実験動物の技術と応用 実践編』（日本実験動物協会／編），pp108-131，アドスリー，2004
4) 『実験動物技術体系』（日本実験動物協会／），pp21-24，アドスリー，1998
5) 『実験動物の基礎と技術 I 総論』（日本実験動物協会／編），pp231-262，丸善，1988

◆参考図書

- マウス微生物クリーニング
  ⇒ http://www-user.yokohama-cu.ac.jp/~m_embryo/HTML/cleaning%20Top.htm
- SPF化サービス
  ⇒ http://www.ilas.med.tohoku.ac.jp/service/spf.html
- マウス・ラットの微生物モニタリングについて
  ⇒ http://www.ilas.med.tohoku.ac.jp/riyou/manual/manual_monitoring.html
- 日本実験動物協会 微生物モニタリング〈詳細〉
  ⇒ http://jsla.lin.go.jp/monitoring_details.html

（柳原五吉）

1章 設備・準備・基礎知識についてのQ&A

Question 7
動物のクリーニング（清浄化・SPF化）は
どのように行えばいいのですか？

Answer
対象動物の精子，未受精卵を用いての体外受精，あるいは自然交配で得られた胚を，偽妊娠させたSPF動物に移植し産仔を得ます．帝王切開法（子宮切断術）もあります．

病原微生物による汚染は，例え動物が症状を示さなくても研究結果や繁殖成績に重大な影響を及ぼします．再現性・信頼性のある実験データを得るためにも，微生物学的品質の保証された動物を用いて実験することが重要です．最近は，各研究機関の間で遺伝子改変動物などの授受が盛んになってきました．その際，動物が病原微生物に汚染されている，または，その可能性がある場合には，動物のクリーニング〔SPF（Specific Pathogen Free）化〕が必要となります．マウス・ラットのSPF化には以下の2種類の方法があります．

胚移植によるSPF化

対象の汚染動物より卵子，精子を無菌的に採取し，①体外受精，②自然交配させて得られた受精卵をSPFの仮親に移植し，清浄化された産仔を得る方法です．胚を移植する部位は胚の発生段階で異なりますが，SPF化の場合は通常2細胞期胚を卵管内に移植します．出産，哺育させて仔マウスの離乳後，仮親の微生物検査を行い，SPFであることを確認します．また，胎仔の過熟などで自然分娩できない仮親は，帝王切開により産仔を得なければなりません．そのため胚移植時に，里親マウス（仮親の出産予定日の前日に出産する）をあらかじめ準備しておきます．

・受精卵の確保

【体外受精】過排卵誘起させた雌マウスの卵管膨大部より得た未受精卵と雄マウスの精巣上体尾部より得た精子を体外で受精させ，多量の受精卵を得ることができます．この体外受精の技術により，計画的な動物生産（1回の実験で多量の同調した受精卵が得られ，出生日の揃った動物を取得でき集団の拡大に応用できます）や自然交配不能動物から産仔の取得（繁殖障害を伴うミュータント系などからも効率的に受精卵を得られ，個体を作製することができます）などが可能とな

ります．

　【自然交配の場合】雄と交配させた翌日，交配しているか否かプラグ（膣栓）の有無で確認します．hCG（ゴナドトロピン）投与，約40時間前後に卵管を採取し，卵管灌流により2細胞期胚を採取します．

帝王切開によるSPF化（子宮切断術）

　妊娠期間等が不明な動物やオリジナル動物が少ない貴重な動物は，一度分娩させて妊娠期間の確認，バックアップ用の繁殖などを行った後にSPF化を施行します．①ビニールアイソレータ内で交配，②分娩直前に帝王切開，③SPF下の里親を使用しての育成，④離乳後の里親の微生物モニタリングの実施を行い，SPFであることを確認します．また胎盤，子宮から微生物感染の危険性がある汚染個体は，帝王切開ではSPF化が困難であり，胚移植によるSPF化を行います．

●関連する質問→ **Q5，Q6**

◆参考文献

1）『実験動物の微生物モニタリングマニュアル』（日本実験動物協会／編），pp3-11，アドスリー，2004
2）『実験動物感染病の対応マニュアル』（前島一淑／監修），アドスリー，2000
3）『実験動物の技術と応用 実践編』（日本実験動物協会／編），pp108-131，アドスリー，2004
4）『実験動物技術大系』（日本実験動物協会／編），pp21-24，アドスリー，1998
5）『図解・実験動物技術集Ⅱ』（日本実験動物技術者協会／編），pp2-7，アドスリー，1998

◆参考サイト

●SPF化サービス
　⇒ http://www.ilas.med.tohoku.ac.jp/service/spf.html
●病原微生物クリーニング（SPF化）
　⇒ http://www.ark-resource.co.jp/general/repro_1-3.htm

（栁原五吉）

1章　設備・準備・基礎知識についてのQ&A

Question 8
代謝ケージの種類と使い方について教えてください．

Answer
動物種ごとにいろいろな代謝ケージが市販されています．代謝ケージは尿と糞を分別して採取できるよう設計され，飼料あるいは飲料水が尿中に混入しないよう工夫されています．

採尿および採糞

　尿は最終的に腎臓で生成され，摂餌（食事）の成分・量，疾患の存在やその程度・推移を反映することが多いので，**動物の健康状態や各種疾患（腎疾患，心臓，肝臓，内分泌系障害など）を発見するうえでの重要な情報**を提供してくれます．また，検査を反復実施できるので，**疾患の予後および治療効果の判定の指標**にもなります．尿は96％が水分で，4％が固形成分であり，主として尿素，尿酸，クレアチニンをはじめとして，Na，K，Clのような無機質，酵素などで構成されています．尿検査では，尿量や色調，浸透圧（比重），pHなどの変化に加え，異常な物質や成分の存在などが指標となります．異常な成分としては，タンパク質・糖・ケトン体・色素・胆汁酸・ウロビリンなどがあげられ，有形成分として赤血球・白血球・円柱細胞・上皮細胞などが増加します．また尿路感染症などがあれば，清潔に採取した尿に多量の細菌が認められます．

　糞の肉眼的状態（形状，硬度，量，色調など）や異常成分（血液，粘液，膿，寄生虫など）の検査は，消化器系疾患や寄生虫性疾患の診断に欠くことのできない方法です．実験動物の分野では，**検疫，微生物モニタリングや安全性試験の一検査項目**として実施されています．

採尿方法および注意点

　採尿法には，代謝ケージや採尿ケージなどにより一定時間尿を集めて採取する蓄尿法のほかに，新鮮尿を採取する方法があります．新鮮尿の採取法は，仙椎刺激による強制採取，膀胱穿刺ならびにカテーテルによって行います．採尿法については，実験の目的，必要とする尿量，検出する物質の性質などを考慮して選択します．成熟動物の1日あたりの尿量はマウスが1～3ml，ラットで10～

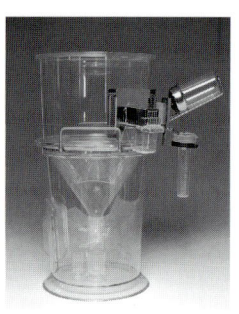

（写真1）マウス用
代謝ケージ
(Tecniplast社)
→巻頭カラー写真❽参照

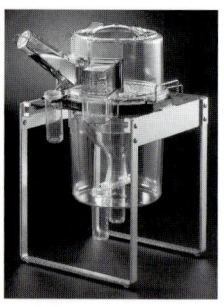

（写真2）ラット用
代謝ケージ
(Tecniplast社)
→巻頭カラー写真❾参照

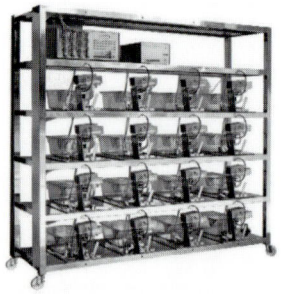

（写真3）ペアフィード用
ケージ（大阪マイクロシステム）
→巻頭カラー写真❿参照

15mlです．

代謝ケージを用いた蓄尿採取法

　代謝ケージは尿と糞を分別して採取できるように設計され，採取する尿中に飼料や飲料水が混入しないよう工夫されています．しかしながら，混入を完全に避けることは難しく，採取した尿の外観，異物混入の有無などをよく観察することは重要です．代謝ケージは，採尿するための三角フラスコやビーカーなどの容器と，尿を集めるための漏斗により構成されています（**写真1，2**）．

　流動パラフィンは，漏斗壁に塗布すると尿が流れやすくなり，採尿容器に入れると膜をつくって尿の蒸発が防止できるなどの有用性から，よく使用されています．また，防腐剤としてトルエン，チモール，濃塩酸あるいは氷酢酸を1～数滴採尿容器に入れ，尿成分の分解や腐敗を防止します．しかし，それぞれ実験の目的によっては使用できないことがあるので，注意しましょう．また，夾雑物が混入している場合には，測定時のトラブルとなるので，遠心後の上清を検査に供します．

採尿手順

　①代謝ケージの漏斗部一面に流動パラフィンを塗布します．採尿容器に防腐剤を入れ，ケージを組み立て，飼料および飲料水をそれぞれの容器に入れます．②動物をケージに入れ，一定時間内に排泄された尿を採取します．③採取した尿は冷暗所（冷蔵庫など）に入れて保存しますが，長期間保存する場合はフリーザー（－20℃または－80℃）に入れ凍結保存します．

採糞方法および注意点

　採糞法には，**代謝ケージ内**で一定時間に自然排糞したものを採取する方法をはじめとして，次に列記するさまざまな方法があります．①採糞棒（綿棒）などを肛門より挿入し，直接新鮮糞（直腸糞）を採取する方法，②動物が保定により緊張して排糞する性質を利用して直接新鮮糞をシャーレなどの容器に受ける方法，③ケージや床のトレーに自然に排糞されたものを採取する方法，および，④動物を解剖し，直腸壁にハサミで小孔を開けて盲腸内容物を直接採取（腸管感染を調べる場合）する方法などがあります．なお，成熟動物の1日あたりの糞量はマウスが1.4～2.8 g，ラットで7.1～14.2 gです．

ペアフィード用ケージとは

　ペアフィーディング法とは，自由摂取（不断給餌）で得られた各個体の摂餌量のパターンに従って摂食させる方法をいいます．そして，ペアフィード用ケージとは設定した摂餌量のパターンに従って自動的に飼料を与える装置で，主に機能物質や薬剤などの評価に用いられています[1]．それぞれの試験の目的により，摂餌量のパターン（最大，平均，最少）を決定します（**写真3**）．

◆参考文献

1）Nakagawa, T. et al.：DIABETES, 49：436-444, 2000

◆参考図書，サイト

- 『実験動物の技術と応用 実践編』（日本実験動物協会／編），アドスリー，2004
- 『実験動物技術大系』（日本実験動物協会／編），アドスリー，1998
- 『実験動物の基礎と技術Ⅱ各論』（日本実験動物協会／編），丸善，1989
- 大阪マイクロシステム ペアメックスⅡのwebカタログ
  ⇒ http://www.osakamicro.co.jp/pair-c.htm
- エルエスジー社の採尿ケージ
  ⇒ http://www.lsg.co.jp/service/tecniplast/tecniplast/Metabo/index.html#image_metabo#image_metabo

（栁原五吉）

1章　設備・準備・基礎知識についての Q&A

Question 9
倫理的な動物実験と動物福祉の概念や規則などを教えてください．

Answer
人道的な動物実験の基本理念として「3R」が，動物福祉の基本概念として「5 freedoms」が提唱され，この考え方が「動愛法」や基準，また基本指針などに反映されています．

3R と 5 freedoms とは

　3R とは，Replacement（代替），Reduction（削減），Refinement（実験精度向上）の頭文字です．1959 年にイギリスの Russell と Burch によって人道的動物実験の 3 原則として「人道的な実験技術の原則（The Principles of Humane Experimental Technique）」の中で提唱された概念です．それぞれ，「可能な限り動物を使用しない *in vitro* や *in silico*（コンピュータによるシミュレーションなど）実験に置き換える，実験に使用する動物数をできるだけ減らす，実験方法の改良などにより動物の苦痛を軽減しつつ，有効な情報をより多く得られるようにする」ことを意味しています．これは国際的にも基本的理念として受け入れられ，各研究機関の動物実験指針もこれを追求しています（参照 Q10）．まだ，一般的ではありませんが Responsibility（責任）または Review（審査）を加えた 4R の概念も提唱されています．

　一方，世界獣医学協会（WVA）は，動物行動学的見地から動物福祉の考え方として，①飢えおよび渇きからの開放，②肉体的不快感および苦痛からの開放，③傷害および疾病からの開放，④恐怖および精神的苦痛からの開放，⑤本来の行動様式に従う自由などの 5 項目（5 freedoms）を提示しています．しかし，動物実験ではいずれの項目も制限を受けることは避けられず，目的とする実験処置以外の飼育管理などではこの概念に配慮すべきでしょう．

動物実験に係る法規・指針

　イギリスをはじめ EU 各国では，動物実験を行う個人免許，動物実験計画の審査制度など EC（現 EU）動物実験指針の下で動物実験に関する国内法の整備を行い，国家，行政が深くかかわる方式をとっています．米国では，動物福祉法の下

に国家の査察制度をとっていますが，動物実験従事者の教育，動物実験計画の審査などは研究機関の自主管理方式をとっています．

一方，わが国においては，「動物の愛護及び管理に関する法律（動愛法）」，それに基づく「実験動物の飼養及び保管並びに苦痛の軽減に関する基準」，文部科学，厚生労働，農林水産の3省がそれぞれ策定した「動物実験等の実施に関する基本指針」および日本学術会議が取りまとめた「動物実験の適正な実施に向けたガイドラインについて」があります．これらの考え方をふまえて，各機関がそれぞれ機関内規程などを整備し，動物実験の適正化を図らなければなりません（**研究機関による自主規制**）．

> **memo**
>
> 「動愛法」は，実験動物の福祉に特化した法制度であり，"科学研究である動物実験の必要性は，動物の愛護管理の観点から判断されるべきものではない"ことが明確にされています．これを受けて「実験動物の飼養及び保管並びに苦痛の軽減に関する基準」では，「実験動物の福祉」に係る基本理念（3Rの原則）に加え，委員会設置や指針策定などによる基準の周知について明記され，いわゆる"実験動物"について示しています．この趣旨をふまえ，「動物実験等の実施に関する基本指針」および「動物実験の適正な実施に向けたガイドラインについて」には，科学的観点と，動物愛護の観点を両立させつつ，適正な"動物実験"の実施の推進を図るための基本方針が示されています．

● 関連する質問 → **Q10**

◆ 参考文献

1) 『実験動物の技術と応用 実践編』（日本実験動物協会／編），pp6-15，アドスリー，2004
2) 『実験動物技術大系』（日本実験動物協会／編），pp4-16，アドスリー，1998
3) 『実験動物の基礎と技術Ⅰ総論』（日本実験動物協会／編），pp 10-16，丸善，1988

◆ 参考サイト

● 「動物の愛護及び管理に関する法律」に係る法規集
　⇒ http://www.env.go.jp/nature/dobutsu/aigo/law_series/law_index.html
● 動物の愛護及び管理に関する法律の一部を改正する法律について
　⇒ http://www.env.go.jp/nature/dobutsu/aigo/amend_law2/index.html
● 実験動物の飼養及び保管並びに苦痛の軽減に関する基準
　⇒ http://www.env.go.jp/nature/dobutsu/aigo/law_series/nt_h180428_88.html
● 研究機関等における動物実験等の実施に関する基本指針
　⇒ http://www.mext.go.jp/b_menu/hakusho/nc/06060904.htm
● 厚生労働省の所管する実施機関における動物実験等の実施に関する基本指針
　⇒ http://www.mhlw.go.jp/general/seido/kousei/i-kenkyu/doubutsu/0606sisin.html
● 農林水産省の所管する研究機関等における動物実験等の実施に関する基本指針
　⇒ http://www.maff.go.jp/www/press/2006/20060601press_2b.pdf
● 動物実験の適正な実施に向けたガイドライン
　⇒ http://www.scj.go.jp/ja/info/kohyo/pdf/kohyo-20-k16-2.pdf

- ●動物の処分方法に関する指針
    - ⇒ http://www.env.go.jp/nature/dobutsu/aigo/law_series/shobun.html
- ●ILAR動物実験に関する指針
    - ⇒ http://www4.ocn.ne.jp/~animals/ILAR-GUIDE.html
- ●Guide for the Care and Use of Laboratory Animals（ILARの基準）
    - ⇒ http://www.nap.edu/readingroom/books/labrats/index.html
- ●Five freedoms
    - ⇒ http://www.fawc.org.uk/freedoms.htm

（栁原五吉）

memo

1章 設備・準備・基礎知識についてのQ&A

Question 10
動物実験計画書と動物実験委員会の役割とその流れについて教えてください．

Answer
申請された動物実験計画書は，各機関の定める指針等に基づき動物実験委員会において科学的および倫理的妥当性が審査され，機関長より承認された動物実験のみ行うことができます．

動物実験の主な流れ

まず，動物実験責任者が動物実験計画書を作成し，研究機関の長（機関長）に申請します．機関長は，この動物実験計画書が動物実験などに関する法令および機関内規程（動物実験指針など）に適合しているか否かの審査を，動物実験委員会に諮問します．その結果をもとに機関長は，動物実験計画の承認か否かの判定を動物実験責任者に通知します．**動物実験責任者は，承認された動物実験のみ実施することができます**．また機関長は，動物実験計画の実施状況ならびに結果を把握するとともに，必要に応じて適正な動物実験の施行のため，改善措置を講ずることがあります．

動物実験委員会（動物実験倫理委員会）とは

動物実験委員会は，動物実験責任者が申請した動物実験計画書が，動物実験等に関する法令および機関内規程に適合しているか否かの審査を行い，その結果を機関長に報告します．また，動物実験計画の実施状況などについて機関長より連絡を受け，必要に応じてその実態を調査し，報告・助言を行います．また，機関長が行う動物実験従事者などに対する教育訓練の実施状況を把握し，機関長に助言あるいは必要に応じて参画します．

動物実験計画書の作成

実験計画の立案にあたっては，動物実験の基本理念である3R（参照 Q9）についてよく検討しましょう．まず，**研究目的を明確にし，実験は新たな知見を得るために行うべき**であり，単なる追試に終わるような実験を避けるため文献等の調査を行います．次に動物を用いない実験系，微生物・培養細胞，動物でも中枢神経系の発達度の低い動物の利用など**代替**（Replacement）の可能性を検討し

ます．動物を使用する場合は，実験目的にあった適切な動物種や系統を選択し，ならびに遺伝学的・微生物学的品質も考慮します（**精度向上**：Refinement）．また，自家繁殖では不必要な繁殖をしないことや，同じ実験を何度も繰り返さない実験群の設定に努め，一度の動物実験で多くの有効な情報を得るよう立案することが重要です（**削減**：Reduction）．実験処置や方法は，動物が被る苦痛や症状を予測し，できる限り動物に苦痛を与えない方法（**苦痛軽減**：Refinement）を取るとともに，実験の**人道的エンドポイント**（ memo ）を設定する必要があります．動物実験責任者，実験実施者および飼育担当者間で，相互の責任と連絡体制についての確認もしておくとよいでしょう．

> **memo** 人道的エンドポイント
>
> 動物実験に伴う苦痛はできるだけ軽減し，実験が終了したら速やかに安楽死させることが動物実験の原則です．動物実験では，動物の死が避けられない場合もありますが，「死をもって実験終了と判断するのは動物福祉に反する」という考え方が発展して，エンドポイントという概念が生まれました．これは苦痛軽減方法の1つに位置付けられ，動物が示す末期の臨床症状（体温低下，体重減少，異常行動，睡眠パターンの変化など）を感知して，安楽死の処置を行います．日頃の動物観察が，人道的エンドポイントの決定に大きな影響を与えます．

動物実験責任者は，「動愛法」および「実験動物の飼養及び保管並びに苦痛の軽減に関する基準」の規定もふまえ，**科学的・動物愛護の観点から，動物実験等を適正に実施しなければなりません**．

● 関連する質問 → **Q9**

◆ 参考文献

1）『実験動物の技術と応用 実践編』（日本実験動物協会／編），pp6-15，アドスリー，2004
2）『実験動物技術大系』（日本実験動物協会／編），pp4-14，アドスリー，1998
3）『実験動物の基礎と技術』（日本実験動物協会／編），pp15-17，丸善，1988

◆ 参考サイト

●研究機関等における適正な動物実験等の実施に向けた基本的考え方について
⇒ http://www.mext.go.jp/b_menu//public/2006/06013102/002.htm
●研究機関等における動物実験等の実施に関する基本指針
⇒ http://www.mext.go.jp/b_menu/hakusho/nc/06060904.htm
●厚生労働省の所管する実施機関における動物実験等の実施に関する基本指針
⇒ http://www.mhlw.go.jp/general/seido/kousei/i-kenkyu/doubutsu/0606sisin.html
●農林水産省の所管する研究機関等における動物実験等の実施に関する基本指針
⇒ http://www.maff.go.jp/www/press/2006/20060601press_2b.pdf
●動物実験の適正な実施に向けたガイドラインについて
⇒ http://www.scj.go.jp/ja/info/kohyo/pdf/kohyo-20-k16-2.pdf

（栁原五吉）

1章 設備・準備・基礎知識についてのQ&A

Question 11
教育用のムービーなど，わかりやすい教材はありますか？

Answer

日本実験動物協会から，実験動物の基本的な取り扱いに関する出版物やビデオが市販されています．

　実験動物の基本的な取り扱いや動物飼育管理・施設管理などの教材として，日本実験動物協会から『実験動物の技術と応用 入門編』，『実験動物の技術と応用 実践編』，『実験動物の微生物モニタリングマニュアル』，『基本的動物の取扱い』などが刊行されています．そのほかにも，わかりやすいビデオ・DVDとして「実験動物の取扱い」シリーズの『マウス・ラット・その他の小動物編（第1巻：飼育管理と取扱い，第2巻：動物実験手技）』，『実験動物二級技術師教材ビデオ・DVD（第1巻：実験動物の飼育管理，第2巻：やさしい動物実験手技）』が市販されています．

◆参考サイト
- 研究機関等における適正な動物実験等の実施に向けた基本的考え方について
  ⇒ http://www.mext.go.jp/b_menu//public/2006/06013102/002.htm
- 日本実験動物協会の刊行物
  ⇒ http://jsla.lin.go.jp/publication.html

（栁原五吉）

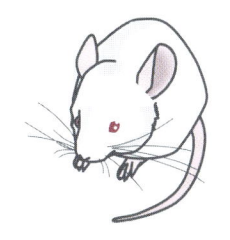

2章 基本的な特性についての Q&A

Question 12 実験で使われるマウスにはどんな種類がありますか？ その起源などを教えてください．

Answer 実験用マウスには，近交系とそれから派生したコンジェニック系統など5種類の特殊な系統と，非近交系2種類が存在します．その起源は，ヨーロッパとアジアのハツカネズミのゲノムが混じり合ってできたもので，約100年の歴史があります．

100年の歴史をもつ実験用マウス

1）近交系マウスの成り立ちと特徴

実験用マウスは，近交系（Inbred strain）と非近交系（Non-Inbred，あるいはOutbred strain）に大別されます．**近交系は兄妹交配を20世代以上繰り返したもので，ほぼすべての遺伝子座のアリル（対立遺伝子）がホモ接合型に固定され，同一の近交系に属する個体はすべて同じ遺伝子組成をもっています**．いわば，1つの近交系に属する個体のすべては，「一卵性双生児」と同様の遺伝的状態にあるとみなすことができます．近交系マウスは400系統程度存在しますが，実験に用いられるのは，C57BL/6に代表される汎用近交系（欧文ではよくOld inbred "古典的系統"と標記される）で，2～30系統ほどです．近交系マウスを基礎として，コンジェニック系統など特殊な派生系統がつくられています（参照 Q15, Q17）．最初の近交系 DBA が樹立されたのが 1909 年ですから，近交系は約 100 年の歴史をもちます．

2）ハツカネズミの遺伝学的分類

実験用マウスはハツカネズミ（和名，学名は *Mus musculus*）という種に属しています．**遺伝学を基礎とした分類ではハツカネズミには，4種類の亜種が存在します**．イギリス・フランスなど西ヨーロッパに分布するドメスティカス（*M. m. domesticus*），東欧諸国から極東におよぶユーラシア大陸に広く分布するムスクルス（*M. m. musculus*），東南アジアから華南にかけて分布するキャスタネウス（*M. m. castaneus*），近東からインド亜大陸に分布するバクトリアヌス（*M. m. bactrianus*）です[1~3]．これらの4亜種が祖先種から分化したのは約100万年前と考えられています．また，古来日本固有の亜種とされたモロシヌス

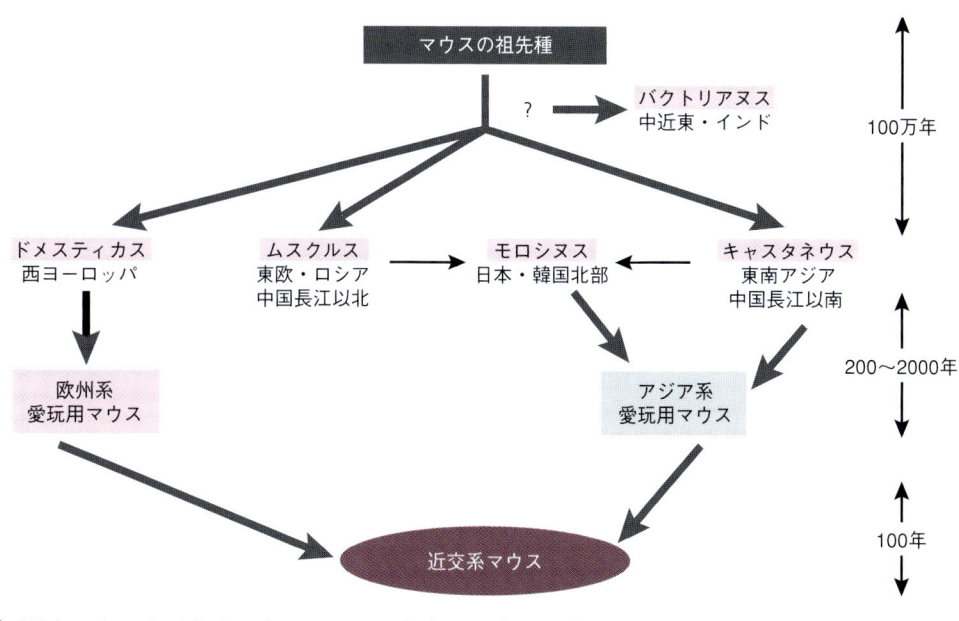

```
                    マウスの祖先種
                         │
            ┌────┬───?──→ バクトリアヌス
            │    │        中近東・インド        ↕ 100万年
    ┌───────┼────┼───────┐
    ▼       ▼    ▼       ▼
ドメスティカス ムスクルス モロシヌス キャスタネウス
西ヨーロッパ  東欧・ロシア 日本・韓国北部 東南アジア
           中国長江以北          中国長江以南
    │              │     ▲       │
    ▼              ▼     │       ▼
  欧州系          アジア系           ↕ 200〜2000年
 愛玩用マウス      愛玩用マウス
    │                │
    └──────→ 近交系マウス ←──────┘   ↕ 100年
```

（図）野生マウスと近交系マウス：100万年と100年の歴史

（*M. m. molossinus*）は，キャスタネウスとムスクルスの交雑により二次的にできた集団であることが明らかにされています（図）[4]．

近交系マウスの祖先

　近交系マウスの祖先，すなわち現在の近交系の遺伝背景に主として寄与した亜種はドメスティカスであり，しかも近交系マウスの保有するミトコンドリアゲノム（mtDNA）が非常に均一であることから，ドメスティカスの非常に小さな集団に由来したものと考えられています[3]．亜種特異的マイクロサテライトによる多型解析の結果は，**近交系マウスのゲノムの少なく見積もっても75％程度をドメスティカスのゲノムが占めると推定されています**[5]．また，残りの25％弱はドメスティカス以外の亜種[5]で，Y染色体上に存在する遺伝子の多型解析から，日本に存在するモロシヌスを中心としたアジア系のマウスと考えられています[6]．それゆえ，近交系マウスのゲノムは，大まかにみればドメスティカスですが，**近交系マウスがドメスティカスの小集団に由来した割に高い多型性を保有するのは，これらアジア系の非ドメスティカス亜種の関与の結果であると説明できます．**

　文献的にみれば，近交系の祖先には2つの流れがあり，C57BL/6など古典的系統（Old inbred）の源流には，「中国もしくは日本起源」で，特にわが国において発展を遂げた愛玩用マウス「fancy mouse」とその後のヨーロッパマウスとの混血が大きくクローズアップされています．アジア系の愛玩用マウスの存在は，

2章　基本的な特性についてのQ&A　　45

江戸時代中期に出版された『珍玩鼠育草（ちんがんそだてぐさ）』[7] や，実験用マウスの母とよばれるLathlop A.E.C. 女史と彼女の共同研究者であるLoeb L. 博士たちの先駆的な論文からうかがい知ることができます．一方，これらアジア産マウスを含む系統とは別に，ヨーロッパ産マウスのみに由来したと思われる系統も多く，その代表としてはSwiss系の近交系マウスがいます．Y染色体上の遺伝子（あるいはDNA断片）の多型解析から，古典的系統の約2/3がアジア系とヨーロッパ系マウスの混血に由来したと考えられています[8],[9]．

● 関連する質問 → **Q15，Q17**

◆ 参考文献

1) Yonekawa, H. et al.：Jpn. J. Genetics, 55：289-296, 1980
2) Yonekawa, H. et al.：Genetics, 98：801-816, 1981
3) Yonekawa, H. et al.：Differentiation, 22：222-226, 1982
4) Yonekawa, H. et al.：Mol. Biol. Evol., 5：63-78, 1988
5) Sakai, T. et al.：Mamm. Genome, 16：11-19, 2005
6) Bishop, C. E. et al.：Nature, 315：70-72, 1988
7) 銭屋長兵衛：珍玩鼠育草（復刻版），『博物学短編集（上）江戸科学古典叢書44』（青木國夫，他／編）恒和出版，1982（原本は1787に出版）
8) 米川博通，森脇和郎：実験用マウスの過去と未来，蛋白質核酸酵素，31：1151-1170, 1986
9) Guénet, J. L. & Bonhomme, F.：Trends Genet. 19：24-31, 2003

◆ 参考図書

● 『マウスラボマニュアル第2版』（東京都臨床医学総合研究所実験動物研究部門／編）シュプリンガーフェアラーク東京，2003
　≫≫マウスを用いた実験法の解説書
● 『Mouse Genetics』（Silver, L. M.／著），Oxford University Press，1995
　≫≫マウス遺伝学を行うために必要な基礎知識全般，特に本稿関連では実験用マウスの成立，系統の特徴と利用法の詳細など
● 『Wild Mice in Biomedical Research』（Moriwaki, K. 他／編）Japan Scientific Societies Press, 1994
　≫≫ハツカネズミの分類，亜種分化，進化の解説と日本産野生由来の近交系の医学生物学への応用についての解説

〈米川博通〉

2章 基本的な特性についてのQ&A

Question 13
実験で使われるラットにはどんな種類があるのですか？ その起源など教えてください．

Answer
さまざまな近交系やクローズドコロニー系が存在します．特性を見極め，研究に合致した系統の選択が重要です．現在多用されている系統の多くは，Wistar系統に由来しています．

ラットの系統の種類と特徴

1）近交系，クローズドコロニー系とミュータント系

マウスと同様，ラットにおいても多くの近交系やクローズドコロニー系，ミュータント系が存在します（参照 Q16）．WKAやWKY，ACI，BN，F344，LEWといった系統は近交系で，Wistar系統やSprague-Dawley系統（SD系統），Long-Evans系統といった系統はクローズドコロニー系になります．高血圧ラットのSHRや糖尿病ラットのGKは近交系のミュータントで，肥満ラットのZucker fattyやWistar fattyはクローズドコロニー系のミュータントです．

2）クローズドコロニー系の特徴と使用上の注意

マウスでは近交系が多用されているのに対し（参照 Q12），ラットではクローズドコロニー系が使用される場合が多いようです．クローズドコロニー系は，5年以上他からの遺伝子の移入がなく一定の集団内でのみ維持されている系統のことで，個体間に遺伝的変異があるため実験値にある程度のばらつきが生じます．統計的に有意な結果を得るため，近交系を用いる場合と比して実験群の匹数を多めに設定する必要があります．また，同じ名称であってもブリーダーが変われば，特性（臨床検査値や遺伝子発現量など）が大きく変化する可能性があります．Wistar系統やSD系統を使用して研究を行う場合には，決まった会社から購入し続けること，論文発表に際しては材料と方法の項に購入会社を明示すること等が望まれます．

3）実験目的による使い分けの例

マイクロアレイ実験のように使用匹数を多く取れない研究の場合は，個体差を検出する可能性があるので，クローズドコロニー系でなく近交系を選択するのが

よいでしょう．なお，多数の動物から臓器を採取してプールする場合だけは例外で，クローズドコロニー系の使用は動物数の確保や費用の観点から現実的といえます．

ラット系統の起源

現在多用されている系統の多くは，米国のフィラデルフィアにあるWistar研究所に起源を求めることができます．世界各地のブリーダーがWistarラットという名称のクローズドコロニー系統を販売していますが，これらはWistar研究所で飼養されていたアルビノのラットが分配され維持されているものです．Long-Evans系統も，野生ラットの雄とWistar研究所のアルビノラットの雌との交配に由来するものです．また，世界各地で販売されているSprague-Dawley系統も，米国のSprague Dawley社で市販されたラットが分配されたものですが，もともとはWistar研究所に起源がたどれます．なお，SD系統という近交系と混同しやすい名称で記載されることが多いですが，その場合でも多くはクローズドコロニー系統となっています．

Wistar研究所に起源をもたないものとして，ACI，BN，F344等の近交系が存在します．このうち，特にBNは他の系統から遺伝的に離れた存在となっています[1]．これらの情報を，実験計画における使用系統の選択に生かすとよいでしょう．

クローニング結果がゲノムデータベースと一致しない場合

ゲノムの配列が決定された系統は，近交系のBNラットです[2]．「クローニングしてきたラットのDNA配列がゲノムデータベースの配列と100％の一致をみないが，なぜか？」との質問が聞かれます．先にも述べたとおり，BNラットは多くのラット系統から遺伝的に離れていますが，この系統からBACライブラリーが構築，全ゲノムが決定されました．一方，多くの研究者はWistar系統からcDNAライブラリーを構築しています．スクリーニングして得られたcDNA配列がゲノムデータベース上の配列と異なる場合も多く，それはSNPに相当します．

●関連する質問→ **Q12，Q17**

◆参考文献
1) Mashimo, T. et al.：BMC Genet., 7：19, 2006
2) Rat Genome Sequencing Project Consortium：Nature, 428：493-521, 2004

（北田一博）

2章 基本的な特性についてのQ&A

Question 14 マウスとラットはどのように違うのですか？

Answer
成獣の場合は体の大きさが大きく異なります．その他に胆嚢の有無（ラットはもたない），門歯の形態，飼育者への馴れ，同腹成獣間のファイティングの有無等に差がみられます．

形態的，習性的違い

体型，体重とも，マウスはラットに比べて著しく小さく，マウスの成獣は最大体重でも40gを超えるのは稀ですが，老齢ラットの場合，700gを超えることもあります．また，尾を除く体長（頭胴長）もマウスでは7cmを超えることはなく，一方ラットは20cm以上になります（**写真**）．このように，成獣では直ちに見分けがつきますが，幼獣の場合には見分けが難しい時期があります．最も正確なマウスとラットの見分け方は，門歯の裏側の形態で，ラットの場合は楔状（先端から根本に行くまでに徐々に太さが変わる），マウスの場合は先端が板状で不連続的に歯の厚みが増します（すなわち，二段階で厚みが変わる）．また，マウスには胆嚢がありますが，ラットにはありません．

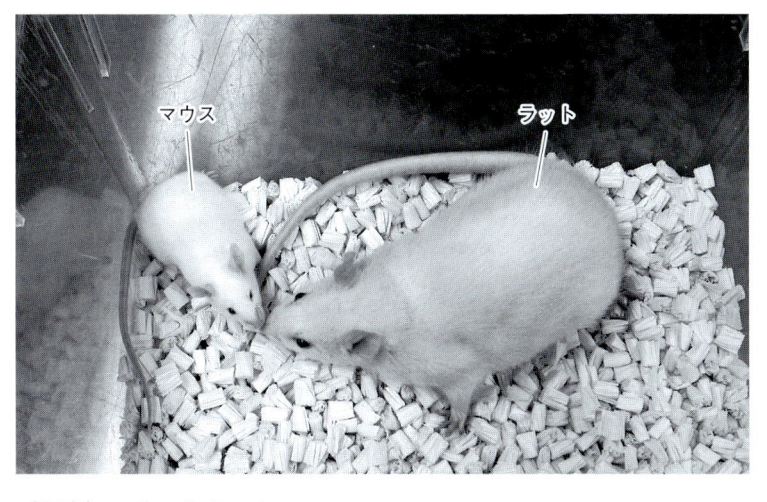

（**写真**）マウスとラット
東京医科大学動物実験センターの須藤カツ子博士の提供→巻頭カラー写真⓫参照

また，マウスの尿の臭いはラットに比べかなり強いです．飼育者を見分け，馴れるのはラットで，マウスはほとんど飼育者を見分けることができません（表）．

飼育上での違い

同じ母親のお産で同時に生まれた雌雄を同腹仔といいます．通常，同腹仔は離乳後も同居を続ければ，同一ケージ内で飼育することができます．この点はマウスもラットも同様です．ただし，雄マウスでは性成熟前後から激しいファイティングが起こる場合もあり，最悪の場合には，1つのケージの中で最強の雄しか生き残れません．特に，AKRやSL等スイス系の近交系にはこの傾向が強いです．このような"暴力的"雄は，しばしば雌と同居させた場合でも，その雌を攻撃する場合が多いので，このような雄は淘汰した方がよいでしょう．もし，系統維持のために必要な場合，このような"暴力的"雄は単独飼育を行う必要があります．雌の場合は同腹仔でも，そうでない場合でも同居は可能です．

ファイティング発見のコツは，①尾に傷があるか，②毛並みが乱れていないか，が重要なポイントで，尾で傷が認められる場合にはまずファイティングとみて間違いありません．そのような個体がいた場合，背側の毛の乱れている部分の皮膚をもち上げるようにして軽くつまむと，咬傷痕が堅いしこりとして指に触れるのですぐわかります．**ファイティングがある程度進んだ場合，最も強い雄を淘汰しても，次の順位の雄がまた下位の雄を攻撃するので，すべてを単独飼育または，すべてを淘汰するかの選択が必要となります．**

ラットでは雄同士でもファイティングは滅多に起こりません．

この他，飼育上の重要な相違点として，「**ラットは乾燥に弱く，マウスは強い**」ということです．これは，それぞれ実験用ラットの起源種となったドブネズミ（*Rattus norvegicus*）と実験用マウスの起源種となったハツカネズミ（*Mus musculus*）との野生での生息域の違いを反映しています．すなわち，ドブネズミは，その名の通り，下水等湿った環境に適応したのに対し，ハツカネズミの生息地は主に穀物倉庫など乾いた環境に適応していたからです．

ゲノム上での違い

マウス，ラット間である特定の機能をもった遺伝子が欠損しているといった例は，知られていません．ファミリーを形成している遺伝子では，あるクラスが消失してしまった，あるいは重複したという例はみられています（例えばMHC：主要組織適合性抗原，など）．また，偽遺伝子，特にプロセスド型の偽遺伝子（mRNAが逆転写された後，核ゲノムに組み込まれたもの）では，その成立機構

(表) マウスとラットとの違い

	事項	マウス	ラット
身体的な違い	体重[1]	マウスの成熟体重 雌 16～40g 雄 22～45g (近交系の方がクローズド コロニーより軽い マウスでの雄と雌の体重比 ≒ 1.2：1)	ラットの成熟体重 雌 200～400g, 雄 300～700g (近交系の方がクローズドコ ロニーより軽い ラットでの雄と雌の体重比 ≒ 2：1)
	体長[2]	頭胴長：7cm程度 尾長： 7cm程度 (頭胴長：尻尾を除いた長さ)	頭胴長：20～25cm, 尾長 ：15～20cm (頭胴長：尻尾を除いた長さ)
	胆嚢[3]	有(肝臓に付着した緑色の玉状の臓器として識別できる)	無(胆嚢機能は肝臓の内部に埋もれて存在)
	門歯の形状[3]	縦断面は2段になっている，すなわち，門歯の先端が鋭くえぐれて尖る	縦断面がくさび状で，基部から先端部にかけて徐々に細くなる
	尿の臭い[3]	非常に強い(臭い付けとして尿を利用するため)	それほど強くはない
飼育上の違い	飼育者に対する識別[3]	ほとんど飼育者を区別しない (慣れない)	えさを与える人にはよってくるが，実験などで痛み等不快な状況を与える人からは逃避しようとする行動がしばしば観察される
	湿度に対する耐性[4]	強い(40%以下の湿度におかれても全く影響を受けない)	弱い(40%以下の湿度では，尾に輪状のひび割れが起き，この状態が長く続けば体調不良となる)
	ファイテイング	系統により激しいものがある	ほとんどみられない

1) http://www.clea-japan.com/CLEA01_00.html
2) 『実験動物の技術と応用入門編各論Ⅱ ラット』(日本実験動物協会／編) pp98，アドスリー
3) 米川博通，森脇和郎：ミトコンドリアDNAから見たマウスの亜種分化，『遺伝学と民俗学の対話』(佐々木高明，森島啓子／編)，講談社
4) 須藤カツ子(東京医科大学動物実験施設)，私信

からラットとマウス間でも異なる場合が多いです．

実験に使用する場合での違い(利点と欠点)

　歴史的にみれば，主として体の大きさから，ラットは主に大量の材料を必要とする実験，酵素の精製等の生化学的実験，解剖のしやすさ(それに伴う病理組織学的知識の蓄積)などからがんをはじめとする病態・病理学的研究に利用されてきました．一方，マウスは多くの近交系やそれから派生したコンジェニック系統等の存在から，遺伝学，あるいは免疫学の分野で多用されてきました．しかし，現在では分析法の進歩，あるいはラットにおける近交系やコンジェニック系統等

の開発の結果，両者の差は著しく減少しています．

　一方，発生工学の分野では，マウスの独壇場といってもよいでしょう．トランスジェネシスの場合においても，ラットの難しさはマウスのそれに比べようがありません．また，遺伝子破壊の場合，ラットでは生殖系列に入ることのできるES細胞（すなわちES細胞由来の個体ができる能力をもつES細胞）も未だ樹立されていません．

●関連する質問→ **Q15，Q17**

◆参考図書

- 『マウスラボマニュアル第2版』（東京都臨床医学総合研究所実験動物研究部門／編），シュプリンガー・フェアラーク東京，2003
   ≫≫マウスを用いた実験法の解説書
- 『実験動物の生物学的特性データ』（田嶋嘉雄／監修），ソフトサイエンス社，1989
   ≫≫マウス，ラットなど8種類の確立された実験動物，コモンマーモセットなど発展途上の実験動物についての生物学的，解剖学的，生化学的データを集めたデータ集（本項では，マウス，ラットのデータを参考にしました）

（米川博通）

memo

2章 基本的な特性についてのQ&A

Question 15 マウスの基本的特性について教えてください．

Answer
マウスは齧歯目に属する小型哺乳類で，短い世代交代の時間，多産，高い遺伝的多型など，遺伝学の研究材料として多くの特長をもつため，これまでに近交系をはじめとする多くの系統が樹立されており，免疫不全，癌など多くのヒト疾患のモデルとして利用されています．遺伝子破壊法による個体（KOマウス）が作製可能な唯一の哺乳類でもあります．

マウスの一生

マウスの一生は図1の通りで，最長2年半程度生きます[1]．ヒトの年齢に相当するのはマウスでは週齢となります．週齢は，生まれたときを0として，1週間ごとに1を加算します．

1）受精から誕生まで

受精から約3週間で誕生となりますがこの時期を胚期，または胎仔期とよびます．胎仔期では，受精をした日を基点に2種類の数え方があります．第一の数え方は，プラグ（膣栓）の着いた日を0dpc（days postcoitum）とし，1日ごとに1を加算する方法です．したがって，誕生は19〜21dpcとなります．第二の数え方は，膣栓の付いた日を0.5E（Embryo days）とし，その後1日経るごとに1を加算する方法です．また，第二の変法として，膣栓の付いた日を1Eとする場合もあります．最近は，Embryo daysで数える場合は，初日を0.5Eとする場合が多いようです．

2）誕生から性成熟まで

誕生（分娩）は，受精後約3週間で，分娩した週を0週とし，週齢のカウントが開始されます．離乳は，分娩後約3週間（3週齢），性成熟は雌で5〜9週間，雄では6〜8週間です．これまでの期間を成熟期と名付けます．成熟期の間は，特別の事情がない限り，雌雄を分けて飼育します．雄で，ファイティングが頻繁に起こる場合には，単独飼いにします．近交系の場合，1回の分娩で5〜6頭が平均頭数です．非近交系では8〜10頭の分娩も珍しくありません．マウスの乳

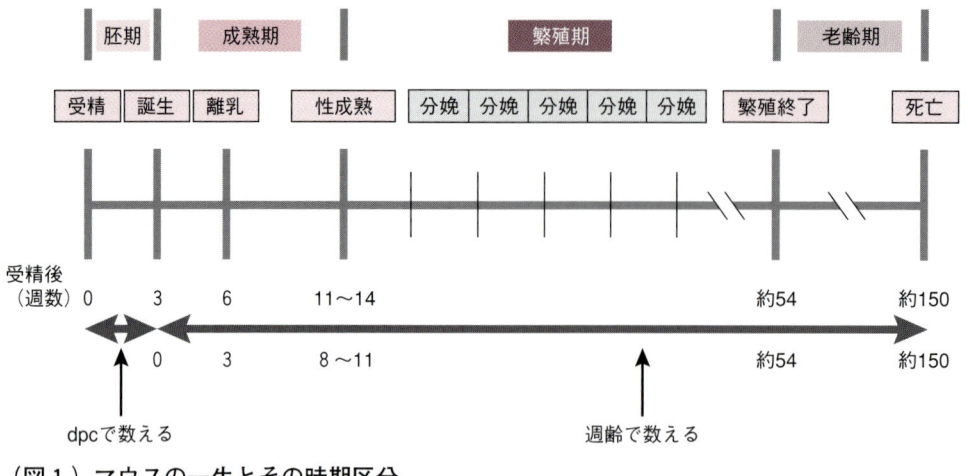

(図1) マウスの一生とその時期区分

頭は胸部に2対，腹部に3対あるので，最大10頭までの産仔を哺育することができます．

3）繁殖期と妊娠・分娩

これ以後，約40週が繁殖期となります．繁殖は雌雄を3～4日同居させればよいでしょう．妊娠が成立すれば，同居後2週間程度で雌の腹部が膨らんできます．妊娠を正確に見分けるには，雌の腹側部を触診します．胎仔がいれば，コロコロとした感触が指先に伝わってきます．妊娠雌は普通は単独飼育をします．分娩後数日は，床替えはおろか，ケージを動かしたり，ふたを開けて覗いたりして，雌マウスにショックを与えてはいけません．分娩後は，雌マウスは非常に神経質になっており，ショックがもとで産仔を食殺する場合が多いからです．最初のケージ交換は，できれば10日目以後に行い，新しいケージには古いケージの巣の部分にあるチップをひとつまみ置き，そのうえに産仔を乗せるとよいでしょう．これだけでも，食殺はかなり防げます．雌雄を同居させ続けた場合，分娩は約1カ月弱ごとに起きます．これは，マウスには「追っかけ妊娠」という現象があり，雌は分娩後に発情し，交尾をするからです．卵は交尾後直ちに受精をしますが，その後3日間は着床をしません．着床の後には，正常通り胚の発生が進行します[2]．**それゆえ，第二産以後の産仔が不必要な場合には，妊娠がわかった段階（腹が膨らんできた状態）で雌雄を分離してください．**

4）老齢期

誕生後約1年で，雌は妊娠ができなくなります．この頃からを老齢期とし，老化の研究に用いられるようになります．老化の研究以外，マウスを1年間以上飼育することはまずないので，その後の状況については，参考文献1を参照してください[1]．

ヒトとの類似点・相違点

　マウスの睡眠形態はヒトのそれと基本的に変わりません．すなわち，レム睡眠とノンレム睡眠を繰り返します．それゆえ，マウスをモデルとしてヒトの睡眠障害等の実験が行われています．ただし，マウスのレム睡眠はヒトに比べて非常に短く，10分程度であると考えられています．その他，視覚，聴覚器官の基本構造もヒトに非常に類似しているため，特に難聴の分野では難聴マウスからその原因遺伝子をクローニングし，それを基にヒトの難聴原因遺伝子を突き止めるといった研究法が広く行われています．

　生理学的な面で，マウス，ラット間で著しい相違があるということはほとんど聞いたことはありません．また，マウスについて各種の生理機能を測定する場合，ヒトの診断キットがほとんど使えます（もちろん，サイトカインのELASAでの測定など抗原抗体反応がキットの基本になっているものは，原理的に不可能ですが）．また，マウスの尿はヒトに比べて著しい高タンパク尿です．さらに，ヒトはビタミンCを合成できませんが，マウス，ラットは合成できるため，飼料中にビタミンCを添加する必要がありません．

各系統ごとの特性

　マウスの基本特性について重要な情報に，系統とその系統のもつ特性（系統特性）があるので，ここで一括して説明します．マウスの系統は，**図2**のように分類されます（これはラットにおいても同一です）．ここでは，紙面の関係上基本的な記載しかできないので，詳細は他書をご参照ください[2]．

　系統はまず，近交系と非近交系に分類されます．

1）近交系の特性

　近交系は，兄妹交配を20世代以上経過した系統で，各遺伝子座のアリルはすべてホモ接合型に固定されています．また，同一の近交系に属する個体はすべて同一のゲノム組成をもっています．この近交系が基本になってさまざまな派生系統が樹立されています．

　ある近交系の1つの遺伝子座に突然変異が起こり，それが系統として固定されたものを，もとの近交系に対するコアイソジェニック系統といいます．コアイソジェニック系統は，その突然変異を起こした遺伝子が"ピンポイント"状にその近交系のゲノム上に存在するために，個体でのその突然変異遺伝子の機能を研究するうえで最も理想的な遺伝資源です．近交系に遺伝子導入したトランスジェニック（Tg）マウスもコアイソジェニック系統であり，それゆえ，それらのTgマウスに表現型の変化がみられたとき，直ちにその変化導入された遺伝子（トラン

(図2）近交系とその派生系統

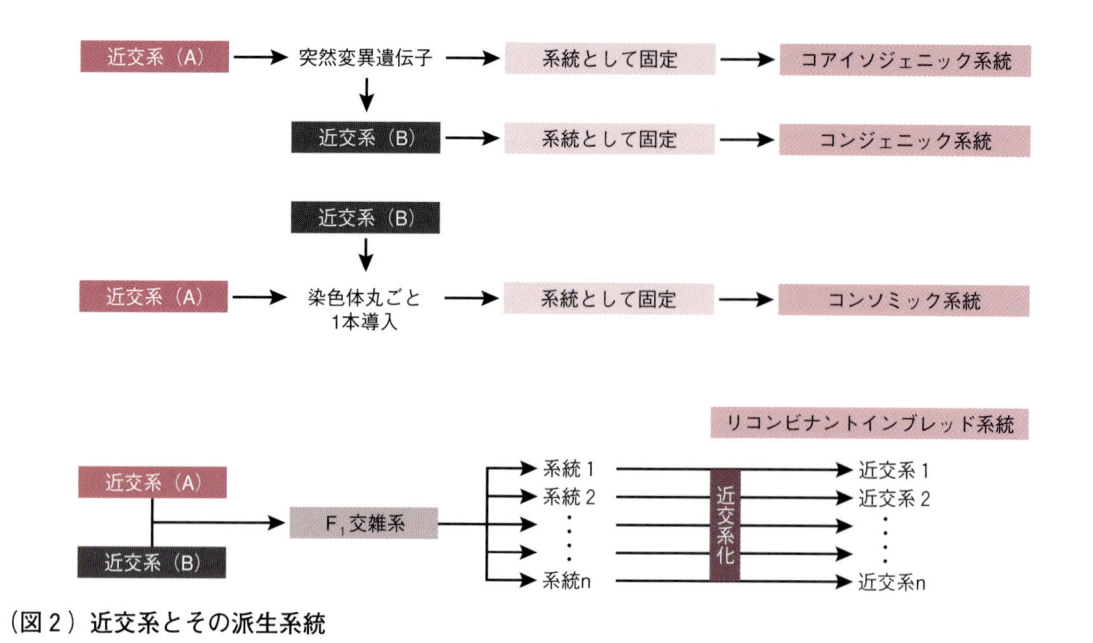

スジーン）に起因すると結論付けられるのです．

2）コンジェニック系統の特性

コンジェニック系統は，ある系統に生じた突然変異遺伝子を他の近交系に戻し交配などの方法を用い，導入することによって作製されます．**コンジェニック系統の場合には，対象となる突然変異遺伝子のみを導入することは原理的に不可能**で，必ず導入された遺伝子の近傍にある染色体断片も一緒，すなわちその遺伝子を含んで"線状"の領域として，その近交系のゲノムにもち込まれます．そのため遺伝的には，その領域に含まれるパッセンジャー遺伝子の影響なども十分に考えなければならないので，**コアイソジェニック系統よりはより厳密性に欠けます**．**遺伝背景**を整えるために，129/Sv 系統で作製したノックアウト遺伝子をC57BL/6 などの系統に移した場合などが，この例に当たります．**コアイソジェニック系統とコンジェニック系統はいずれも突然変異系統とよばれますが，導入された遺伝子などの状態から考えれば，前者と後者は厳密に区別しなければなりません．なお，両系統とも系統名からは区別が付かないため，区別したい場合にはより詳細な系統情報を参照することが必要となります**（例えば The Jackson Laboratory や理研 BRC のホームページなど）．

3）コンソミック系統とは

コンソミック系統は，ある系統の染色体 1 本を他の近交系に導入したものです．この系統は，遺伝子間クロストークの研究，修飾遺伝子の探索などのために利用

されます．

4）リコンビナントインブレッド系統とは

リコンビナントインブレッド（RI）系統は，2種類の近交系のF_2を始祖とした近交系の一群で，通常は20〜30系統が1つのセットとなります．コンソミック系統同様，遺伝子間クロストークの研究や修飾遺伝子の探索，あるいは多因子連鎖解析，量的形質に対する連鎖解析（QTL解析）などに利用されます．

5）リコンビナントコンジェニック系統とは

リコンビナントコンジェニック（RC）系統は，RI系統がF_2を始祖とするのに対し，N_2，あるいはN_3を始祖とした近交系の一群です．遺伝背景に対する寄与率の低い親系統をドナー系統，高いものをレシピエント系統とよびます．用途については，RI系統とほぼ同様です．

> **memo** F_2とN_2の違い
> F_2（second filial generation：雑種第二代）は，交雑（intercross）の第2世代目の個体群を，N_2は戻し交配の第2世代目の個体群を指します．

6）非近交系の特性

非近交系には，クローズドコロニーと交雑系があります．

クローズドコロニーは，系統中の個体にある程度の遺伝的ばらつき（平均ヘテロ接合率）を残し，同時に経世代的には近交系数を上げないという，一見背反する目的を同時に満足するような高度な飼育技術のもとに維持される系統です．このために，数百頭規模の繁殖集団を，3元（または4元）循環交雑という方法で維持されます．

クローズドコロニーは，マウス，ラットとも系統の遺伝背景（genetic background）にほとんど影響を受けないような，薬品の安全性に関する試験，毒性，薬理，薬効試験などに利用されます．また，ICRやその亜系統（substrain）では，TgマウスやKOマウスを作製する場合の，精管結紮マウスや偽妊娠マウスの作製などに使用します．また，Tgマウス作製の初期の時代には，卵が丈夫なことからマイクロインジェクションのためのレシピエントとしても使われました[3]．

交雑系には，2元交雑系と多元交雑系があります．2元交雑系は2種類の異なった近交系を交配したF_1個体を指します．多元交雑系は，2種類以上の近交系マウスを用いて作製します．例えば，4元交雑系の場合，近交系A，近交系B間のF_1に近交系C，近交系DのF_1を交雑して作製します．交雑系は主にマウスで樹立されていますが，遺伝背景が均一であることから，発がん実験など，がん関連の研究，薬剤のスクリーニング試験等に使われています．また，発生工学のため

の材料として，マイクロインジェクションのためのレシピエントやES細胞の材料（TT2 ES細胞）としても使われています[3]．

◆参考文献

1) 倉本和直：老化動物育成区データ集（2000〜2001）
　⇒ http://www.tmig.or.jp/J_TMIG/j_research/C10/data2000_2001.htm
2) 米川博通：系統の維持，『マウスラボマニュアル 第2版』（東京都臨床医学総合研究所実験動物研究部門／編），シュプリンガー・フェアラーク東京, pp3-21, 2003
3) 日本クレア ⇒ http://www.clea-japan.com

◆参考図書

- 『Mouse Genetics』（Silver, L. M.／著）Oxford University Press, 1995
  ≫≫マウス遺伝学を行うために必要な基礎知識全般，特に本項関連では実験用マウスの成立，系統の特徴と利用法の詳細などマウス遺伝学に関する「バイブル」的教科書
- 『新実験動物学』（前島一淑，他／著）朝倉書店，1986
  ≫≫出版は20年前になるが，当時の実験動物学の最高峰の研究者が執筆しており，実験動物学に関する基本知識を学ぶには最良の教科書として推薦します（アマゾンの古書等で入手可能）
- 『最新実験動物学』（前島一淑，笠井憲雪／編）朝倉書店，pp65-87, 1998
  ≫≫上記の『新実験動物学』の改訂版で，著者がほぼ一新しています．約10年間で新たに樹立された実験動物学上での技術や知識が加わって読み応えのある教科書となっています

（米川博通）

2章 基本的な特性についてのQ&A

Question 16
ラットの基本的な特性について教えてください．マウスと異なるのはどのような点ですか？

Answer
ラットの生理特性や繁殖特性は，同じ齧歯類に属するマウスのそれと似ています．一方で，マウスを使用するよりラットを使用する方が好ましい研究分野があること，また投与薬剤によっては反応に差が生じる可能性を認識することが重要です．

ラットの生理特性と繁殖特性

1) マウスとの類似点

基本的に，ラットの生理特性や繁殖特性（表1，2）は，同じ齧歯類に属するマウスのそれと似ています（参照 Q15）．マウスには存在する胆嚢がラットでは存在しないという相違点はみられるものの（参照 Q14），形態学的には両者は酷似します．マウスと同様，典型的な夜行性動物のサーカディアンリズムを示し，暗期に活動し飼料を摂取，明期に消化吸収や休息，睡眠をとります．栄養要求性も似ており，飼料は共通のものを使用できます．寿命は系統により異なるものの，SPF（Specific Patogen Free）環境下では雄が約1,000日，雌が約1,300日です[1]．

2) マウスとの相違点

なお，細かくみれば，両者に注意すべき相違点も存在します．ラットの妊娠期間は21日前後とマウスのそれより若干長く，性成熟も遅れます．したがって，世代間隔はラットでは3〜4カ月と，より長く見積もって研究計画をたてる必要があります．また，マウスでは交配後のプラグ（膣栓）は翌朝であっても容易に観察できますが，ラットでは抜け落ちることが通常で，ピンセットで膣を開口させて観察するか，スメア検査を実施した精子の有無を確認する必要があります．さらにラットではストレスを受けると眼にハーダー氏腺からの赤い分泌物が付着することが多いので，万が一そのような状況が観察された場合は，飼育管理に不備がなかったかを検討すべきです．

(表1) ラットの基礎生理データ

体重	雄 成体	200～400 g
	雌 成体	300～800 g
寿命		2～3 年
体温（直腸温）		38～39 ℃
1日摂餌量		10 g（/100 g 体重）
1日摂水量		8～11 ml（/100 g 体重）
心拍数		260～480 回/分
血圧	拡張期	60～ 90 mmHg
	収縮期	75～120 mmHg
呼吸回数		66～114 回/分
1回の呼吸量		0.60～1.25 ml
1分間の呼吸量		60～114 ml/分
酸素消費量（28℃，絶食）		0.66～0.75 ml/g/時

(表2) ラットの繁殖に関する基礎データ

性周期初発日齢	40～65 日
雄春機発動期日齢	40～50 日齢
性周期の長さ	4～5 日
排卵時刻	発情期早朝 3 時頃
排卵数	14.7±2.6 個
初回交配日齢	50～100 日
産仔数	10～12 匹
新生仔体重	4.0～6.0 g
妊娠期間	21～24 日
偽妊娠期間	12～14 日
哺乳期間	20～24 日
離乳時体重	40～60 g

ラットの有用性

　ラットの有用な特徴は，第一に「マウスの約 10 倍の大きさ」であるという点です．検体の採取が容易で十分量採取できますし，生理的範囲内で連続採血も可能です（参照 Q18）．また，マウスの大きさでは不可能な外科的操作も可能となる場合があります．第二に，ラットでは栄養学や行動薬理学的実験の基礎データが蓄積している点で，これらの領域の研究にはラットはきわめて有用な実験動物種となっています．第三には，「マウスより学習能力が高い」という点です．オペラントテストにおいて，マウスでは 2 本のレバーしか覚えられませんが，ラットは訓練により 3 本のレバーを覚えることができるといわれます．神経科学領域の研究者にとってきわめて有利な特徴となっています．

ラットでは難しい実験

　一方で，大きな欠点も存在します．まず，トランスジェニックラットの作製は可能であるものの，未だ生殖細胞系列に分化できるラットの ES 細胞が存在せず，相同組換えによる遺伝子ノックアウトラットの作製は不可能である点です．また，マウス用のものと比較して，市販されている抗体やマイクロアレイ等の試薬やツールが完備されていないことです．しかしながら，前者についてはすでにトランスポゾン[2]や化学変異原[3]を用いたミュータジェネシスの技術が開発されており，後者も毒性試験領域のマイクロアレイについてはむしろラット用のものの方が整備されていることもあります．今後このような状況が打開されることが期待され

ますので，特に神経科学領域の研究者は，ラットの胚発生工学技術の進展に注視しておく必要がありそうです．

以上の情報を参考にして実験計画の立案時に，各自の研究にとってマウスがより有利か，ラットがより有利かを検討し，使用実験動物種を決定するのが好ましいといえます（参照 Q18）．

ラットとマウスのどちらがヒトに近いか？

ヒト，マウス，ラットの3種はすでに全塩基配列が決定されているわけですが[4]，エクソン部分ではヒト—マウス間では90％，ヒト—ラット間では88％と，いずれも高い相同性を示します．この事実がマウス，ラットを用いた動物実験の有用性の根拠となっているわけで，直接的な解答は「大局的にはどちらも似ている」ということになります．

しかし，より重要なことは，齧歯類における進化速度は霊長類におけるそれよりも，ずっと早いということです．形態学的には似ているように思えるラットとマウスの関係ですが，ゲノムレベルでみるとエクソン部分ではラット—マウス間で92％の相同性となっており，想像以上の違いがみられるわけです．「ラットとマウスのどちらがヒトに近いか？」という質問の設定がそもそもあまり意味をもつものではなく，「マウスとラットは想像以上に遺伝的に離れた実験動物種である」という認識が重要になってきます．

●関連する質問→ Q13，Q14，Q15，Q18

◆参考文献

1）篠田元扶：ラット，『実験動物学』327，朝倉書店，1991
2）Kitada, K. et al.：Nat. Methods, 4：131, 2007
3）Zan, Y. et al.：Nat. Biotechnol., 21：645, 2003
4）Rat Genome Sequencing Project Consortium：Nature, 428：493-521, 2004

（北田一博）

2章　基本的な特性についてのQ&A

Question 17　遺伝統御とは何ですか？

Answer
系統が系統特性に記載されているような遺伝的特徴を保有し続けるように，定期的に遺伝的モニタリングを実施し，その系統内の遺伝的汚染等による系統特性の変化を防止する監視システムをいいます．

遺伝的汚染の原因と危険性

　遺伝的汚染（系統のクロスコンタミネーションともいう）とは，ある系統に誤った系統を交配してしまったり，系統を取り違えてしまったりして，本来その系統がもっているゲノム状態とは全く違ったゲノム状態に変化してしまうことをいいます．遺伝制御のための方法（遺伝的モニタリング）[1]が発達した現在では，大規模な遺伝的汚染は起こりにくくなってきましたが，過去には筆者がかかわった例でも，NZB[2]，ddY[3]など市販のマウス系統に遺伝的汚染が確認されたことがあり，かなり頻繁に起こっていたようです．**遺伝的に汚染されたマウスを実験に用いると，追試ができなかったり，誤った実験データを公表して信頼を失ったりなどの深刻な事態が起こる可能性が高まります．また，動物実験ではそれに費やす長い時間や高額の費用が発生しますが，遺伝的汚染を起こした動物を使用していたならば，それらがすべて無意味になってしまいます．**特に，現在のように年限の短いプロジェクト研究や学位取得のかかった院生の行う実験では，遺伝的汚染はかなり慎重に取り扱うべき重要な問題です．ごく稀にしか起こりませんが，起こったら最後研究にとっては致命的になることを心しておくことです．

遺伝子汚染を起こした動物の使用を避けるためには

　遺伝的汚染を起こした動物に遭遇しないためには，①信頼できうる動物業者から購入する，②理化学研究所バイオリソースセンター（BRC）などの信頼できる機関から譲渡してもらう，③マウスの系統，あるいはマウス遺伝学に詳しい研究者から譲渡してもらうことが必要です．また，**特に実験の基幹となる系統では，実験をはじめる前に遺伝的モニタリングを行って，その系統が間違いないものであることを確認しておきます．**また，自分で複数の系統を維持している場合，半

年から1年に1度程度はすべての系統の遺伝的モニタリングを行うことを勧めます．特に，トランスジェニック（Tg）マウスやノックアウト（KO）マウスを作製し，それらの遺伝背景を統一した系統を同じ飼育室内で複数維持している場合には，遺伝的汚染の起こる確率が高まるので，遺伝的モニタリングは欠かせません．遺伝的モニタリングは，実験動物中央研究所[4]に依頼する（有料）のが一般的ですが，系統特異的マイクロサテライトマーカーを利用すれば，自分でも比較的容易に行うことができます．

遺伝子マーカーを用いた遺伝的モニタリング

マウス個体のゲノム状態を検索するためには，マウスの系統間で多型のある遺伝子マーカーが必要となります．遺伝子マーカーには，さまざまな多型マーカーが利用されますが，現在ではマイクロサテライトマーカーが最も手頃であり，これの利用を勧めます．その他のマーカーを使用する場合については他書を参照してください[5]．

遺伝的モニタリングを依頼する場合には，所定の機関が発行する依頼書（多くの場合インターネットからダウンロードできます）に記入し，所定の手続きに従って依頼します．およそ2週間で結果が文書で知らされます．**その文書は，証明書にもなるので，一括して保管しておくとよいです．Tgマウスや KO マウスのモニタリングを依頼する場合で生きたマウスを直接輸送する場合には，法令による告知義務（ 参照 Q32）があるので，所定に従い必ず行ってください．これを怠った場合には，法による処罰等が科せられる場合があるので十分に注意をしましょう．**

自分で行う場合には，系統特異的マイクロサテライトマーカーを50〜60種類用意し，PCR-SSLP法（ memo ）という多型解析を行います．1種類でも対象とする系統と差がみつかった場合には，遺伝的汚染を疑い，2種類以上でみつかれば，遺伝的汚染は確実です．もし，このような事態が生じた場合には，実験動物中央研究所のような専門機関に再検査を依頼し，その結果をみてから，その後の対処法を考える必要があるでしょう．

> **memo** PCR-SSLP法
>
> PCRにより SSLP（Simple Sequence repeat Length Polymorphism の略）を検出する方法です．マイクロサテライトは（CA）など塩基の繰り返しが6回以上ある部分〔$(CA)_n$ と表します〕をいい，このような場所を遺伝学ではマイクロサテライト遺伝子座とよんでいます．このような $(CA)_n$ 部分は DNA 複製のときに繰り返しの回数が変化しやすいため，ゲノムの中では非常に多型的になります．一方，この $(CA)_n$ 部分を挟んだ両端はそれぞれの遺伝子座に特異的（ユニーク配列をもつといいます）なので，この部分に20〜25塩基長程度のPCR用プライマーを設定することによって，この反復配列の長さを知ることができます．この長さの差を指標にして遺伝子型をタイピングする方法を PCR-SSLP 法とよんでいます（詳細は拙書『マウスラボマニュアル』[5] をご参照ください）．

```
┌─────────────────────────────────────┐
│  近交系                              │
│  ●ミュータント系統                   │
│     ・コアイソジェニック系統         │
│     ・コンジェニック系統             │
│  ●コンソミック系統                   │
│  ●リコンビナントインブレッド系統（RI系統）│
│  ●リコンビナントコンジェニック系統（RC系統）│
│                                     │
│  非近交系                            │
│  ●F₁交雑系                           │
│  ●クロースドコロニー                 │
└─────────────────────────────────────┘
```

（図）系統の種類

系統によって異なる遺伝統御

　遺伝統御の方法は，系統の種類に深く依存します．マウスの系統は，図の通り近交系と非近交系に分かれます．近交系に属する系統では，ある特殊な状況以外，モニターした系統のすべての遺伝子座でヘテロ接合の状態になることはありえません．したがって，近交系に属する系統で，1つでもヘテロ接合の遺伝子座がみつかれば，遺伝的汚染の起こった可能性が高いことになります．特殊な状況とは，例えばある種の近交系で樹立したTg系統で，トランスジーンをヘテロ状態で維持する場合，ミュータント系統で突然変異を起こした遺伝子が劣性致死のためホモ接合型で維持できない場合などが該当します．

　一方，非近交系においては，動物生産業者から購入後，直ちに実験に供する場合がほとんどです．したがって，非近交系に対する遺伝モニタリングは動物生産業者の問題で一般の研究者の行うべき範疇には属さないゆえ，割愛します．

●関連する質問→ **Q32**

◆ 参考文献

1) 江崎孝三郎：遺伝的特性の確認，『新実験動物学』（前島一淑，他／著），朝倉書店，pp60-62，1986
2) Yonekawa, H. et al.：Lab. Anim. Sci., 36：659-664, 1986
3) Yonekawa, H. et al.：Differentiation, Differentiation., 22：222-226, 1982
4) 実験動物中央研究所（モニタリング事業と研究開発）⇒ http://www.ciea.or.jp/jigyoulink4.htm
5) 米川博通：遺伝子マーカーの種類，『マウスラボマニュアル 第2版』（東京都臨床医学総合研究所実験動物研究部門／編），シュプリンガー・フェアラーク東京　pp57-62, 2003

◆ 参考図書，サイト

● 『Mouse Genetics』（Silver, L. M.／著），Oxford University Press, Oxford, 1995

≫≫マウス遺伝学を行うために必要な基礎知識全般，特に本項関連では実験用マウスの成立，系統の特徴と利用法の詳細など
- 『新実験動物学』（前島一淑，他／著），朝倉書店，1986
  ≫≫出版は20年前になるが，当時の実験動物学の最高峰の研究者が執筆しており，実験動物学に関する基本知識を学ぶには最良の参考書として推薦します（アマゾンの古書等で入手可能）
- MMDBJ（Mouse Microsatellite Detabase of Japan）
  ⇒ http://www.shigen.nig.ac.jp/ mouse/mmdbj/top.jsp
  ≫≫近交系マウス系統間のマイクロサテライトなど遺伝子マーカーに関するデータベース，汎用近交系間のマイクロサテライト多型の情報，実験条件等が検索できます

（米川博通）

memo

2章　基本的な特性についてのQ&A

Question 18
実験目的に応じた系統の選び方やコツを教えてください．

Answer
残念ながらここではごく一般的なことしかいえません．個々のケースについては，直接その道の専門家に助言を受けることをお勧めしますので，その具体的方法を述べさせていただきます．

系統選びに際しての一般的な諸注意

1）微生物統御された系統を使いましょう

　いずれの実験を行うとしても，微生物統御のきちんと行われた近交系を使用すべきです．タンパク質の精製などで，多量の臓器を必要とし，費用対効果の観点から値段の安い非近交系を使うような"特殊な"場合を除けば，ほとんどの実験の場合には少々高価でも SPF の近交系を使用すべきです．理由は2つあります．第一に，**ラットやマウスを媒介してもち込まれる病原微生物による汚染事故を防止するためです**（参照 Q5）．動物飼育施設で一旦感染症に汚染された場合には，施設全体の運営に影響を与えるのみならず，これまで長い歳月をかけて維持してきた貴重な系統を淘汰せざるを得なくなる場合もあります．第二に，ラットにはハンタウイルス感染症，マウスには LCMV 感染症などヒトに感染すると重篤な症状を引き起こす人獣共通感染症が知られていますし，ハンタウイルス肺症候群（HPS）のような新興感染症も知られています．また，未知の人獣共通感染症も存在すると思われます．このような**感染症から自分の身を守るためにも，SPF の使用を勧めます**[1)2)]．

2）情報の得やすい標準系統を選びましょう

　また，**動物実験に使用する系統を選ぶ場合，マウス，ラットを問わず多くの研究者が使用している，いわゆる標準系統を利用しましょう**．例えば，マウスであれば，C57BL/6，BALB/c など，ラットであれば，SD などです．これらの標準系統では，多くの研究者に使用されているため，この系統に関する膨大なデータが蓄積しており，データベースを検索することによって自分の研究に必要な情報がすぐに入手できます．さらに動物の入手がきわめて簡単であること，したが

って頭当たりの単価も安いことなど，さまざまな利点があるからです．系統が特殊になればなるほど，自分で調査する項目は増加し，それを解決するための時間と人手が馬鹿になりません．特に論文投稿についての最近の傾向では，動物実験の結果に対する詳細な吟味が査読者から要求され，それらの要求をほぼすべて満足させないと論文が受理されにくくなってきています．**特殊な系統になればなるほど，査読者のみる目も厳しくなる傾向があります．**

3）遺伝背景の影響に留意しましょう

また，トランスジェニック（Tg）マウスやノックアウト（KO）マウスなどでも，最近はその系統のもつ遺伝背景が，トランスジーンやKO遺伝子座に影響を与えないかどうかということを聞かれる場合が多いです．すなわち，破壊された遺伝子の表現型が，どのような遺伝背景下でも出現するような強いものならば問題はありませんが，その表現型が遺伝背景に左右される場合には，遺伝背景が不均一であることによって，その表現型が強く現れたり，弱くなったり，場合によっては表現型が全く出現しないといった状況が出てきます．このような場合には，表現型出現の不確かさから，その破壊した遺伝子の機能を明確に規定することは困難となります．その結果，論文としての公表も遅れたり，できなかったりします．このような事態を避けるために，最近ではB6など既存の近交系にその遺伝子の乗る遺伝背景を統一することがしばしば行われます．コンジェニック化とよばれる方法です（コンジェニック化の詳細については，参照 Q19）．それゆえ，**実験にあたっては，コンジェニック系統の利用を強くすすめます**[3]．

マウスかラットか，雄か雌かを選ぶ

マウスとラットを使い分ける場合，他でも述べましたが，基本的に差はありません．肝臓などの臓器を採取し，ある種の酵素を精製するなど，生化学的な実験には大型のラットの方が有利であること，また，遺伝実験では単位スペース当たりに飼育できる頭数の上から，ラットが逆に不利であることぐらいです．実験に適した週齢は，離乳後１〜２週間，すなわち５〜６週齢を購入し，２週程度飼育室で慣らした後，使用するのがよいでしょう．また，性成熟すると雌では排卵サイクルが出てくるため，体内のホメオスタシスに変化が出るといった理由で，雌が忌避される場合も多いです．また，動物生産業者も雌は繁殖に用いることが多いため，あまり出したがらないこともあります．このような理由から，一般的にはラット，マウスとも雄で６〜10週齢のものが使われることが多いです．

ヒト疾患研究に使われるマウス

　ヒト疾患の責任遺伝子・関連遺伝子の探索には，ヒト疾患モデルマウスを用いたポジショナルクローニングや，ポジショナルキャンディデートアプローチといった方法が利用されます．これら2つの方法の基本になるのが連鎖解析です．連鎖解析にはマイクロサテライトやSNPという多型的遺伝子マーカーが使用されます．そのためには，**その病気のモデルマウスがもっている遺伝背景とできるだけかけ離れた遺伝背景をもったマウスを使用することが肝心です**．われわれがよく利用するのは，一般にはなじみが薄いですが，**MSM/Ms** や **JF1/Ms** といった**日本産野生マウス由来の近交系マウス**です．両者とも，理化学研究所バイオリソースセンター（理研BRC）から入手することができます．MSM/Ms と JF1/Ms とを比較した場合，これまで使用された例は MSM/Ms の方が圧倒的に多いですが，MSM/Ms は野生マウスの性格をかなり残しているので，初心者には取り扱いが難しいという欠点があります．JF1/Ms の方は B6 や BALB/c と同じくらいおとなしく，取り扱いが容易です．これらの詳細については他の書籍を参照してください[1]．

助言を受ける場合の心得

　立場上，筆者もマウスの系統についてさまざまな助言を求められる機会が多いです．そのとき，気持ちよく助言をするか，あえて無視するかをこれまでの筆者の経験に沿ってお答えします．

1）情報を集める

　まず，**専門家の助言を受ける前段階として，必ずインターネット等で，系統に関する情報を集めます**[4)～6)]．筆者が系統の選択で困ったとき，よく訪問するデータベースは The Jackson Laboratory [5)] と理研 BRC [6)] のものです．筆者の経験では，まずこの2つのデータベースでほとんどその目的を達することができます．最近，この他に利用するのは，**Google** の検索で和文，英文ともかなりの確率で必要な情報にヒットします．

2）どの専門家に聞くか検討する

　専門家に助言を受ける場合，それまでに調べた知識から，その専門家がその質問する相手にふさわしいかどうか，すなわち助言を求める内容に合致する研究に携わっているかどうかを調査します．筆者の経験で，質問を受けたとき一番困るのは，専門外のことを質問された場合であり，その場合に調べてまで回答をしようとは思いません．回答をする自信もありません．多くの場合，「回答できない」旨の返事をしますが，忘れて返事をしないこともないわけではありません．

3）質問を送るときの諸注意

　調査の結果，**質問を送ることになった場合，筆者は電子メールの利用を勧めます**．電話は特に，FAXと手紙もできるだけ避けます．電話は相手の都合をほとんど無視して連絡することになるので失礼になりますし，FAXや手紙は印刷，発送という余計な手間がかかりますので非常に困ります．電子メールの内容には，実験の概略，期待したい結果等を含め，400〜600字程度に具体的，かつ要領よくまとめます．**すぐには返事が来ない場合**，相手は超多忙かもしれないし，長期出張しているかもしれないので，**2週間程度待ちます．それでも返事のない場合**，多くはたくさん来るメールに紛れてしまい，すっかり失念している場合も多いので，**再度同じメールを送ります．そのときには，メールの表題の最後に（再送）と記入します**．相手の注意を喚起するためです．それでなお2週間程度待って返事の来ない場合，九分九厘返事は期待できないので，他の専門家を当たります．質問に答えるというのは，回答する立場にすれば，自分自身の著作物に関する質問以外，優先度はそれほど高くありません．

●関連する質問→ **Q5**

◆参考文献
1）米川博通：マウスの購入・分与と病原微生物汚染，『マウスラボマニュアル 第2版』（東京都臨床医学総合研究所実験動物研究部門／編），シュプリンガー・フェアラーク東京，pp3-5，2003
2）毛利資郎，有川二郎：実験動物疾病学，『最新実験動物学』（前島一淑，笠井憲雪／編），朝倉書店 pp65-87，1998
3）米川博通：コンジェニック系統，『マウスラボマニュアル 第2版』（東京都臨床医学総合研究所実験動物研究部門／編），シュプリンガー・フェアラーク東京，pp17-19，20
4）JAX Mouse Strain Information ⇒ http://jaxmice.jax.org/info/index.html
　≫≫The Jackson Laboratoryで販売しているマウスのデータベース；マウスの系統とその特徴が記載されています
5）JAX MGI（Mouse Genome Informatics）⇒ http://www.informatics.jax.org/
　≫≫マウスの遺伝子，遺伝子座，遺伝子マーカーなどマウスゲノムについての包括的情報を網羅したデータベース
6）理研バイオリソースセンター（BRC）⇒ http://www.brc.riken.jp/lab/animal/
　≫≫理研BRCに寄託されたマウスの系統とその系統情報についてのデータベースがあります

◆参考図書
● 『マウスラボマニュアル 第2版』（東京都臨床医学総合研究所実験動物研究部門／編），シュプリンガー・フェアラーク東京，2003
　≫≫実験用マウス系統についての詳細な解説，マウス遺伝学用語の解説
● 『モデル動物の作製と維持』（森脇和郎，他／編），LIC（Life-Science Information Center），2004
　≫≫多数のヒト疾患モデルマウスについて，その作製法，起源，系統特性，類似の系統などを，組織，臓器ごと，あるいは機能ごとに分類して，網羅的に記載した単行本
● 『Genetics in Wild Mice：Its Apprication to Biomedical Research』（森脇和郎，他／編），1994
　≫≫ハツカネズミの分類，亜種分化，進化の解説と日本産野生由来の近交系の医学生物学への応用についての解説

〈米川博通〉

2章 基本的な特性についてのQ&A

Question 19
液性免疫や細胞性免疫を解析する場合の最適なマウスの系統は何ですか？

Answer

単独で液性免疫や細胞性免疫が直ちにわかるというような便利なマウス系統は残念ながら存在しません．あえて言えば，免疫のような複雑な反応系では，遺伝背景の効果が無視できないので，それを統一したコンジェニック系統で，かつ特定の免疫機能を欠損したミュータント系統やノックアウトマウスを使うとよいと思います．

遺伝背景を統一させる重要性

現在の免疫学では，一昔前にいわれていたようなB細胞を主体とする液性免疫とT細胞を主体とする細胞性免疫のように単純に2分化されているものではなく，**液性免疫，細胞性免疫が含まれる獲得免疫の系の他に，補体系，TLR（Toll-like受容体）系が含まれる自然免疫の系が複雑に絡み合って，免疫という複合を構成しています**．当然，このような複雑な系にはまた，多くの遺伝子がかかわっています．一般に，免疫学のような複雑な反応系を解析するときには，研究の対象とする遺伝子（ここではこの遺伝子を主要遺伝子とよぶことにします）の作用（表現型）とともに，その遺伝子に影響を与える遺伝子（修飾遺伝子）の存在を考慮しておくことが重要です．修飾遺伝子の存在は，その修飾遺伝子の作用が強い場合に限りいくつかが明らかにされています．しかし，一般的には1つ1つは作用の弱いものが多いと思われ，その割には数が多く，しかもそれらが協調し合って作用するので，実際にはその作用は無視できません．そこでこのような**遺伝子群の作用を一括して，遺伝学では遺伝背景効果とよんでいます．**

コンジェニック化で遺伝背景を統一する

遺伝背景を統一するには，コンジェニック化という方法を利用します．では，なぜコンジェニック化によって遺伝背景の効果があることを検証できるのか図を使って説明します．今，近交系Aが主要遺伝子Aをもち，その表現型をAとします．同様に近交系Bが遺伝子Aのアリルとして遺伝子Bをもち，その表現型をB

A）遺伝背景が不統一の場合

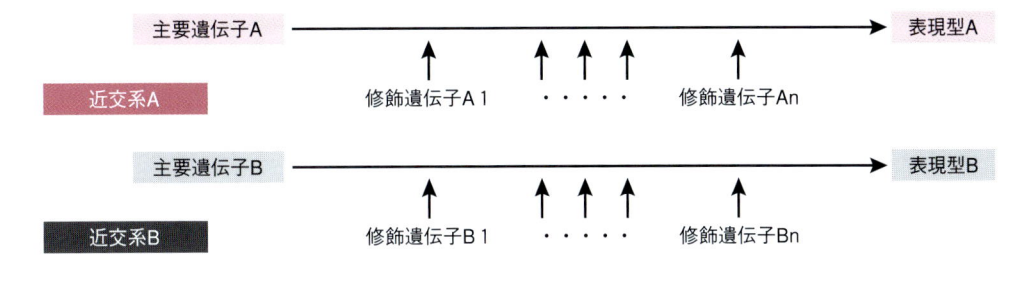

主要遺伝子A ──────────────────→ 表現型A
近交系A　　　修飾遺伝子A1　・・・・・　修飾遺伝子An

主要遺伝子B ──────────────────→ 表現型B
近交系B　　　修飾遺伝子B1　・・・・・　修飾遺伝子Bn

B）遺伝背景が統一された場合

主要遺伝子A ──────────────────→ 表現型A
対照系統A　　　修飾遺伝子A1　・・・・・　修飾遺伝子An

主要遺伝子B ──────────────────→ 表現型B'
コンジェニック系統A　修飾遺伝子A1　・・・・・　修飾遺伝子An

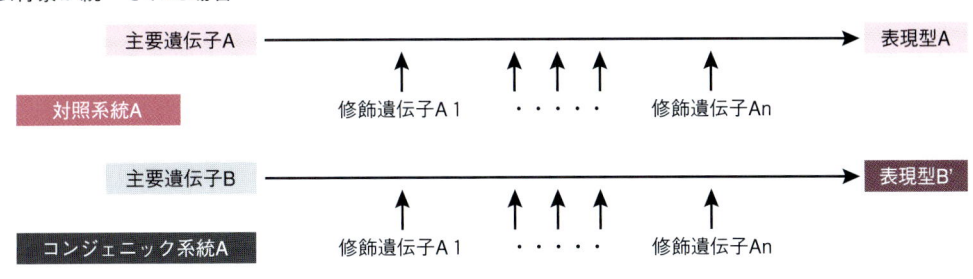

（図）主要遺伝子の表現型決定に及ぼす遺伝背景の効果

とします（**図A**）．しかし，両表現型とも，実際には主要遺伝子に数多くの修飾遺伝子の作用が加わってできたものであるゆえ，主要遺伝子Bの働きを厳密に知るには，主要遺伝子Bのみを残し，近交系Bの遺伝背景を近交系Aのものに統一したコンジェニック系統Aを作製し，それをもとの近交系A（コンジェニック系統と対比させる場合は対照系統Aとよぶ）と比較する必要があります（**図B**）．もし比較の結果，表現型Bと表現型B'が異なれば，主要遺伝子Bは遺伝背景の効果を受けていると判定できます．では，このとき主要遺伝子Bの真の表現型はB，B'のいずれかというと，同一の遺伝背景の上で示された表現型B'が主要遺伝子Bの真の表現型であり，主要遺伝子A，Bの表現型がはじめて比較できたことになります．**免疫学では，これまでの研究で，上記のような遺伝背景の影響を受ける遺伝子が非常に多いことがわかっているため，コンジェニック系統を使用することは免疫研究の基本原則と考えてください**．

免疫の分野でよく使用される系統

ここに示したマウスの系統についての情報，参考文献等はすべて1）～3）のURLで調べることができるので，一部を除いては参考文献の紹介は割愛します．

1）よく使用される近交系

　一般的な免疫の実験を行う場合，最もよく使用される近交系はBALB/cです．そして，免疫関係の遺伝子座のアリル（例えばMHC関連遺伝子）を有するコンジェニック系統が多数存在するという点では，BALB/cの他に，C57BL/10Sn（B10）が使われてきました．この他，自己免疫疾患のモデルとしては，NZB，NZW，あるいはそのF_1がよく使われています．アトピー性皮膚炎をはじめとするアレルギー疾患の場合には，最近NC（NC/Nga）とよばれるマウスがよく利用されています．

2）免疫細胞を欠損した突然変異マウス

　特定の免疫担当細胞を欠損した突然変異マウスもよく利用されます．例えば，T細胞の欠損したヌードマウス（BALB/c-nu/nu），B細胞の欠損したμ_mのKO（ノックアウト）マウス（C57BL/6-$\mu_m^{-/-}$），T細胞，B細胞とも欠損したRag1，Rag2のKOマウス（C57BL/6-*Rag1*$^{-/-}$，C57BL/6-*Rag2*$^{-/-}$），SCIDマウス（BALB/c-*scid/scid*），マスト細胞を欠損したW/W^{v}マウス（C57BL/6-*W/W*^{v}）などです．これ以外にも，免疫の分野では，さまざまな突然変異マウス，KOマウス，Tg（トランスジェニック）マウスが作製され，有用なものは次々と市販されています．われわれも，アレルゲン特異的IgEを血液中に高濃度に産生するTgマウスを3系統ほど作製し，その内の1つTNP特異的IgEを産生するTgマウスを用いてアレルギー反応に好塩基球がかかわっていることを明らかにしました[6]．

3）同種移植で使用される系統

　移植の可否は細胞性免疫が深くかかわります．**マウスにマウスの組織を移植する（同種移植）場合，移植片が着くか着かないかには，MHCが最も強く関係しているので，移植片（ドナー）と宿主（ホスト）間のMHCのハプロタイプをマッチさせる必要があります．**BALB/cの臓器片をB10に移植しようとしても，移植は成立しない，すなわち移植片は速やかにホストにより拒絶されてしまいます．したがって，このような場合には，BALB/cのMHCハプロタイプをもつB10コンジェニック系統（C57BL/10Sn-H2^b）を使用する必要があります．そもそも，コンジェニック系統のはじまりは，Snell G. によるMHCのハプロタイプを入れ換えたH2-コンジェニック系統が最初であり，このH2-コンジェニック系統の開発により，免疫の根幹にかかわるような重要な現象が次々と発見されていった経緯があります．

4）ヒト組織の移植によく使用される系統

　異種移植の場合，ヒトのがんの場合，胸腺をもたない（それゆえ，T細胞を欠損した）ヌードマウスがよく使用されます．がん細胞と比べて，増殖能が低いヒトの正常細胞を移植する場合，SCIDマウスが用いられます．例えば，SCIDマウスの体内に肝臓などヒトの臓器を移植したマウス，SCID-Huもがん研究ではよく利用されます．SCIDマウスでは，T細胞，B細胞は存在しませんが，移植片に悪影響を与えるNK細胞や補体活性が残っているため，血液系細胞の移植効率が特によくありません．本来の補体活性をなくすために，NODという系統に戻し交配をしたNOD-*scid/scid*，さらにNK活性をなくすためにベイジュ突然変異遺伝子（*bg*）を導入したNOD-*scid/scid-bg/bg*マウスなどもつくられ販売されています．さらに最近では，NOG（NOD/SCID/γ_c^{null}）とよばれるNOD-*scid/scid*にcommon γ鎖をノックアウトした遺伝子を導入したマウスが作製され，ヒトの免疫系をマウス体内で構築する実験等に利用されるようになりました．このマウスでは，T細胞，B細胞ともに，NK細胞，および補体活性，マクロファージおよび樹状細胞の機能などほとんどの免疫細胞が欠損しています．

◆参考文献

1) JAX Mouse Strain Information ⇒ http://jaxmice.jax.org/info/index.html
2) JAX MGI（Mouse Genome Informatics）⇒ http://www.informatics.jax.org/
3) 理研バイオリソースセンター（BRC）⇒ http://www.brc.riken.jp/lab/animal/
4) Matsumura, T. et al.：Exp. Hematol. 31：789-797, 2003
5) Ito，M. et al.：Blood, 100：3175-3182, 2002
6) Mukai, K*, Matsuoka, K*. et al.（*equal contribution）：Immunity. 23:191-202, 2005

◆参考図書

● 『モデル動物の作製と維持』（森脇和郎，他／編），LIC（Life-Science Information Center），2004
　≫≫多数のヒト疾患モデルマウスについて，その作製法，起源，系統特性，類似の系統などを，組織，臓器ごと，あるいは機能ごとに分類して，網羅的に記載した単行本

（米川博通）

2章 基本的な特性についてのQ&A

Question 20 他種の実験動物との違いにはどのようなものがありますか？

Answer
マウス，ラットと他の実験動物の間には，系統関係に基づく種の壁「種差」が存在します．実験動物で得られた結果を，ヒトに応用するときにはこの種差を克服することが重要です．

実験動物として使用されている種

現在，実験動物として使用されている代表的な動物種には，齧歯目に属するマウス，ラット，ハムスター，モルモット，そしてその近縁のウサギ目に属するイエウサギがあります（図）[1]．この他には，医学系ではウズラ，ニワトリ，ブタ，イヌ，ネコ，ジャコウネズミ（スンクス），カニクイザルなどサルの仲間などが，理学系ではセンチュウ，ショウジョウバエ，ゼブラフィッシュ，メダカなどが使われています．分類学的には，マウス，ラットは齧歯目の真性ネズミ亜目に属し，この両者に近縁なのがキヌゲネズミ亜目のハムスター，そしてテンジクネズミ亜目のモルモットとなり，前述のウサギ目が続きます．このような関係を系統関係といい，図のように樹状に示したものを系統樹とよびます．**系統樹の上で，近いものを近縁関係にあるといいます**．近縁関係は相対的なもので，ハムスターから比べれば，マウスとラットは近縁であるし，ウサギから比べれば，ハムスターもマウスやラットに近縁です．

主体高分子の動物間の違い

タンパク質のアミノ酸配列などは，種内で最も小さく，**分類の単位**である種と種の間（ドブネズミとクマネズミ），属と属の間（マウスとラット），科と科の間，目と目の間（マウスとハムスター），綱と綱の間（マウスとメダカ）の順に，差が大きくなります．また，**重要な機能をもつタンパク質の配列は，重要でないものより差が小さいのが一般的です**．アミノ酸配列の差は抗体の作製に大きな影響を及ぼすので，マウスで精製したタンパク質を抗原としてマウスに投与するより，ウサギに投与した方ができやすいのはこの理由によります．

抗原・抗体反応は抗原がもっているエピトープという部分を抗体が認識するこ

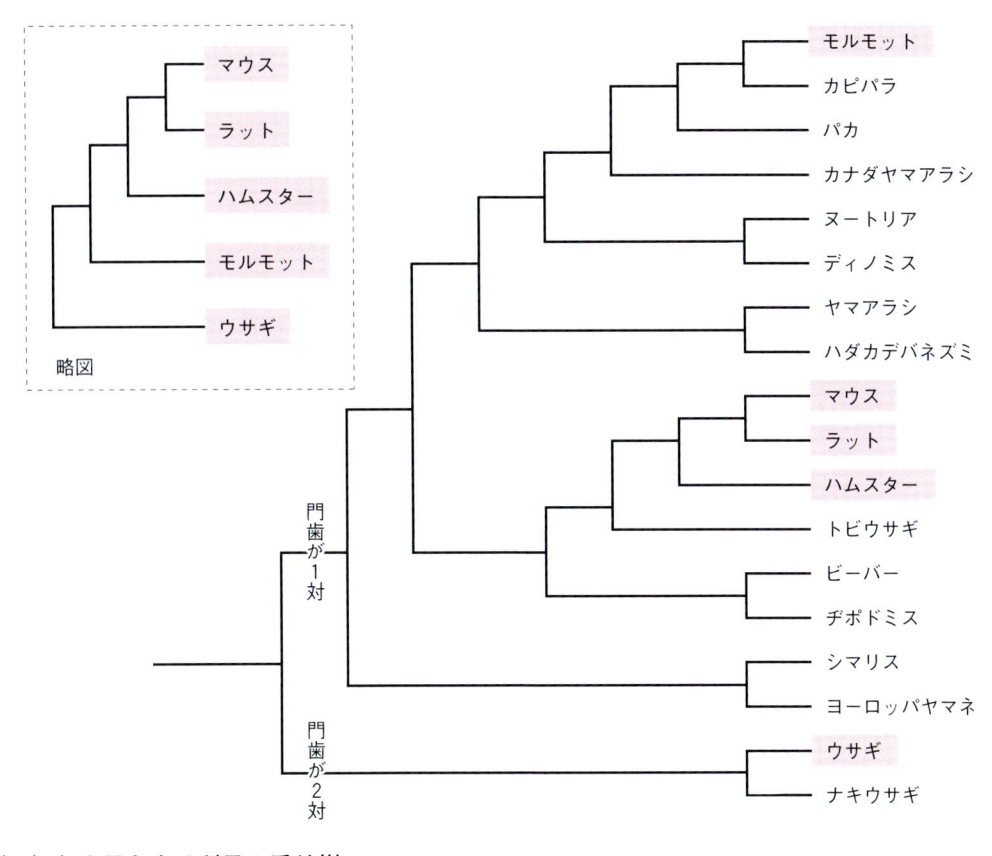

(図）齧歯目とウサギ目の系統樹

とによって起こります．抗原の一次構造，すなわちアミノ酸配列を認識する抗体では，エピトープは8～12個程度のアミノ酸配列です．エピトープはこのように非常に短いので，エピトープ中のアミノ酸の1つが変わっただけでも，抗体はそのエピトープが認識できなくなります．上述のように，系統関係で遠くなればなるほどアミノ酸配列は大きく変化をするので，エピトープ内の配列も変化する確率は高くなります．そうすると，マウス間ではエピトープとして認識されていたものがモルモットでは認識されなくなります．マウスで作製された抗サイトカイン抗体がモルモットで交差しない理由には2つのことが考えられます．第一にサイトカインは非常に重要な働きをするタンパク質であるため，アミノ酸配列に変化が起こりにくくエピトープの数がもともと少ないこと，第二にマウスとモルモットでは齧歯目の間では最も遠いので，アミノ酸配列に多くの変化が起こり，そのためもともと数の少なかったエピトープ上の配列にも変化が起こることです．

このように，タンパク質の構造をはじめ，生体高分子の構造は実験動物の系統関係によって大きく異なります．このように**動物の種によって大きく変化するも**

のを「種差」とよんでいます．マウス，ラットとハムスター，モルモットの違いは系統の差（系統差）ではなく，種差に由来したものです．なぜならば，系統差はマウス，あるいはラットという種内の差であるからです．

ヒトの病気モデルとして使用される動物

ヒトでの実験ができない以上，動物を使用して実験を行わなければなりません．例えば，ヒトの病気のモデルとしてヒト疾患モデル動物がたくさん開発されていますが，これらのモデルを使って得られたデータをヒトにそのまま当てはめること（ヒトへの外挿）は大変危険であり，そのために十分な吟味が必要となります．例えば，新しい医薬品をつくるとき（創薬），実験動物としてラット，マウスのような齧歯目の他に，食肉目のイヌ，場合によっては霊長目のサルを使用するのは，医薬品の活性化に重要な働きをするチトクロームP-450などの薬剤代謝酵素の活性に大きな種差があるからであり，ヒトへの外挿を厳密に見極めるためでもあります．このような種差の克服に現在最も有効と思われるのは，SCID-Huのように，免疫不全症のマウスを用いてその体内にヒトの組織，器官を構築したマウスを作製することです．もし，SCID-Huの技術を改良して，マウスの体内にヒトの肝臓が構築できれば，創薬の分野では大きな貢献ができるようになるでしょう．

◆参考文献

1）Murphy, W. J., et al.：Nature, 409：614-618, 2001

◆参考図書

- 『モデル動物の作製と維持』（森脇和郎，他／編），LIC（Life-Science Information Center），2004
- 『新実験動物学』（前島一淑，他／著），朝倉書店，1986
- 『最新実験動物学』（前島一淑，笠井憲雪／編），朝倉書店，pp65-87, 1998

（米川博通）

3章 系統のゲノム情報と表現型情報についてのQ&A

Question 21
マウスに関するデータベースの整備状況について教えてください．

Answer
MGIをはじめとして，ゲノム情報から変異体の表現型に至るまで，多様なデータベースが整備されています．

マウスに関する統合データベースで最も充実しているのは，Th Jackson LaboratoryのMouse Genome Informatics（MGI）サイト（http://www.informatics.jax.org/）です．ここには，マウスに関するほとんどの情報が集約されていますが，この他にも目的／分野に応じたさまざまなデータベースが整備されています．必要に応じてさまざまなデータベースを使い分けるとよいでしょう．表1～3に個別のデータベースを紹介します．

表1では，ゲノム塩基配列に基づく遺伝子アノテーション，SNP，相同性等の情報，表2では，組織ごとの遺伝子発現情報，表3では，マウス系統，変異体に関連するサイトをまとめました．

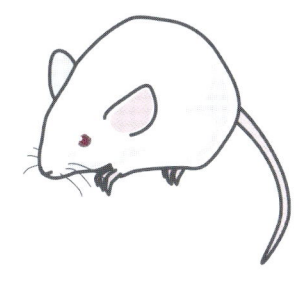

(表1) ゲノム関連

サイト名	特徴	URL
NCBI-Mouse Genome Resources	National Center for Biotechnology Information (NCBI) によるデータベース．ゲノムに関する情報はここですべて揃う．ゲノム配列，BACクローン情報，SNP情報，遺伝子，STS，cDNA，他の生物とのシンテニー，染色体マップ等	http://www.ncbi.nlm.nih.gov/genome/guide/mouse/
OmicBrowse	理化学研究所ゲノム科学総合研究センターで構築しているデータベース．ヒト，マウス，線虫（C. elegans），シロイヌナズナを扱う．ゲノム情報を中心に，さまざまなomicデータを統合表示し，多くのデータベースへのポータルとしても使える．遺伝子の推論検索を行えるPosMedシステムとも統合されている	http://omicspace.riken.jp/gps/
Ensembl-Mouse	European Molecular Biology Laboratory (EMBL) 内のEuropean Bioinformatics Institute (EBI) とSanger Instituteによるデータベース．NCBIとは別にゲノムのアノテーションを行っている．ゲノムブラウザで，ゲノムに関する基本情報をわかりやすく表示している	http://www.ensembl.org/Mus_musculus/index.html
MGI-Mouse GBrowse	MGIによる，インタラクティブなゲノムマップブラウザ	http://gbrowse.informatics.jax.org/cgi-bin/gbrowse/
Mouse Polymorphism DB	国立遺伝学研究所の遺伝資源データベース（SHIGEN：Shared Information of GENetic Resources）内のデータベース．野生マウス由来系統のゲノム情報が充実している．従来のマイクロサテライトマーカーのデータベースである，Mouse Microsatellite Data Base of Japan (MMDBJ) もここに統合された	http://www.shigen.nig.ac.jp/mouse/polymorphism/top/top.jsp
VISTA	Lawrence Berkeley National Laboratory (Berkeley Lab) による，ゲノム種間比較ブラウザ	http://genome.lbl.gov/vista/index.shtml

(表2) 遺伝子発現・発生関連

サイト名	特徴	URL
MGI-Gene Expression	MGIによるデータベース．遺伝子発現データを文献ベースで収集	http://www.informatics.jax.org/menus/expression_menu.shtml
Functional Annotation of Mouse (FANTOM)	理化学研究所ゲノム科学総合研究センターによる，完全長cDNAクローンを中心としたデータベース	http://www.gsc.riken.go.jp/e/FANTOM/
emap Edinburgh mouse atras project	MRC Human Genetics Unit in Edinburghによるデータベース．遺伝子発現をグラフィカルに表示するemage gene expression databaseと，発生の3次元データベース，3D embryo anatomy atlasがある	http://genex.hgu.mrc.ac.uk/
Allen Brain Atlas	Allen Instituteによるデータベース．マウス脳における遺伝子発現を網羅的に解析し，そのデータをインタラクティブな画面を用いて公開している	http://www.brain-map.org/

(表3) マウス系統・変異体・表現型情報

サイト名	特徴	URL
MGI-Phenotypes and Alleles	MGIのデータベース，文献ベースで変異体情報を収集し，関連する多くの情報を統合表示	http://www.informatics.jax.org/menus/allele_menu.shtml
Mouse Phenome Database (MPD)	マウス基準系統の表現型データを集約	http://phenome.jax.org/pub-cgi/phenome/mpdcgi?rtn=docs/home
International Mouse Strain Resource (IMSR)	マウス関連リソースのポータルサイト	http://www.informatics.jax.org/imsr/index.jsp
The European Mouse Mutant Archive (EMMA)	EUの変異マウスアーカイブ	http://www.emma.rm.cnr.it/
Japan Mouse Strain Resource (JMSR)	国立遺伝学研究所が構築している日本国内5機関によるマウスリソースデータベース	http://shigen.lab.nig.ac.jp/mouse/jmsr/top.jsp
MusBanks	理化学研究所ゲノム科学総合研究センターが構築しているデータベース．推論検索を利用して，マウスリソースの検索を幅広く行うことが可能	http://omicspace.riken.jp/MusBanks/
理化学研究所バイオリソースセンター・Cell search system	理化学研究所バイオリソースセンターで保有するマウス細胞のデータベース	http://www2.brc.riken.jp/lab/cell/s1_detail.cgi?lineno=Mammals&species=mouse
Pathbase	マウス病理学画像のデータベース	http://www.pathbase.net/
EMPReSS	EUにおけるマウス網羅的表現型解析のSOPs (Standardized Operation Procedures) のデータベース	http://empress.har.mrc.ac.uk/
Europhenome	EUにおけるマウス網羅的表現型解析データサイト	http://www.europhenome.eu/
Phenotype Semantic Information with Terminology of Experiments (PhenoSITE)	理化学研究所マウスミュータジェネシスプロジェクトの表現型解析baseline dataおよび変異体表現型データ等	http://www.gsc.riken.go.jp/Mouse/

● 関連する質問 → Q23，Q24，Q25

(若菜茂晴，城石俊彦)

3章 系統のゲノム情報と表現型情報についてのQ&A

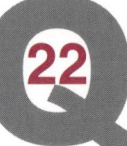

Question 22
ラットに関するデータベースの整備状況について教えてください.

Answer

ゲノムに関するデータベースと系統に関するデータベースが整備されています．近年，生物資源としてのラットを扱うデータベースも整備されてきました．

ゲノムに関するデータベース

　ラットゲノムに関するデータベースが複数整備されています．いずれのデータベースも，ラットゲノムシークエンシングコンソーシアムからリリースされたゲノム配列をもとに，独自の注釈を付加しています．これらのゲノム情報を閲覧するためのゲノムブラウザが準備されています．

　米国National Center for Biotechnology Information（NCBI）のMap Viewer，米国カリフォルニア大学サンタクルーズ校のUCSC Rat Genome Browser Gateway，欧州のEnsemblが，代表的なものです．それぞれの特徴を活かして，利用してください（**表1**）．

系統その他に関するデータベース

　ラットに関する包括的な情報を管理しているデータベースに，Rat Genome

（表1）代表的なゲノムブラウザ

ブラウザ名	特徴	URL
Map Viewer	セレラ社からのラットゲノム情報も含まれている	http://www.ncbi.nlm.nih.gov/mapview/map_search.cgi?taxid=10116
UCSC Rat Genome Browser Gateway	目的配列を迅速にゲノム配列上にマップするBLATプログラムが組み込まれている	http://genome.ucsc.edu/cgi-bin/hgGateway
Ensembl	エクソン近傍のイントロン配列を閲覧できる便利な機能がある．ある遺伝子のエクソンをPCRで増幅したい場合に便利	http://www.ensembl.org/Rattus_norvegicus/index.html

(表2) 代表的なラットデータベース

サイト名	特徴	URL
RGD	ラットに関する包括的な情報を管理	http://rgd.mcw.edu/
NBRP-Rat	日本のラットリソースセンター	http://www.anim.med.kyoto-u.ac.jp/nbr
RRRC	米国のラットリソースセンター	http://www.nrrrc.missouri.edu/

Database (RGD)[1]があります．そこには，遺伝子情報，遺伝マーカー情報，量的形質遺伝子座情報，系統情報，論文情報などが含まれます．これらの情報はキーワードで検索できます．RGDでは，個々の遺伝子，遺伝マーカー，量的形質遺伝子座情報のページから，ゲノムブラウザへのリンクが張られています．したがって，利用者は，各情報のゲノム上の位置を，好みのゲノムブラウザで閲覧することができます（**表2**）．

生物資源としてのラットデータベース

生物資源としてのラットを扱っているデータベースには，日本のナショナルバイオリソースプロジェクト「ラット」[2]（NBRP-Rat）と米国のRat Resource & Research Center（RRRC）があります．実際に利用可能なラット系統について，その由来，特徴，用途の情報が含まれています．自身の研究に最適のラット系統を選択することができます．

●関連する質問→ **Q26**

◆参考文献

1) Twigger, S. N. et al.：Physiol Genomics, 23：246-256, 2005
2) Serikawa, T.：Nature, 429：15, 2004

（庫本高志）

3章 系統のゲノム情報と表現型情報についてのQ&A

Question 23
ミュータジェネシスプロジェクトにはどのようなものがあるのですか？またそのミュータントの入手法・利用法について教えてください．

Answer
化学変異原であるENUを用いたプロジェクトが，ドイツ，イギリス，日本と米国に複数あります．今後さらに，大規模な標的遺伝子破壊（ノックアウト）法によるプロジェクトが，EU，米国，中国ではじまる予定です．各Webサイトにミュータントマウスの利用について記述されています．

大規模ENUミュータジェネシスプロジェクト

現在，主に行われているミュータジェネシスの方法は2つに分けられます．1つは化学変異原であるN-ethyl-N-nitrosourea（ENU）を用いた方法で，これはゲノム上にランダムに塩基置換型の点突然変異を誘発します．ENUによる突然変異誘発率は，特定座位法を用いた変異率の推定では，$6〜15 \times 10^{-4}$/遺伝子座/配偶子となっており，自然突然変異率の約1,000倍と非常に高率です．この方法では，変異の挿入される位置により，さまざまな機能障害を伴う変異アリル（対立遺伝子）を得ることが可能です．遺伝子が機能ドメインに分かれており，複数の機能の組み合わせにより働くことを考えると，この方法は各ドメインの機能の詳細を知るうえでは有効な方法と言うことができます[1]．ENU法では，誘発された変異の箇所に，標的遺伝子破壊法やジーントラップ法のようないわゆる"タグ"が入らないため，突然変異体の検出は表現型スクリーニングによる「Phenotype driven」アプローチが中心となります．一方，突然変異誘発率の高さから，特定遺伝子を標的として点突然変異を検出する「Gene driven」アプローチも最近では利用されています．マウスENUミュータジェネシスを行う大規模プロジェクトは，日本を含めヨーロッパ，アメリカ等で行われており，そこで得られた変異体は各サイトで公開されています（参考サイトの欄を参照してください）．

大規模ノックアウトマウス作製のプロジェクト

　ENUミュータジェネシスに加えて，2003年のアメリカNIHのアナウンス[2]を皮切りに，アメリカ，ヨーロッパ，カナダを中心に，ノックアウトマウス作製プロジェクトがスタートしています．これらのプロジェクトの目的は，ゲノム上にアノテーションされているタンパク質をコードする全遺伝子の機能欠失変異を得ることにあります．2006年9月のNIHプレスリリースによれば，ゲノム上の全遺伝子約2万のうち，すでに4,000はノックアウトされており，ジーントラップを行う国際コンソーシアムによる8,000遺伝子を含め，重複を計算に入れると，今後15,000遺伝子をノックアウトする必要があり，これらをNIHのKnockout Mouse Project（KOMP），EUのEuropean Conditional Mouse Mutagenesis Program（EUCOMM），カナダのNorth American Conditional Mouse Mutagenesis Project（NorCOMM）で分担し，5年で全遺伝子のノックアウトを完了する計画になっています．NIHは，KOMPプロジェクトで作製されたES細胞，マウス個体，受精卵，凍結精子等を分譲する予定にしており，一部はすでにNIH Model Organisms Mouse Resourcesウェブサイトに公開されています．これらの大規模ノックアウトプロジェクトに対してEuropean Mouse Disease Clinic（EUMODIC）等，ENUミュータジェネシスで構築された表現型解析系を用いた解析が計画されています．

●関連する質問→ Q21，Q24

◆参考文献
1）Nolan, P. M., et al.：Nat. Genet., 25：440-443, 2000
2）Austin, P. C., et al.：Nat. Genet., 36：921-924, 2004

◆参考サイトとプレスリリース
- イギリスMRCのENUマウスミュータジェネシスプロジェクト
  ⇒ http://www.mut.har.mrc.ac.uk/
- ドイツGSFのENUマウスミュータジェネシスプロジェクト
  ⇒ http://www.gsf.de/ieg/groups/genome/enu/mutants.html
- 理研GSCのENUマウスミュータジェネシスプロジェクト
  ⇒ http://www.gsc.riken.go.jp/Mouse/
- 米国Oak Ridge National Laboratory（ORNL）Mutant Mouse Database
  ⇒ http://bio.lsd.ornl.gov/mouse/
- 米国Tennessee Mouse Genome Consortium（TMGC）のENUマウスミュータジェネシスプロジェクト
  ⇒ http://tnmouse.org/index.html
- 米国Baylor College of MedicineのENUマウスミュータジェネシスプロジェクト
  ⇒ http://www.mouse-genome.bcm.tmc.edu/ENU/MutagenesisProj.asp
- 米国NIH Model Organisms for Biomedical Research中のMouse Resourcesウェブサイト
  ⇒ http://www.nih.gov/science/models/mouse/index.html

- NIH Knockout Mouse Project（KOMP）ウェブサイト
  ⇒ http://www.nih.gov/science/models/mouse/knockout/
- KOMP Initiative に関する NIH プレスリリース（2006 年 9 月）
  ⇒ http://www.nih.gov/news/pr/sep2006/nhgri-07a.htm
- EUCOMM プレスリリース（2005 年 10 月）
  ⇒ http://www.sanger.ac.uk/Info/Press/2005/051014-2.shtml
- EUMODIC ウェブサイト
  ⇒ http://www.eumodic.org/

（若菜茂晴，城石俊彦）

3章 系統のゲノム情報と表現型情報についてのQ&A

Question 24
トランスジェニックやノックアウトのデータベースにはどのようなものがありますか？ また系統入手法を教えてください．

Answer

IMSRのほかEMMAなどがあります．国内では理化学研究所BRC，熊本大学CARDなどがあります．これらの機関を通じて系統の入手が可能です．

バイオリソースとして次々と遺伝子改変系統が作出され，マウスにおいては，これまでに確立された系統数は1万以上になるといわれています．これらの情報はデータベースに登録され，研究者が自由に検索することが可能です．また研究を目的とし，マウスやラットを入手することができます．現在，トランスジェニックやノックアウトなどの遺伝子改変動物の情報提供用データベースは，全世界のさまざまな機関で構築されています．これらのデータベースを利用して，簡単に遺伝子改変動物の遺伝的背景，遺伝子改変部位，そしてその効果（表現型等）などの詳細な情報を知ることが可能になりました．研究者はこれらの情報を収集し，自分の解析系に適した動物を選択し，然るべき手続きにより入手することができます．代表的な検索データベースを表1，2に記しました．

情報検索サイトから研究に必要な実験動物を探し出せた場合，次に，譲受の手続きへ進むことになります．以下に具体的な流れを示しましたのでご参照ください（図）．

（表1）海外の情報検索サイト

検索サイト	URL
International Mouse Strain Resource (IMSR)	http://www.informatics.jax.org/imsr/index.jsp
Deltagen and LexiconのKnock out miceの情報	http://www.informatics.jax.org/external/ko/
Mouse Genome Informatics (MGI)	http://www.informatics.jax.org/

The Jackson Laboratory（http://www.jax.org/index.html）から入手可能なJAX®Miceのうち遺伝子操作動物については「JAX®MICE & SERVICES」→「Search for JAX®Mice」の順に進みQuick Query FormのStrain Typeから

JAX® GEMM® Strain Targeted Mutation
JAX® GEMM® Strain Transgenic

を選んで検索することができます

(表2）国内の情報検索サイト

情報検索サイト	URL
ナショナルバイオリソースプロジェクトNBRP情報公開サイト	http://www.nbrp.jp/index.jsp
理化学研究所バイオリソースセンター	http://www.brc.riken.jp/lab/animal/
熊本大学生命資源開発研究・支援センター CARD R-BASE	http://cardb.cc.kumamoto-u.ac.jp/transgenic/index_e.jsp

また，以下の民間企業などから入手可能な場合もありますので参照ください．
日本クレア 遺伝子改変動物 ⇒ http://www.clea-japan.com/animalpege/animal01_03.html
日本チャールス・リバー ⇒ http://www.crj.co.jp/cgi-2cgi/home.cgi

```
実験動物の検索
    ↓
動物施設関係者へ相談
  受入可能か？
  受入は生体あるいは凍結胚（精子）か？ ──────────┐
    ↓                                              │
契約書（MTA）締結                                   │
    ↓                              ┌───────────────┴───────────┐
受入完了                            │【要確認事項】              │
    ↓                              │生体の場合：                │
個体生産                            │  ・微生物感染は大丈夫か？  │
  生体の場合：交配により生産        │  ・何頭必要か？（繁殖能力を踏まえ）│
  凍結胚（精子）の場合：生殖工学的技術により生産 │                  │
    ↓                              │凍結材料の場合：            │
生産個体の遺伝子型判別              │「凍結胚」                  │
    ↓                              │  ・胚の融解・移植が可能か？│
解析開始                            │  ・何個必要か？（移植効率を踏まえ）│
                                    │  ・仮親の至適系統は？      │
                                    │「凍結精子」                │
                                    │  ・体外受精が可能か？      │
                                    │  ・卵に使用する系統は？    │
                                    │  ・・・など                │
                                    └───────────────────────────┘
```

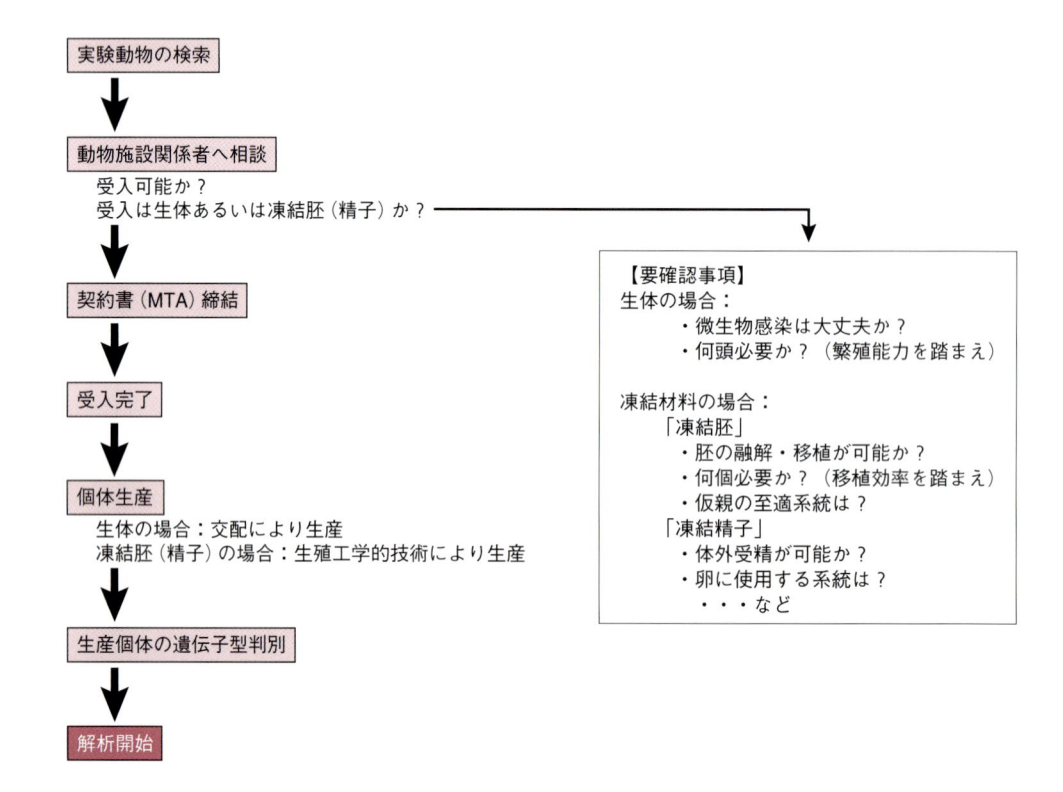

（図）実験動物の譲受の流れ
動物施設内への受入が可能か？，また受入の際の動物の状態は？（生体なのか，あるいは凍結胚・精子なのか），MTA締結は誰が対応するのか？…など，受入側（動物施設）担当者と相談する必要があります．あらかじめ，"MTA締結"から"解析開始"まで，ある程度の期間が必要になることを，留意しておく必要があります

　　　　　　　　具体的な入手手続き等は機関によって異なりますが，いずれの機関においても実験動物の授受に関する契約書MTA（Material Transfer Agreement）の締結は必要となります．実験動物の授受に関しては，契約以前から各研究機関内の動物施設関係者へ相談されることをお勧めします．また，入手する際の動物の状態

は，生体，凍結胚や凍結精子から選択することになり，系統によっては凍結胚（あるいは精子）でしか譲渡できない場合も多いので，受入側の動物施設担当者とよく相談のうえ，契約を締結する必要があります．特に，生体での受入の場合は微生物感染状況の確認，また凍結材料の場合は生殖工学技術の確認などが必要になりますので，譲受を希望される側は，必ず動物施設担当者と入念な調整・打合せが必要です．なお，受入後に個体を使用して解析が可能となるまでには，ある程度の期間が必要になることに留意しなくてはなりません．

　遺伝子改変動物に限らず，一般的な実験動物の授受に関するガイドライン，法律や各省の基本指針に関しては，日本実験動物学会（参考サイト）で参照することが可能ですから，契約前にご一読されることをお勧めします．

●**関連する質問→ Q33，Q68，Q69，Q72**

◆**参考サイト**
●日本実験動物学会『法律・各省の基本指針』
⇒ http://wwwsoc.nii.ac.jp/jalas/law_guide/law_index.html

（若菜茂晴，城石俊彦）

memo

3章 系統のゲノム情報と表現型情報についてのQ&A

Question 25
マウスの系統について知りたいと思っています．ゲノム情報や系統の特徴・用途はどのように調べればいいのでしょうか？

Answer
解説書等でまとめられているのもありますが，この分野の情報の変化は早く，Web上で新規情報を取得する方が望ましいといえます．

ライフサイエンス研究の進歩により，多くのマウス系統が利用されつつあります[1)2)]．また遺伝子操作等により開発されるマウス変異体の数が急速に増えています．これまで世界で開発されたマウス系統は10,000系統にも達すると推定され，さらに欧米を中心として大規模な突然変異マウス作出計画が進行しています．このようにグローバルレベルで開発されるマウスリソースを有効利用できるシステムとして，世界の主要なマウスリソースセンターが連携してFIMRe（Federation of International Mouse Resources：http://www.fimre.org）が設立されました．このFIMReに参加しているThe Jackson Laboratory，EMMA（European Mouse Mutant Archive），熊本大学CARD，理化学研究所BRCなどの機関から提供されているマウス系統に関してはIMSR（International Mouse Strain Resource：http://www.informatics.jax.org/imsr/index.jsp）にまとめられ，凍結受精卵，凍結精子，ES細胞等を含めたマウスの系統情報を検索することが可能です．

一方，国内においてもNIG（国立遺伝学研究所），CARD，BRC，CRLJ（日本チャールス・リバー）のマウス系統情報がJMSR（Japan Mouse Strain Resource：http://shigen.lab.nig.ac.jp/mouse/jmsr/top.jsp）に集約され検索することが可能です．

また，国内外におけるマウス・ラットの保存提供機関リスト（http://shigen.lab.nig.ac.jp/animal/disease.html）から，さまざまなリンクが可能です．

主なデータベースを**表**に記します．

（表）マウスの情報検索サイト

情報検索サイト	特徴	URL
The Jackson Laboratory	The Jackson Laboratoryから入手可能なJAX®Miceについて検索できる	http://jaxmice.jax.org/index.html
MGI（Mouse Genome Informatics）	SNPs, RFLP, マイクロサテライト等の遺伝子マーカー情報や系統特性などの情報が検索可能	http://www.informatics.jax.org/menus/strain_menu.shtml
EMMA（The European Mouse Mutant Archive）	ヨーロッパのMRC, GSFなど7機関の変異マウスのアーカイブ	http://www.emma.rm.cnr.it/
理化学研究所バイオリソースセンター（BRC）		http://www.brc.riken.jp/lab/animal/
熊本大学生命資源開発研究・支援センター（CARD）		http://cardb.cc.kumamoto-u.ac.jp/transgenic/index_e.jsp

●関連する質問→ **Q21, Q24, Q27**

◆参考文献

1)『Genetic Variants and Strains of the Laboratory Mouse』(Mary F. Lyon, Sohaila Rastan, S. D. M. Brown／編), Oxford University Press, 1996
2)『自然発症疾患モデルマウス』Molecular Medicine vol 36 別冊,（森脇和郎, 樋野興夫／編），中山書店, 1999

（若菜茂晴, 城石俊彦）

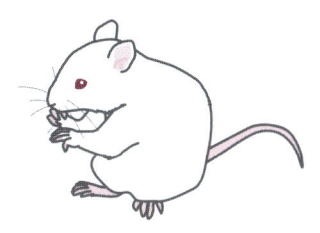

3章 系統のゲノム情報と表現型情報についての Q&A

Question 26
ラットの系統について知りたいと思っています．ゲノム情報や系統の特徴・用途はどのように調べればいいのでしょうか？

Answer
ラットでは，BN/SsNHsd/Mcwi 系統のゲノム配列が解読されました．ラットの近交系は，少なくとも 200 系統以上が知られています．系統に関する情報は，文献やインターネットから入手可能です．

ラットでは，2004 年 4 月に，BN/SsNHsd/Mcwi 系統のゲノム配列が解読されました（ memo ）．ラットのゲノム塩基配列が決定されたことで，マウス，ヒト，ラットの 3 種類の哺乳類ゲノムを包括的に比較できるようになりました．詳細は，ラットゲノムコンソーシアムの論文[1]を参照してください．日本語による解説[2]が，芹川により書かれています．

> **memo　ラットゲノム**
> 20 種類の常染色体と性染色体（X と Y）からなります．ゲノムサイズは約 28 億塩基対，遺伝子数は 24,500 〜 47,000 個と推定されています．ヒトの疾患関連遺伝子のほぼすべてはラットゲノムに存在しています．ヒト疾患モデルとしてラットが有用であることがゲノムレベルでも確認されています．

ラットのゲノム塩基配列上に，遺伝子，遺伝マーカー，量的形質遺伝子座，BAC 末端シークエンスが位置づけられています．これらのゲノム情報は，ゲノムブラウザにより閲覧可能です．また，ラット遺伝子，遺伝マーカー，連鎖地図などのデータベースも整備されています（表1）．

ラットの近交系に関する情報は，文献やインターネットから入手可能です．文献では，Hedrich によってまとめられた系統情報が役立つでしょう（参照 参考図書）．近年，生物資源としてのラットを収集するリソースセンターが，日本，米国に相次いで設立されました．これらリソースセンターにおいても，収集されたラット系統についての系統情報をデータベース化しています（表2）[3,4]．

(表1) ラットゲノム情報に関するデータベース

サイト名	内容	URL
RGD	遺伝子マーカー，量的形質遺伝子座，遺伝子連鎖地図，染色体地図，系統情報のデータベース	http://rgd.mcw.edu/
RatMap	遺伝子マーカー，量的形質遺伝子座，遺伝子連鎖地図，染色体地図のデータベース	http://ratmap.gen.gu.se/
TIGR Rat Gene Index	ラット遺伝子クローンのデータベース	http://www.tigr.org/tdb/tgi/rgi/index.html
Rat EST project	Expression Sequence Tag（EST）のデータベース	http://ratest.uiowa.edu/
Whitehead Institute/MIT	マイクロサテライトマーカー，遺伝子連鎖地図のデータベース．任意の系統間での多型マーカーを抽出できる	http://www.broad.mit.edu/rat/public/
The ARB Rat Genetic Database	マイクロサテライトマーカー，遺伝子連鎖地図のデータベース	http://www.niams.nih.gov/rtbc/ratgbase/about.htm#top
The Wellcome Trust Centre for Human Genetics Rat Mapping Resources	マイクロサテライトマーカー，遺伝子連鎖地図，RH地図のデータベース	http://www.well.ox.ac.uk/rat_mapping_resources/
Rat Data Base	生化学的遺伝子タイピング，主要組織適合性遺伝子座タイピングのデータベース	http://www.anex.med.tokushima-u.ac.jp/rat/index-e.html
OLETF PROJECT	比較ゲノム地図のデータベース	http://ratmap.ims.u-tokyo.ac.jp/
BACPAC Resources	ラットBACライブラリーのデータベース	http://bacpac.chori.org/

(表2) 系統情報に関するデータベース

サイト	特徴など	系統の由来・特徴・用途の情報源	URL
Hedrichのリスト	近交系，MHC領域のコンジェニック系統，リコンビナント近交系のリスト	文献，インターネット	図書のみ
Festingのリスト	Festingが1998年に作成したリスト．234系統が登録されている．系統の由来とともに，文献検索から得られた系統の特性が記載されている	文献	http://www.informatics.jax.org/external/festing/search_form.cgi

（次ページへ続く→）

サイト	特徴など	系統の由来・特徴・用途の情報源	URL
RGD (Rat Genome Database)	Festingのリストに最新の文献から得られた系統情報を追加してデータベース化している	文献	http://rgd.mcw.edu/strains/
NBRP-Rat (National BioResource Project for the Rat in Japan)	日本のバイオリソースで収集された系統を検索できる．遺伝学的な系統分類，用途，保存状況別に検索できる	寄託者	http://www.anim.med.kyoto-u.ac.jp/nbr/strainsx/Strains_listJp.aspx
RRRC (Rat Resource & Research Center)	米国のバイオリソースで収集系統を検索できる．収集系統のほとんどは，凍結胚で保存されている	寄託者	http://www.nrrrc.missouri.edu/SearchStrainsParms.asp

●関連する質問→ Q13, Q18, Q22

◆参考文献

1) Rat Genome Consortium：Nature, 428：493-521, 2004
2) 芹川忠夫：蛋白質核酸酵素, 49：2139-2148, 2004
3) Mashimo, T. et al.：Journal of Applied Physiology, 98：371-397, 2005
4) Mashimo, T. et al.：BMC Genetics, 7：19, 2006

◆参考図書

●Hedrich, H. J.：Taxonomy and Stocks and Strains,『The Laboratory Rat（second edition）』, pp71-92,（Mark A. Suckow, 他／編）Elsevier, 2006

（庫本高志）

3章 系統のゲノム情報と表現型情報についてのQ&A

Question 27 マウスの表現型について調べる方法を教えてください．

Answer

表現型を調べることは，研究者がどのような生命現象に興味をもっているかに依存します．すでに，Q21，23，24，25で，個別的なマウス変異体についての既報の表現型情報の入手法については言及していますので，ここでは特定の分野に偏らない体系的な表現型解析の方法について紹介します．

大規模なENU・ランダムミュータジェネシスやノックアウトマウス作製プロジェクトにより，マウス変異体の表現型についての情報量が加速的に増加し，従来の表現型記載の方法では情報の統合が困難となってきています．また，ヒトをはじめ異なる生物種間での表現型を統一的に記載しようという動きも出ています．このような課題に対して，欧米を中心にマウスの表現型解析プラットホームの体系化と規模の拡大，さらに表現型解析プロトコールの標準化が進んでいます．

The Jackson Laboratoryでは，2001年からマウス表現型データを集積するMouse Phenome Projectを開始しました．これにより，多くの近交系マウスの表現型形質に関する情報が集約され一般に公開されています．また，欧州では，EU内でコンソーシアム形式によるEUMORPHIAプロジェクトを実施し，マウス飼育方法を含めた体系的な表現型解析の標準手順（SOP：Standard Operating Procedure）を集成して初期バージョンを公開しています．さらに，EUはこれを基盤として2006年よりマウス変異体の大規模表現型解析プロジェクトであるEUMODIC（European Mouse Disease Clinic）を開始しました．今後は，異なった研究機関においても共通の解析基盤によって直接比較可能な表現型データが生産され，プロジェクト間のデータ互換性により，マウス表現型データの統合が推進されると予想されます．

関連するデータベースを**表**に記します．

（表）マウスの表現型検索サイト

情報検索サイト	特徴	URL
MGI-Phenotypes and Alleles	MGIのデータベース文献ベースでマウス変異体情報を収集し，関連する多くの情報を統合表示	http://www.informatics.jax.org/menus/allele_menu.shtml
Mouse Phenome Database (MPD)	マウス基準系統の表現型データを集約	http://phenome.jax.org/pub-cgi/phenome/mpdcgi?rtn=docs/home
EMPReSS	EUにおけるマウス網羅的表現型解析のSOPs (Standardized Operation Procedures) のデータベース	http://empress.har.mrc.ac.uk/
Europhenome	EUにおけるマウス網羅的表現型解析データサイト	http://www.europhenome.eu/
Phenotype Semantic Information with Terminology of Experiments (PhenoSITE)	理化学研究所マウスミュータジェネシスの表現型解析baseline dataおよび，変異体データ等	http://www.gsc.riken.go.jp/Mouse/

●関連する質問→ **Q21，Q25，Q29**

◆参考図書

- 『マウス表現型解析プロトコール』細胞工学別冊（理化学研究所ゲノム科学総合研究センターゲノム機能情報研究グループ／編），秀潤社，2006
- 『Standards of Mouse Model Phenotyping』（Angelis, M. H., 他／編），WILEY-VCH Verlag GmbH&Co. KGaA, 2006
- 『Mouse Phenotypes』（Pappaionnou, V. E., Behringer, R. R.／著），Cold Spring Harbor Laboratory Press, 2005

（若菜茂晴，城石俊彦）

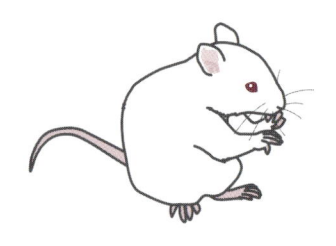

3章 系統のゲノム情報と表現型情報についてのQ&A

Question 28
ラットの表現型について調べる方法を教えてください．

Answer
生化学的特性データ，疾患，研究用途などに関する書籍があります．PhysGenプロジェクト，ナショナルバイオリソースプロジェクト「ラット」（NBRP-Rat）では，独自に設定した検査項目について，系統の表現型値を測定し，それらをデータベース化しています．

さまざまな表現型が収録されている書籍

書籍『実験動物の生物学的特性データ』には，ラットのさまざまな表現型のデータが掲載されています．①生理学的性状，②解剖学的性状，③血液学的性状，④血液生化学的性状，⑤尿生化学的性状，⑥生殖・繁殖学的性状，⑦遺伝子・染色体に関するデータ，⑧免疫学的性状，⑨自然発生腫瘍に関するデータ，⑩自然発生異常（奇形など）に関するデータが収録されています．それぞれの分類項に参考文献が掲載されていますので，興味ある表現型をより詳しく調べることができます．

書籍『The Laboratory Rat The Handbook of Experimental Animals』では，繁殖，解剖，生理学に関する特性を，豊富な図表を用いて紹介しています．一部の特性については，系統間の表現型値を表にしてまとめています．

データベース化を行っているプロジェクト

PhysGenプロジェクトでは，循環器系疾患の原因遺伝子の同定を目標として，ラットリソースの開発とその表現型検査を実施しています．具体的には，遺伝性高血圧のSS系の各染色体を，正常血圧のBN系由来の染色体1対ずつと置き換えたコンソミック系統（ memo1 ）の開発です．遺伝性高血圧を示すFHH系についても，同様にコンソミック系統を開発しています．これらコンソミック系統，親系統のSS，BN，FHH，そして，8系統の近交系について，腎機能，血圧，呼吸器機能，心肺機能に関する309項目の表現型値を決定しています．得られた表現型値は，http://pga.mcw.edu/pga2/?module=content&func=data から入手可能です．PhysGenプロジェクトの特徴は，無処置状態での表現型値に加え，さまざ

(表) ラットの表現型データベース

サイト名	特徴	ゲノム情報	URL
PhysGen	独自に開発したコンソミック系統について，腎機能，血圧，呼吸器機能，心肺機能に関する表現型を決定している	あり	http://pga.mcw.edu/pga2/?
NBRP-Rat	プロジェクトで収集された200系統のラット近交系について，機能観察総合評価，行動解析，血圧・心拍数，血液生化学検査，血液学的検査，尿量・尿中電解質，解剖の検査を実施している	あり	http://www.anim.med.kyoto-u.ac.jp/nbr/

まな負荷をかけた状態での表現型値も測定している点です．

NBRP-Ratでは，収集されたラット系統の利用価値を高めるために，「ラットフェノームプロジェクト」（memo2）を行っています．このフェノームプロジェクトは，特性検査と遺伝検査からなっています[1)2)]．特性検査では，それぞれのラット系統の雄6匹を対象に，一定の環境下で，あらかじめ決められた7つのカテゴリーからなる109項目の検査を行います．検査項目のカテゴリーは，機能観察総合評価，行動解析，血圧・心拍数，血液生化学検査，血液学的検査，尿量・尿中電解質，解剖検査です．それぞれのラット系統について検査値をとりまとめ，「特性プロファイル」を作成しています．すべての検査値はユーザーフレンドリーなデータベースとして，ホームページで公開しています（表）．

特性検査の結果から，ラットの生理学，血液学，解剖学的な検査値における基準値（平均値，標準偏差など）が得られました．また，各検査項目について，最大の検査値を示す系統から最小の検査値を示す系統までを並べることができます．これを「系統ランキング」とよんでいます．「系統ランキング」の作成により，新たな疾患モデルの候補が発見されています．また，実験目的にあった系統選択の重要性などが明らかになりました．研究目的に合致したラット系統があれば，NBRP-Ratから入手できます．

memo1 コンソミック系統

ある2つの系統が1対の染色体についてのみ異なる場合，これらの2つの系統のことをコンソミック系統とよびます．"遺伝的背景が共通である"という意味の接頭語 "con-" に，chromosomeからの接尾語 "-somic" を結合した造語です．

memo2 フェノーム

ある生物における表現型の総和．遺伝子の総和としてのゲノムに対応する言葉です．実際に，ある生物のフェノームを調べるには，さまざまな条件下での表現型値を測定しデータ集積します．ラットやマウスなどの近交系が確立している生物種では，各系統のフェノームをデータベース化するフェノームプロジェクトが実施されています．フェノームの表現型値とゲノムの遺

伝子型値と比較することによって，特定の表現型値を支配する遺伝子座を同定することができると期待されています．

●関連する質問→ **Q26**

◆参考文献

1) Mashimo, T., et al.：Journal of Applied Physiology, 98：371-397, 2005
2) Mashimo, T., et al.：BMC Genetics, 7：19, 2006

◆参考図書

- 『The Laboratory Rat, The Handbook of Experimental Animals』，(Georg J. Krinke/編) Academic Press，2000
- 『The Laboratory Rat（second edition）』（Mark A. Suckow, 他/編），Elsevier，2006
- 『実験動物の生物学的特性データ』，(田嶋嘉雄/監修)，ソフトサイエンス社，1989

（庫本高志）

memo

3章　系統のゲノム情報と表現型情報についてのQ&A

Question 29
最近は，脳神経疾患との兼ね合いから，マウス・ラットを用いた行動解析が注目されていますが，脳研究に関係した解析法にはどのようなものがありますか？

Answer
脳神経疾患によって生ずる表現型異常には学習・情動・活動リズムの異常，運動障害などさまざまなものがありますので，それぞれに合わせた解析法を選択する必要があります．

個々の疾患に合わせた解析といっても機能が未知の遺伝子の変異体は表現型の予測がつきません．行動表現型異常が一通り検出できるテストバッテリーを組み，異常の検出された項目に関連してさらに詳細な解析を行うとよいでしょう（図）．

スクリーニング	サブテスト	代表的な疾患
Modified SHIRPA[1]*（可視的表現型解析）	ローターロッドテスト	運動障害，運動学習障害
	ホットプレートテスト	ニューロパシー
	テールフリックテスト	ニューロパシー
	ABR（聴性脳幹反応）	遺伝性難聴
Home-cage activity test（活動パターン，情動）		睡眠障害
↕ 相補性あり		
Open field test	薬理試験	ADHD，統合失調症
	Prepulse inhibition	ADHD，統合失調症
	物体探索試験	ADHD
	Resident-intruder test	統合失調症
受動的回避学習試験	恐怖条件付け学習試験	認知症
	ホットプレートテスト	ニューロパシー
	テールフリックテスト	ニューロパシー

（図）脳神経疾患関連の行動テストバッテリーの例
* 引用文献番号（参考文献欄参照）．ADHD：Attention Deficit Hyperactivity Disorder＝注意欠陥・多動性障害

テストバッテリーの詳細やヒトの表現型の異同に関してはミュータジェネシスと変異体のスクリーニングを行っているグループ[1]やノックアウトマウス，トランスジェニックマウス（ラット）等を網羅的に解析している研究室の論文やホームページ，変異マウスやヒト疾患のデータベースを参考にしてください．

　ヒトの脳神経疾患での症状とモデル動物の表現型は一致することが望ましいことは明らかです．実験動物でヒトの複雑な脳神経系の機能をすべて再現することは難しいと考えられていますが，行動表現型だけでなく，分子，細胞，神経回路の各レベルでの病因解明に役立つものと期待されています[2]．

● 関連する質問 → **Q23**

◆ 参考文献

1) Masuya, H. et al.：Mamm. Genome., 16：829-837, 2005
2) 高橋啓三，他：実験医学増刊号「脳機能研究の新展開」，Vol.24 No.15, 2300-2307, 羊土社, 2006

◆ 参考図書，サイト

- 『Standards of Mouse Model Phenotyping』(Angelis, M. H., 他／編), WILEY-VCH Verlag GmbH&Co. KGaA, 2006
- 『What's Wrong With My Mouse?：Behavioral Phenotyping of Transgenic and Knockout Mice?』, WILEY-LISS, 1999
- 『マウス表現型解析プロトコール』細胞工学別冊，（理研ゲノム科学総合研究センターゲノム機能情報研究グループ／編），秀潤社，2006
- A large scale mutagenesis program in RIKEN GSC
  ⇒ http://www.gsc.riken.jp/Mouse/
- EMPReSS（European Mouse Phenotyping Resource of Standardised Screens）
  ⇒ http://www.eumorphia.org/EMPReSS/servlet/EMPReSS.Frameset
- Jackson Laboratory Behavioral Observation Protocol
  ⇒ http://jaxmice.jax.org/services/behavioral_protocol.html
- Online Mendelian Inheritance in Man
  ⇒ http://www.ncbi.nlm.nih.gov/entrez/query.fcgi?db=OMIM
- 京都大学大学院医学研究科宮川研究室
  ⇒ http://behav.hmro.med.kyoto-u.ac.jp/

（若菜茂晴，城石俊彦）

3章　系統のゲノム情報と表現型情報についてのQ&A

Question 30 遺伝子マッピングの方法にはどのようなものがありますか？

Answer

①交配による連鎖解析，②染色体 Fluorescence in situ ハイブリダイゼーション（FISH）法，および③放射線誘発細胞雑種融合法などがあります．

さまざまな遺伝子マッピング法

　遺伝子マッピングとは，その名のとおり標的の遺伝子（座）がゲノム上のどの位置に存在するのかを遺伝子の地図を描いて調べる方法といえます．上に示した3つの方法のうち，②と③の2つはDNAクローンが単離されている場合可能であり，FISH法は，DNAをプローブとして染色体標本に直接ハイブリダイズさせることによって目的のDNA配列の染色体上の位置を特定する方法です．放射線誘発細胞雑種融合法は，マウスとチャイニーズハムスター由来の染色体がランダムに分離した融合細胞100クローンほどをPCR法で解析することにより染色体の位置情報を知る方法で，Whole Genome Radiation Hybrid法ともよばれています．

　一方，さまざまな表現型形質を支配する遺伝子のマッピングは「交配による連鎖解析」によります．これには，昨今のバイオインフォマティクスの著しい発展に伴い，膨大に蓄積されている遺伝子マーカーを用いることで，より詳細な地図が描けるようになっています．連鎖解析は基本的に遺伝子マーカーを用いて各遺伝子座における遺伝子多型を検出（ジェノタイピング）し，表現型との相関，つまり「連鎖の強弱」を調べることで位置を特定します．

交配による連鎖解析の流れ

1）交配系統の選択

　図は単因子表現型の連鎖解析の流れを示しています．まず遺伝的なバックグラウンドが異なるマウス・ラット系統間で戻し交配やF_2交配を行い，染色体上にさまざまな組換えパターンをもつ組換え子孫を作製します．バックグラウンドの違いが大きいほど遺伝子多型は多くなるので，より詳細に連鎖解析を行うことがで

組換え体	①	②	③	④
遺伝子マーカーA	DD	DB	DD	DB
遺伝子マーカーB	DB	DB	DD	DB
遺伝子マーカーC	DB	DB	DD	DD
遺伝子マーカーD	DB	DD	DD	DD
遺伝子マーカーE	DB	DD	DB	DD
表現型	M	M	＋	＋

D：DBA/2J，B：C57BL/6J

遺伝子型と表現型の強い相関
↓
遺伝子マーカーCの近傍に
責任遺伝子座がある

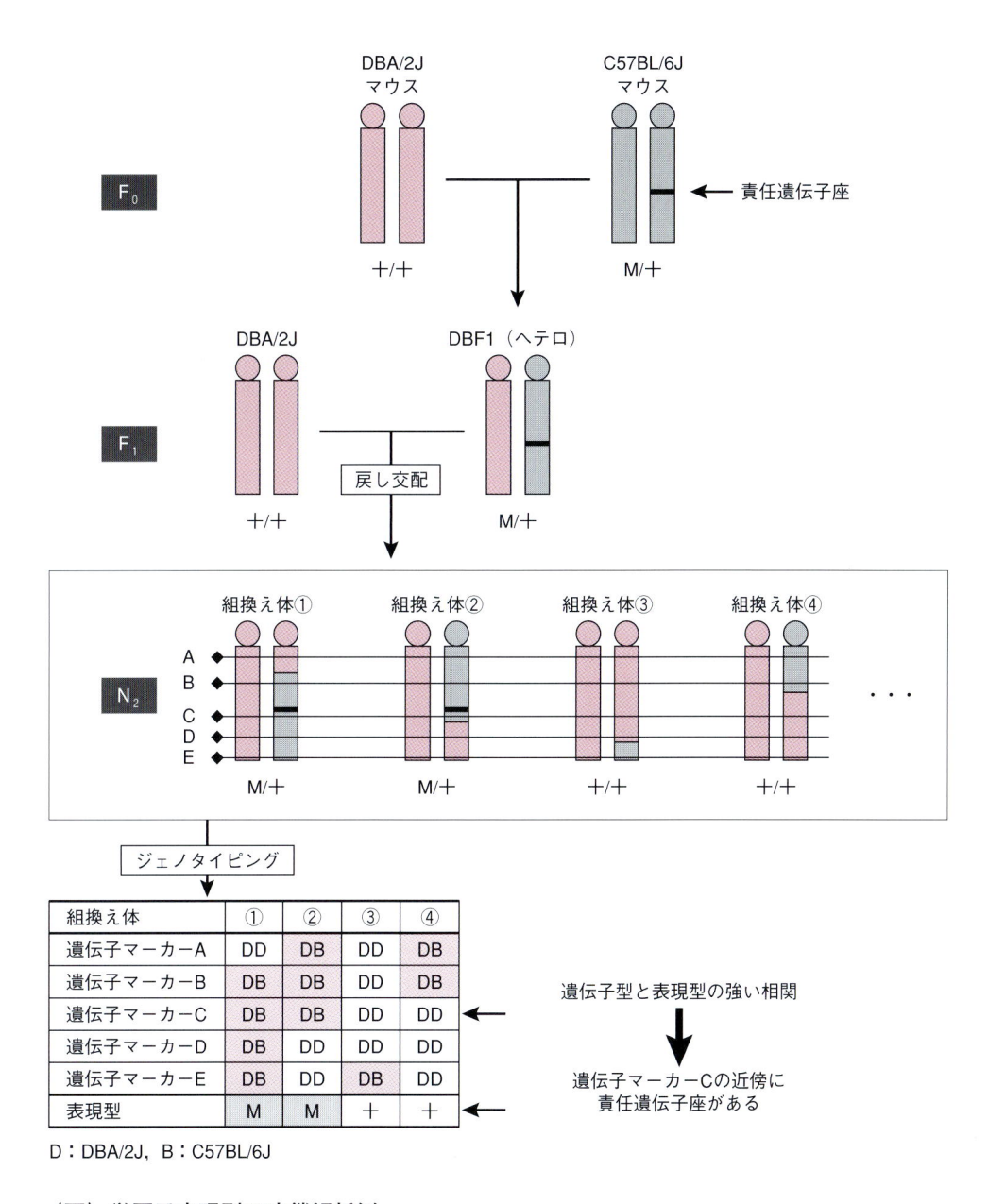

（図）単因子表現型の連鎖解析例

C57BL/6Jマウスが優性変異の表現型（M/＋）をもつ場合，他系統マウスのDBA/2Jと掛け合わせDBF1ヘテロマウスを得ます．DBF1には表現型をもつものともたないものが1：1で出現します．次に表現型をもつDBF1に対してDBA/2Jを再び掛け合わせて戻し交配を行います．すると次世代（N₂）の子孫マウスは減数分裂時の組換えによってC57BL/6J由来とDBA/2J由来の遺伝子が混ざった染色体をもつ組換え体マウスになります．この組換え体マウスに対して遺伝子マーカー（A～E）で各遺伝子座のジェノタイピングを行い得られた遺伝子型を各組換え体ごと・各遺伝子座ごとに並べSDPs（Strain Distribution Patterns）をつくり，そこに表現型情報を付加します．この場合はC57BL/6J由来の遺伝子に責任遺伝子座があるはずなのでDBヘテロの遺伝子座と表現型M/＋に強い相関があるはずです．すると遺伝子マーカーCの遺伝子型と表現型が一致することから，遺伝子マーカーCに相当する遺伝子座の近傍に表現型の責任遺伝子座はマップされたといえます

(表1) 遺伝子マーカー検索サイト

遺伝子マーカー検索サイト名	生物種	URL
National Center for Biotechnology Information (NCBI)	マウス	http://www.ncbi.nlm.nih.gov/genome/guide/mouse/index.html
	ラット	http://www.ncbi.nlm.nih.gov/genome/guide/rat/index.html
Ensembl	マウス	http://www.ensembl.org/Mus_musculus/index.html
	ラット	http://www.ensembl.org/Rattus_norvegicus/index.html
Mouse Genome Informatics (MGI)	マウス	http://www.informatics.jax.org/
Mouse Phenome Database (MPD)	マウス	http://aretha.jax.org/pub-cgi/phenome/mpdcgi?rtn=docs/home
Mouse Microsatellite Data Base of Japan (MMDBJ)	マウス	http://www.shigen.nig.ac.jp/mouse/mmdbj/top.jsp
Rat Genome Database (RGD)	ラット	http://rgd.mcw.edu/

きますが,その違いによって目的の表現型が弱められたり,逆に強められたりする場合があります.そのため,正確な表現型の判定が難しくなり,連鎖解析が困難になってしまう場合もあります.また,その系統の入手しやすさ,データベース上に蓄積された遺伝子多型の多寡なども考慮し交配系統を選択することが大変重要です(表1).

2) ジェノタイピング

次に遺伝子マーカーで染色体上の各遺伝子座のジェノタイピングを行い,得られた子孫の組換えパターンを調べます.代表的な遺伝子マーカーとしてマイクロサテライトとSNPs (Single Nucleotide Polymorphisms) があり,これらを用いてジェノタイピングを行います.遺伝子多型の主な検索データベースのURLを表1に示します.マイクロサテライトは通常PCR-SSLP (PCR-Simple Sequence Length Polymorphism) 法で多型検出を行います.一方,SNPsの多型検出にはPCR-RFLP (PCR-Restriction Fragment Length Polymorphism),ダイレクトシークエンシング,Pyrosequencing™ (Biotage社) 法・TaqMan® (Applied Biosystems社) アッセイ・MALDI-TOF MSなど多くの方法があります.詳しい原理については成書[1]を参照してください.

3) 責任遺伝子座のマッピング

これら遺伝子マーカーによってジェノタイピングした遺伝子型を組換え体ごと・遺伝子座ごとに並べて,Strain Distribution Patterns (SDPs) をつくり,そこに表現型情報を付加します.マッピングソフト等で解析して遺伝子型と表現型に相関のある遺伝子座をみつけます.これは,同じ染色体上にある遺伝子座は

(表2) QTL解析ソフトウェアと配布先URL

ソフトウエア名	URL
MAPMAKER/QTL[2]	http://www.broad.mit.edu/tools/software.html
MapManager QTX[3]	http://www.mapmanager.org/mmQTX.html
QTL Cartographer[4]	http://statgen.ncsu.edu/qtlcart/
J/qtl[5]	http://www.jax.org/staff/churchill/labsite/software/Jqtl/index.html

距離が近いほど減数分裂時に同じ配偶子に分配されるという連鎖の法則に基づいています．相関が強ければ強いほど，遺伝子マーカーに相当する遺伝子座の近傍に表現型の責任遺伝子座は存在する，つまり「マップされた」といえます．

4）QTL解析

ただし，上述のように表現型が単因子によるものではなく，複数の遺伝子群によって支配される多因子によるものである場合には，表現型は連続的な数値で示され（血糖値や活動量など），連鎖解析は大変複雑になってしまいます．このような表現型は量的形質遺伝子座（Quantitative Trait Locus：QTL）解析によって，有意とされる責任遺伝子座がマッピングされます．これは表現型を連続した量的形質として扱い連鎖解析を遺伝統計学的に行うことで責任遺伝子座を特定する方法です．QTL解析の手法としては，単点解析・区間マッピング・複合区間マッピングがあげられ，それらの手法に基づいたQTL解析ソフトウエアが各URLから配布されています（表2）．実際のQTLマッピングはこれらのソフトウエアを使ってQTLを検出します．QTL解析の原理については各URLをみてください．中でもJ/qtlは最近公開され，もともとあったR/qtlにわかりやすいインターフェイスをつけたソフトウエアです．後発なだけにさまざまな機能が充実しています．

スピードコンジェニック法

また，上述のジェノタイピング法を利用したスピードコンジェニック法があります．コンジェニック系統は変異遺伝子をもつ個体に対し，変異遺伝子を導入したい系統を何世代も戻し交配して遺伝的バックグラウンドを均一にしたのちホモ化することで作製されます．通常は12世代以上の戻し交配を行ったうえでホモ化するために非常に時間がかかってしまいますが，スピードコンジェニック法では毎世代の子孫個体に対し遺伝子マーカーでのジェノタイピングを行い，染色体ごとの組換えをスキャンして，組換えが効率よく起っている個体を選別し次世代の戻し交配を行っていく方法です．この方法を用いると通常半分の期間でコンジ

ェニック系統をつくることができます．詳しくは下記の参考図書をご覧ください．

●関連する質問→**Q15，Q21，Q22，Q25〜Q28**

◆参考文献

1）井ノ上逸朗，陣内寅佳：『改訂第4版　新 遺伝子工学ハンドブック』実験医学別冊，（村松正實，山本 雅／編），pp311-316，羊土社，2003
2）Lander, E. et al.：Genomics, 1：174-181, 1987
3）Manly, K. F. et al.：Mammalian Genome, 12：930-932, 2001
4）Basten, C. J. et al.：A Reference Manual and Tutorial for QTL Mapping, Department of Statistics, North Carolina State University, Raleigh, NC., 2005
5）The Jackson Laboratory, Soft ware
　　⇒ http://www.jax.org/staff/churchill/labsite/software/Jaqtl/index.html

◆参考図書

●『マウスラボマニュアル 第2版』（東京都臨床医学総合研究所実験動物研究部門／編），シュプリンガー・フェアラーク東京，2003
　≫≫遺伝子マッピング全体の解説・スピードコンジェニックの解説
●『マウス表現型解析プロトコール』（理化学研究所ゲノム科学総合研究センターゲノム機能情報研究グループ／編）細胞工学別冊，秀潤社，2006
　≫≫遺伝子マッピング全体の解説

（若菜茂晴，城石俊彦）

4章 取り扱い方についてのQ&A

Question 31 取り扱いに際して初心者はどのような点に注意する必要がありますか？

Answer 科学的に，倫理的に，また法的に適正な動物の取り扱いを行います．動物実験の成功の鍵は，よい実験計画の立案，洗練された実験手技，優れた日常の飼育管理に集約されます．

適正な動物の取り扱い

よく「科学的に適正な取り扱いをきわめると倫理面がおろそかになる」やその逆がいわれますが，これは誤解といえます．両者は背反するものでありません．動物愛護の面からも3Rが要請されるのですが（参照 Q9），苦痛の少ない動物実験手技は裏返すと正確な手技，動物に与えるストレスの少ない手技ですので，再現性の高い実験結果が得られる確率が高まりますし，統計学的に有意な結果の出る最小限の動物のみを使用するのはコストや労力の面からも優れています．科学的に，倫理的に，また法的に，すべての面から適正な動物の取り扱いを励行するようにしましょう．

よい実験計画の立案

動物実験を行ったことのない方がよく陥る認識で，「思い立てばすぐに動物実験をはじめることができる」，また「考えるよりもまず先に手を動かせば早く結果が得られる」というものがありますが，両者とも完全な誤りです．前もって動物実験計画書を動物実験委員会に提出して承認を得ておく必要がありますし（参照 Q10），動物実験を実施する実験室についても承認を得ておく必要があります．法規の面から要請されるばかりでなく，近年は，動物実験委員会の承認を受けている旨を論文の本文に明記させられることも多くなってきました．

また，動物実験は一般的に長い期間と多くの労力・コストを要するため，実験をはじめる前に計画を考え抜いておく必要があります．特に，必要最小限の動物数，使用系統（クローズドコロニー系か近交系か，コンジェニック化するか否か等）（参照 Q17, Q30），最適なエンドポイント（死亡まで観察を続けるか，特定の症状や臨床検査値が出現した時点で終了するか，さらに発症を早めるような

操作を行うか否か）の検討は，実験期間の短縮に必須なことで，今日のような競争社会においてはきわめて重要なことです．

洗練された実験手技

　誤差の少ない再現性の高い実験結果を得るには，洗練された実験手技の習得が必須です．マウス・ラットはヒトや他の実験動物種と比較して小さいので，マウス・ラットに特異な麻酔・安楽死法（参照 Q34），投与法（参照 Q35），採血法（参照 Q36），手術手技を確実のものにしておきます．本書を熟読したり他の教材を利用して習得を目指してもよいのですが（参照 Q11），近くにいる熟練者に助言を請うのが最も手っ取り早く，また科学者の態度としても妥当であると思います．

優れた日常の飼育管理

　共同利用施設である動物実験施設での規則が細かく，最初はうるさく感じられるかもしれませんが，リスク管理の重要性をよく認識することが重要です．いったん，感染症が発生すると，研究が滞るばかりでなく，甚大な経済的損失も被ります（参照 Q5，Q7）．SPF（Specific Pathogen Free）という言葉は，決められた病原体に感染していない状況のみを指す言葉でなく，感染症の発生を抑制する方策が万全に採られているという概念も含むので，SPFの維持には飼育管理に気配りすることが必須なのです（参照 Q6）．優れた日常の飼育管理は，結果的に動物愛護にもつながりますし，実験期間の延長を防止するという科学的な観点からも要請されます．万が一，動物の異常を観察した場合，その異常が感染症に起因するものか否か確定できなくとも，速やかに動物実験施設に相談した方がよいでしょう．

慣れの恐ろしさ

　慣れの恐ろしさを端的に示す例として，人畜共通感染症で致死率の高いBウイルス感染症の事例があげられます（サル類の疾患ですが）．米国の動物実験の場におけるBウイルスによる犠牲者は，実はバイオハザード手技に不慣れな初心者でなく，いずれも感染防止のための規則を破った熟練者でありました．安全管理の面からも，また，再現性の高い実験結果を得続けるという科学的な面からも，「初心，忘るべからず」がきわめて重要です．

●関連する質問→Q5～7，Q9～11，Q15，Q17，Q30，Q34～36

（北田一博）

4章 取り扱い方についてのQ&A

Question 32
実験動物の入手法がわかりません．また，検疫と検収など規制はあるのですか？

Answer
販売されているマウス・ラットの系統は信頼のおける実験動物業者から購入できますが，そうでないものは国内外のリソースセンターもしくは研究者個人に分与を依頼します．動物の輸出入や運搬には，各種の法規や動物実験施設内の規則がかかわってくるので，遺漏なきようすべてに対応します．

検疫と検収

検疫は，一定期間隔離をしたうえで，微生物検査を実施して感染症のないことを確認する作業のことです．検収は，その作業を簡略化して，納入時に動物の匹数・性別の確認に加え健康状態をチェックする作業のことです．実験動物業者が販売しているSPF（Specific Pathogen Free）動物については，業者が定期的に微生物検査を実施して動物実験施設に検査結果を報告していますので，検収のみでSPF飼育室に導入するのが一般的です．一方，他の研究機関から導入する際には，前もって微生物検査書を取り寄せておき（参照 Q5，Q6），指定されている病原体が陽性である場合には清浄化を動物実験施設や業者に依頼することになります（参照 Q7）．指定されている病原体がすべて陰性の場合，検収のみで直接SPF飼育室に導入できると判断されることもありますが，検疫を行ったり，相手機関の飼育形態を勘案して清浄化を要請されることもあります．

市販動物の購入

汎用されているマウス・ラットの系統は市販されており，近くの動物実験業者からSPF動物として購入できます．日本実験動物協同組合の組合員となっている業者や，それらが販売している系統の情報がホームページ上で検索できるので（表），参考にするとよいでしょう．なお，市販されているといってもストックされている匹数に限りがあることも認識しておき研究計画に刷り込んでおく必要があります．3週齢から8週齢にかけての動物は比較的待たされることなく購入することができますが，それ以上の週齢の動物については業者と相談することが必

(表）参考となるホームページアドレス

市販動物の購入	日本実験動物協同組合	http://www.labanimal.org/
国内外の リソース センター	理化学研究所バイオリソースセンター 熊本大学動物資源開発研究部門 京都大学大学院医学研究科附属動物実験施設 The Jackson Laboratory	http://www.brc.riken.jp/lab/animal/（マウス，日本） http://card.medic.kumamoto-u.ac.jp/card/japanese/ gyoumu/index.html（マウス，日本） http://www.anim.med.kyoto-u.ac.jp/nbr/（ラット，日本） http://jaxmice.jax.org/index.html（マウス，米国）

要となってくるのが通常です．

国内外のリソースセンター

　市販されていない系統については，国内外のリソースセンターで維持されているかをホームページ上で検索して（表），分与を依頼することになります．多くのミュータント系統や遺伝子改変動物は，リソースセンターから入手できます．通常，2〜3ペアの生体の動物，もしくは凍結した受精卵や配偶子の形で，「系統の分与」がなされますので，実験に必要な匹数の動物を得るために，各自で繁殖させなくてはなりません．また，リソースセンターでも常時，希望する系統を生体で維持しているとは限らず，また維持していたとしても小さなコロニーで維持しているため，生体での分与を希望する場合は待たされる場合があります．十分な時間的余裕をもって，計画を立てる必要があります．

　国内のリソースセンターは公的機関の性格をもっているため，多くが輸送費や実費程度の負担で希望系統を分与してもらえます．各自でMTA締結を含む事務手続き（後述参照）を行いますが，マウス・ラット系統の維持は大変な労力の必要な事業であることをわきまえて行動したいものです．また，各自で確立したミュータントや遺伝子改変動物を積極的に国内のリソースセンターに寄託するのもよいことでしょう．

　国内のリソースセンターで維持されていないマウス系統やミュータント，遺伝子改変マウスについては，米国のThe Jackson Laboratory等に依頼することになります．しかし，コミュニケーション不足により，受け取り側が検疫所に申請する以前に（後述参照），動物が突然送られてくる事例が散見されます．このような事故を防止するため，個人にてホームページ上で容易に分与を依頼できるものの，The Jackson Laboratoryの代理店となっている実験動物業者に輸入代行を依頼する研究者が多いようです．

海外からの導入

　マウス・ラットを海外から導入するにあたっては，「感染症の予防及び感染症の患者に対する医療に関する法律」（略して感染症予防法）に注意する必要がありま

す．感染症予防法の定めにより，前もって相手国政府の発行した衛生証明書を添えて必要書類とともに厚生労働大臣（検疫所）に届け出ておく必要があります（動物検疫所ではありません）．衛生証明書は，相手側機関の獣医師が発行するものに，必ず相手国政府機関の裏書（エンドース）を得ておきます．

　この手続きは研究者個人でも行うことができますが，手続きが面倒であるうえ，不備があると動物を研究者の責任の下に積戻しするか安楽死処分するかのいずれかになりますので，多くの研究者は信頼のおける輸送業者や実験動物業者に依頼しています．さらに通関事務手続きや輸送上の事故を防止する観点からも，代行を依頼することが現実的でしょう．代行を依頼して輸入する際にも，十分時間に余裕をもって準備を行うことが重要です．

　なお，生体の形で導入するのではなく，凍結受精卵や凍結配偶子の形で輸入する際には，厚生労働大臣への届出は不要になります．

遺伝子改変動物の導入

　遺伝子改変動物を導入するに先立って，当該動物を使用した動物実験計画書の承認や動物実験を実施する実験室の承認を得ておくことが必要です．さらに「遺伝子組換え生物等の使用等の規制による生物の多様性の確保に関する法律」（略してカルタヘナ法）に注意する必要があります．すなわち，カルタヘナ法に基づき，拡散防止措置を申請して承認を受けておく必要があります．また，遺伝子改変動物の授受に際しては，情報の提供が義務付けられていることにも注意しましょう．遺伝子改変動物の輸送には，逃亡の防止に注意を払います（参照 Q33）．

　なお，海外から遺伝子改変マウス・ラットを生体の形で導入する場合には，上述した動物輸入の手続きも必要となってきます．

MTAとは

　MTA（Material Transfer Agreement）とは，研究の結果得たマテリアル，すなわち実験動物を含めた試料や研究材料の移転に関する一種の契約です．MTAを締結した後に，実際の動物の授受がなされます．相手側からMTAの雛形が送付されてきますが，十分に内容を吟味したうえで署名する習慣をつけるようにしましょう．なお，多くの大学・公的研究機関では署名を研究者個人に任せている場合が多いようですが，機関によっては知財関連部署で一括して行っているところもあるので，確認をしておきましょう．

●関連する質問→ Q5，Q6，Q7，Q33

（北田一博）

4章 取り扱い方についての Q&A

Question 33
マウスやトランスジェニック動物などの輸送・運搬方法を教えてください．

Answer
実験動物の輸送・運搬方法は，①海外からの輸送か，国内間の輸送か，同一研究機関内での輸送か，②遺伝子改変動物であるか否か，によって必要な対応が変わってきます．

マウス，ラットの授受を思い立ったら，まずは，動物実験施設に相談するとよいでしょう．動物搬入や輸送に必要な手続きや事務書類（相手側から発行される微生物検査証明書を含む）について教えてもらえます（参照 Q6）．動物実験施設は一般的に共同利用施設なので，一人の規則違反が多くの研究者の迷惑につながります（感染事故や法律違反等）（参照 Q5）．輸送の手続きも動物実験施設に報告・了承を得ながら進めることが重要です．微生物統御の観点から，施設内の部屋間での移動や施設から教室の移動であっても，必ず，動物実験施設の指示に従います．

輸送箱について

マウス，ラットを収容する輸送箱の用件として，①強固な材料でできている（プラスチック製もしくはダンボール製）こと，②密封度が高いものであること，③フィルターを通した換気ができる構造になっていること〔SPF（Specific Pathogen Free）の維持のため〕，があげられます．さらに，国際間の授受の際には動物検疫の必要性から，また，国内間であっても航空機を利用する場合には，④内部が観察できるような透明な部位をもつこと，⑤金網等で補強され齧られないような工夫が施されていること，の用件が加わります．遺伝子改変動物の輸送には，⑥遺伝子組換え生物の表示が必要となってきます．動物業者から，これらの要件を満たす滅菌済の輸送箱（SPF飼育室に導入しやすい包装が施されたもの）が販売されているので，それを利用するとよいでしょう．マウス5匹程度のもの，マウス20匹程度のもの，ラット5匹程度のもの，雌雄を分けるために間仕切りのされているもの等，さまざまな規格のものが用意されています．

輸送に要する期間に余裕をもたせて，内部に固形飼料と飲水を用意します．市

販されている輸送箱専用の給水ビンを用意するか，水分補給用の2％寒天を用意します．

なお，動物実験施設から教室に動物を移動させる際にも，可能であるならば，輸送箱を使用して上記に準じた扱いを行います．特に，トランスジェニック動物などの運搬の場合には，拡散防止の点から要請されます．SPF動物を購入した際の輸送箱をSPF飼育室にストックしておき，利用している研究者もいます．

海外からの輸入

マウス，ラットを海外から輸入するにあたっては，感染症予防法の定めにより，前もって相手国政府の発行した衛生証明書を添えて厚生労働大臣（検疫所）に届け出ておく必要があります（参照 Q32）．個人輸入も不可能ではありませんが，事務手続きや通関が煩雑であることと，予期しない事故（たとえば動物の死亡事故）を防止するために，ノウハウをもっている業者に代行を依頼する研究者が多いようです．なお，生体ではなく，凍結受精卵や凍結配偶子の形で輸入する際には，厚生労働大臣への届出は不要になります．

遺伝子改変動物の授受

カルタヘナ法に基づき（参照 Q32），遺伝子改変動物の授受に際しては，情報の提供が義務付けられています．また，輸送箱に遺伝子組換え生物が収容されている旨の表示が必要です．疑問点があれば遺伝子組換え生物の担当委員や動物実験施設に相談してすべてを解消しておく必要があり，また，何らの法令違反を犯さずに輸送を遂行することが肝要です．なお，凍結受精卵や凍結配偶子の形で輸送する場合であっても，情報の提供と容器の表示は必要となっています．

> **memo**
> 多くの感染事故が「不適切な動物の移動」により発生したことを認識する必要があります．
> 夏季の国際間の動物輸送は，熱中症による死亡事故防止のため，可能である限り避けるのが賢明です．

●関連する質問→ Q5, Q6, Q32

（北田一博）

4章　取り扱い方についてのQ&A

Question 34
はじめてでも失敗しない麻酔の方法を教えてください．また，実験の種類によって麻酔の方法を使い分けることはありますか？

Answer
マウスやラットに対する麻酔は全身麻酔となりますので，麻酔中は動物の全身状態を詳細に観察することがポイントです．また，実験により麻酔深度を調整することが必要です．麻酔による生理機能への影響を認識することも重要です．

麻酔の目的と注意点

マウスやラットに対する麻酔は，苦痛を軽減させる動物福祉の観点のみならず（参照 Q 9），動物を不動化して確実に施術する科学的観点や，動物からの咬傷を防止する安全面の観点からも要請されます．麻酔はもっとも基本的な動物実験手技ですので，その原理と注意点を確実に理解しておく必要があります．

個体識別や尾からの生検採取等の簡便な処置であっても，マウスやラットに対しては全身麻酔を行います．貴重な動物を死亡させぬよう，麻酔中は動物の全身状態を詳細に観察することが肝要です．また，死亡せずとも中枢神経系に作用して意識消失，筋弛緩，自律神経の遮断等が引き起こされ，二次的に呼吸器系，循環器系，代謝系機能に少なからず影響を及ぼすことを認識すべきです．研究目的に応じた麻酔方法や麻酔深度を選択しましょう．特に中枢神経系の機能解析や行動解析を実施するときは麻酔の影響を考慮することは当然のこと，近年，処置を加えた前後での遺伝子発現の差異を網羅的に検出することが行われていますが，この場合においてもシャムオペレーション（memo 1）を行うことは科学的態度に合致しています．

> **memo 1** シャムオペレーション
> 動物実験の原理は，処置群と対照群との差（すなわち処置に起因する反応）を求めることにあります．たとえば部分肝切除による遺伝子発現の変化をみる場合，シャムオペレーションとして，麻酔下で開腹した後，肝切除せずにそのまま縫合する陰性対照群を用意します．

麻酔の種類

全身麻酔は，吸入麻酔と注射麻酔に分類されます（表1）．マウス，ラットを用

（表1）全身麻酔の種類と麻酔薬

麻酔の種類	麻酔薬
吸入麻酔	揮発性麻酔薬（ジエチルエーテルなど）
注射麻酔	バルビツール酸誘導体（ペントバルビタールなど）

（表2）吸入麻酔導入中の行動変化

①筋弛緩による不動化
②呼吸回数の多い浅い呼吸
③呼吸回数の少ない深い呼吸
④呼吸停止
⑤心停止

いた動物実験では，麻酔深度の調整が容易で，覚醒が一定して早く，安全性に有利な吸入麻酔が広く実施されています．

エーテル麻酔

マウス，ラットに対する吸入麻酔では，通常，ジエチルエーテル等の揮発性麻酔薬が使用されます．個体識別のための着色や尾からの生検採取のように1分前後で終えることができる簡単な処置から，10分程度の時間を要する小手術，さらに安楽死を前提とした全採血にいたるまで，広い用途で採用されます．用途に応じて麻酔深度を調整するのが，失敗しない麻酔のコツです（ memo 2 ）．

> **memo 2**
> エーテル麻酔が，適応範囲が広いことと麻酔深度の調整が容易なことから，初心者にはお勧めです．エーテル麻酔で失敗しないコツは，動物の行動や呼吸状態をよく観察して，処置内容に応じた麻酔深度が得られた時点で，タイミングよく動物を麻酔ビンから取り出すことです．

1）麻酔の方法

透明のガラス製の麻酔ビンの底に脱脂綿やキムタオルを敷き，そこにエーテルを含ませ，さらにその上に金網やアルミ箔を敷いてからふたを閉じ，エーテルを気化させます．麻酔びんが透明であるのは，ちょうどよい麻酔深度を得るために，マウスやラットの行動や呼吸状態を観察するために必要です．

2）目的による麻酔深度の調整

エーテルを気化させた麻酔ビンの中に動物を導入して観察しますと，徐々に意識消失，筋弛緩により①不動化し，続いて，②呼吸回数の多い浅い呼吸を示す時期から，③呼吸回数の少ない深呼吸期に移行し，最終的には，④呼吸停止，さらに，⑤心停止に移行します（**表2**）．着色やイヤーパンチ，尾からの生検採取のような簡単な処置には，1分程度の麻酔時間が得られる①のステージで動物を麻酔ビンから取り出すのが最適です．小手術では，10分程度の麻酔時間が得られる③に移行したばかりのステージで動物を麻酔ビンから取り出すのが最適です．さらに細やかな麻酔深度を得るために，50mlチューブの底にエーテルをしみこませた脱脂綿を入れ，マウス，ラットの鼻腔部周辺を覆ったり放したりして調整す

るのもよいでしょう．全採血には，実は④に移行したばかりのステージが最適で，確実に心穿刺に成功でき，生理的な採血が行えます（ 参照 Q36）．貴重な動物からの全採血の成功を左右するのは，術者の心穿刺の経験以上に，麻酔の良し悪しであることを肝に銘じておくべきです．

3）操作上の注意

なお，ジエチルエーテルは引火性があるため，電気メスのような火気は厳禁で，換気装置の整備されている場所以外での使用は不適切です．また，動物実験施設によっては，爆発事故防止のため，ジエチルエーテルの使用を禁じているところもあります．その場合は，イソフルランやセボフルランを使用しますが，肝毒性を考慮して，可能な限り術者への暴露を軽減するよう努力せねばなりません．

ペントバルビタール麻酔 （商標名：ソムノペンチルなど）

10分以上の麻酔時間が必要な処置に，広く実施されています．通常，40～50mg/mlの用量で腹腔内投与します（ 参照 Q35）．ラットに対しては原液で使用できますが，マウスに対しては生理食塩水等で10倍希釈したものを使用します．

なお，この薬剤は麻酔量と致死量の差が小さいのが特徴です．したがって，必ず麻酔前に個体ごとに体重を測定して計算した用量通りを腹腔内投与すること，追加麻酔は絶対に行わないことが肝要です．また，覚醒に時間がかかることと，低体温を引き起こしやすいことから，術後観察を細やかに行い，保温性に優れた床敷や必要に応じて加温マットを使用します．なお，この薬剤は向精神薬に指定されています．

その他の麻酔

30分以上の時間を要する手術や処置（組換えウイルスを感染させる実験等）では，実験小動物専用に市販されている気化器を備えたガス麻酔装置を使用して，吸入麻酔を行うとよいでしょう．揮発性麻酔薬とエアーとの正確な混合気が供給されるので，安心して処置を行えます．ラット程度の大きさですと挿管も容易ですし，漏出の少ないマウス専用のマスクも市販されています．

また，安全性の比較的高い特殊な注射麻酔薬としては，塩酸ケタミンとキシラジンの混合がありますが，塩酸ケタミンが麻薬指定されていますので，必要性を十分に検討したうえで使用にあたっては法令違反のないよう関連部局との綿密な相談が必要となってきます．

●関連する質問→Q9，Q35，Q36

（北田一博）

4章　取り扱い方についてのQ&A

Question 35
薬剤の投与がうまくいきません．簡単な方法と動物の扱い方のコツを教えてください．

Answer
動物の保定を確実に行うことが基本です．投与時間も活動時間でない午前中に行うようにし，連続投与する場合には，動物を馴れさせて緊張をとるようにします．

保定法も含めた投与法について

保定を確実に行うことが，投与がうまくいくかどうかの分かれ目です．動物の動きを止めつつ，きつくもちすぎないようにします．また，活動時間でない午前中に投与するようにします．継続的に投与するのであれば，動物を馴れさせて緊張をとるようにして投与します．麻酔を使用しない場合，マウスは片手でもてますが，ラットの場合は，保定する人間を確保し，2人で行います．尾静脈からの投与は，保定器（プラスチック製のホルダーなど，動物の様子がわかるように中がみえる透明なアクリル製などのものがよく，「マウスホルダー」・「ラットホルダー」・「ラット固定アジャスター」等の商品名で市販されています，マウスなどは手製でも可[1]）を使用すれば，ラットでも1人で可能です．処置は，できるだけ一定の時刻に行うようにします．実際の手技に関しましては，参考文献1でマウスについて，参考文献2にマウスおよびラットに関して詳細に記載されています．

動物のもち方

マウスは，首の後側から背中をつかみ，指で足と尾をもつことにより片手でもち，動かないように固定します．ラットは，片方の手で首の後側から背中をもち，もう片方の手で足と尾をもちます（参照 Q4）．尾が切れやすいので，ケージからの移動など短時間しかもたない場合を除き，尾はもたないようにし，もつ場合でもあまり尾の先端はもたないようにします．熟練して，短時間ですむように心がけます．保定する方の手に滅菌した軍手（マウスはゴム手袋を二重にしても可）を装着して咬傷を防ぎます．

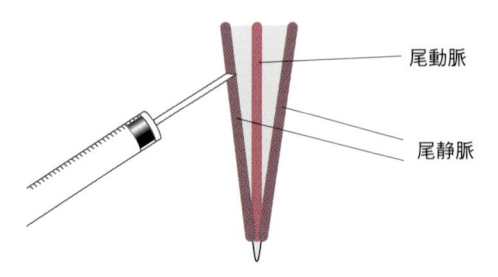

(図１）尾を上方からみた場合の静脈と動脈の分布

健康な動物の行動

マウスは，下位の動物をいじめる傾向があり，上下関係ができやすいです．マウス・ラットとも夜行性ですので，活動時間でない午前中に投与などの処置をした方が容易です．視力は弱いので，作業中にうっかり取り落としたときなどは，短時間は動かないので，そのときに捕まえます．

静脈注射，腹腔内注射，皮下注射のコツ

注射器の準備について，注射針の切っ先は，注射筒の目盛とは逆側になるように装着し（穴が上），挿入しながら，目盛がみえるようにします．注射器への薬液の充填は，空気が薬液中に残らないようにします．

1）静脈注射

尾静脈は，尾を上部から見た場合の左右の横側に各１本ずつ２本あります（図１，ちなみに，尾動脈は尾の上側と下側に２本あります）．尾静脈への投与は，動物を保定器で固定して，尾のみを処置できる状態にしたうえで，尾を温めるなど血管を怒張させて見やすくします．注射針は25〜27Gを用いて，注射針の切っ先の穴がみえるような向きで，尾部の先端から1/3の部分から基部に向かって，浅く皮膚表面とほとんど平行になるくらいで挿入します．針を挿入したら，ピストンを少し引いて，血液が注射器に流入し，針が血管に挿入されているかを確認して，ゆっくりと投与します．複数回投与する場合は，左右の静脈を交互に，尾の先端部から基部へと，毎回注射部位を変えて投与します．足背部の静脈への投与は，参考文献２を参照してください．

2）腹腔内注射

腹腔内投与は，皮下に２〜５mm針を挿入した後に，腹腔内に注射針をゆっくり挿入します．打つ位置は，腹部の正中線上は皮が薄いので避け，正中線からどちらかに5mmぐらいずれた位置に注射します．注射針を刺した後に，少しシリンジを引いて血や糞が入っていないことを確認した後に，針先を動かさないようにして，

（図2）ラットの皮下注射

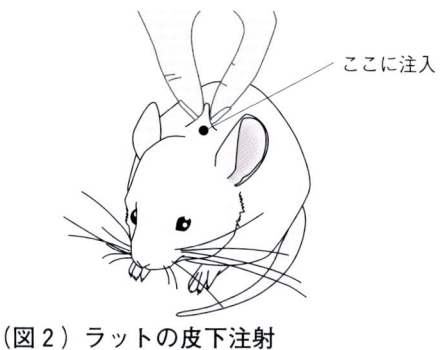

ゆっくりと注入します．針を抜くときに，薬液が逆流しないように注意します．

3）皮下注射

皮下注射は，口や手足の届かないところに行います．マウスでは，首の後側や背中などに投与します（毛刈りはしなくても可）．ラットですと，首の後側をもって，指でもった部分と背中の間にできる空間の皮膚部分に，投与します（図2）．

胃ゾンデを用いた経口投与法

胃ゾンデを用いて，胃内に直接投与する場合もあります．マウス用とラット用で胃ゾンデの長さおよび太さが違いますので，その動物用の器具を使用します．マウスの場合は，1人でも可能ですが，ラットは2人で行い，1人が保定し，もう1人が投与するようにします．動物をやさしくしっかりと保定し，胃ゾンデの先端を口の中に入れ上口蓋に沿って進め，食道に入ったら，さらに奥までゆっくり進め，胃まで到達したら（挿入していて抵抗が少なくなるとき，マウスがゾンデの半分位，ラットでは2/3〜ほとんど入った部分）薬液を注入します．

● 関連する質問→ **Q36**

◆ 参考文献

1）米川博通，他：『マウスラボマニュアル　第2版』（東京都臨床医学総合研究所実験動物研究部門／編），pp44-54，シュプリンガー・フェアラーク東京，2003
2）高垣善雄：『初心者のための動物実験手技I』（鈴木 潔／編），pp37-74，講談社，1981

◆ 参考図書，サイト

● 『実験動物の技術と応用 実践編』（日本実験動物協会／編），アドスリー，2004
　≫≫動物の取扱い全般
● Research Training Public Modules ⇒ https://www.researchtraining.org/publicmodules.asp
　≫≫動物の取扱い全般

（落合雅子，中釜 斉）

4章 取り扱い方についてのQ&A

Question 36 採血では動脈と静脈のどちらからとるのでしょうか？ またその見分け方を教えてください．

Answer 一部採血では，尾静脈からとります．解剖時に行う全採血では，マウスは後大静脈か心臓から採血しますが，ラットでは腹部の後大静脈からと腹大動脈からとる場合があります．なお，動脈と静脈は血液の色と解剖図を参考に見分けます．

生きたまま採血する一部採血では，尾静脈もしくは，頸静脈より採血します．解剖時に行う全採血では，マウスは後大静脈から採血するか，心臓採血を行いますが，ラットでは，後大静脈から採血する場合と腹大動脈から採血する場合があります．血漿が必要な場合には，ヘパリン処理をした器具で採血します．

静脈と動脈の見分け方ですが，尾の場合には，尾を上部からみた場合の左右の横側に各1本ずつあるのが静脈で，動脈は上側と下側に1本ずつあります（ 参照 Q 35-図）．後大静脈と腹大動脈の見分け方は，図で血管の走行を参照し，血液の色は，静脈が暗赤色，動脈が鮮紅色なのでそれで見分けます．実際の手技に関しましては，マウスに関しては参考文献2，3に，マウスおよびラットについては参考文献1に詳細に記載されています．

一部採血の方法とコツ

1）マウスからの一部採血

尾静脈からとる方法を紹介します．麻酔は使用せずに保定器などを使用して動物を固定して行い，温めるなどして血管を怒張させます．マウスでは，注射針は（23～25G）のものを用い，切っ先が上側（穴は下）にし（ memo ），尾の先端部から1/3より基部側に刺します．血管の位置は浅いので，皮膚表面とほとんど平行になるように数mm挿入し，注射針を直ちに引き抜き，染み出す血液をヘマトクリット毛細管に採取します．もしくは，カミソリで静脈を切断して，染み出す血液を採取します．ヘマトクリット毛細管用遠心機もしくは遠心チューブに移して遠心します．止血は，指や脱脂綿などで，採血箇所を押さえることにより行います．

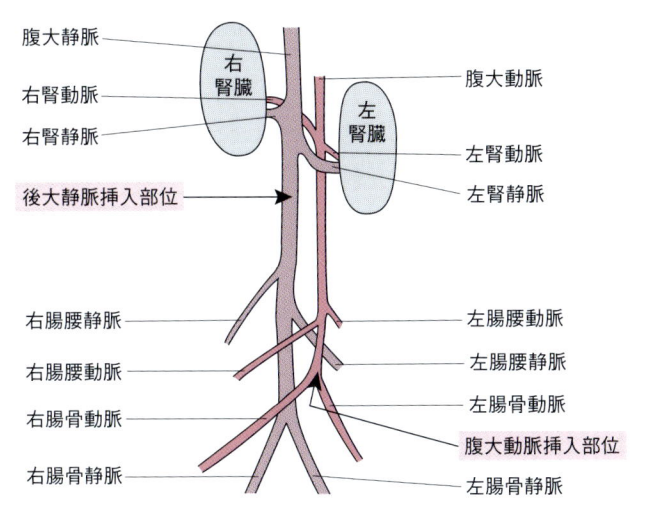

(図) ラット後大静脈からおよび腹大動脈採血時の注射針挿入部位
参考文献1より引用

> **memo**
> 採血時に，切っ先が上側（穴は下）にするのは，針を挿入した時に血管壁が密着しにくいのと，穴が上だと針を刺したときに血液が噴出することがある（特に動脈から採血するときに）からです．

2）ラットからの一部採血

　ラットで採血する方法としては，マウスの場合と同様に尾静脈から行い，静脈をカミソリで切断して採血します．ラットから数百μl採取したい場合には，軽く麻酔を行い，尾の先端部を1～2cm切断して流出する血液を遠心チューブに採ります．切断面は，軽く熱して（ライター，ハンダごてなどで）止血します．
　なお，眼窩静脈叢採血法は，倫理上の問題から，他の採血法が使えない場合に限ります．

全採血の方法とコツ

　ラットの場合は，麻酔をした後に，腹大動脈もしくは後大静脈から採血します．腹部を切開して，内臓をラットの右側に寄せます．腹腔内の背部の脂肪に埋もれて血管がみえにくい場合には，脂肪を左右に丁寧に裂くようにして血管を露出させます．後大静脈の側に平行に腹大動脈が走行しています（図）．おのおのの血管への注射針の挿入部位は図を参照し，切っ先が上側（穴は下）になるようにして挿入します．
　後大静脈の場合は，注射針はマウスで25Gぐらい，ラットは23～25Gのも

のを用い，挿入して数 mm 進んだら，注射器のピストンをゆっくりと引いて採血します．早くピストンを引くと，注射針の穴が血管壁に密着して血液が流入してこない場合がありますので，注射針を少し動かして血管壁との間に隙間をつくり再流入させます．ラットの腹大動脈から採血する場合には，23〜25Gの注射針を用いて腸骨動脈の分岐部のあたりから挿入します．採血管に集めるのも可能ですが，注射器を用いても採血できます．注射針を挿入したら，数 mm 針を進入させ注射器のピストンを少し引き，血液が入ってくることを確認します．さらにピストンを引き，血液が注射筒に入ってくるのを確認しながらゆっくりと採血します．ラットの大きさによりますが，5〜10 ml が採血できます．

●関連する質問→ Q35，Q50

◆参考文献

1) 降矢　強：『初心者のための動物実験手技Ⅰ』（鈴木 潔／編），pp75-103，講談社，1981
2) 米川博通，他：『マウスラボマニュアル　第2版』（東京都臨床医学総合研究所 実験動物研究部門／編），pp27-34，シュプリンガー・フェアラーク東京，2003
3) 茂木浩未：『マウス表現型解析プロトコール』（理化学研究所ゲノム科学総合研究センターゲノム機能情報研究グループ／編）細胞工学別冊，pp52-53，秀潤社

◆参考図書

●『実験動物の技術と応用 実践編』（日本実験動物協会／編），アドスリー，2004
　≫≫ 動物の取扱い全般
●Research Training Public Modules ⇒ https://www.researchtraining.org/publicmodules.asp
　≫≫ 動物の取扱い全般

（落合雅子，中釜 斉）

4章 取り扱い方についてのQ&A

Question 37 短期飼育実験について教えてください．

Answer 比較的に短期間の飼育状況下において行うことができる動物実験のことを指し，短期毒性試験や感染実験，あるいは，血圧測定・心エコー測定などの生理機能に関する実験などが含まれます．

短期飼育実験と長期飼育実験の違い

　長期飼育実験では，化合物の少量長期投与による蓄積的毒性効果の評価や発がん実験，加齢による各種臓器の変化などの観測を行います．これに対し，短期飼育実験では主に，化合物の大量投与による急性・亜急性毒性，がん原性化合物による細胞傷害性試験，さらには種々の生理機能の解析として，血液・尿成分解析，循環器系機能解析，感覚器系機能解析，行動解析などを行います．

　長期飼育実験の利点としては，例えば，毒性試験や発がん性試験などのように，少量の化合物の一次的な曝露では生体への影響を明らかにできないような場合でも，連続的曝露による蓄積的な効果により，はじめて生物学的作用を評価できる場合に適応できます．欠点としては，実験に費用と時間がかかることや，動物に与える苦痛は短期実験に比較すると甚大になることです．したがって，化合物の生物学作用の評価が短期実験で代用できる場合には，いたずらに長期飼育実験を行うことを避けることが望ましいですが，その判断は必ずしも容易ではなく，注意深い考察が必要となります．

血液・尿成分解析

　第一に重要なことは，いかなる動物実験を行う際にも，法律および各研究機関で定められた**「動物実験に関する倫理指針」**を遵守しなければならないということです．採血，採尿の際には，動物に不必要な刺激（苦痛，恐怖，ストレス）を与えないように細心の注意と工夫を払うのが原則です．詳細については**Q 9**，**Q 10**を参照してください．

　血液や尿成分の解析は，動物個体の造血能や免疫能，肝・腎機能，電解質バランス，生理活性物質量，糖尿病などの代謝異常等を把握するうえで基本的かつ必

須な検査です．血液採取の場合には，採取した血液を凝固させてはいけない検査（血算，血漿採取など）や，血清の採取のように血液を凝固させた後に遠心して，生化学的検査などの解析に用いる場合がある点を注意すべきです．通常，少量のサンプルを経時的に採血する場合には，尾静脈採血が用いられることが多いです（ 参照 Q 50）．採尿法としては，代謝ケージ（メタボリックケージ）を用いて一定時間尿を採取する方法（蓄尿法）と，仙椎刺激等で新鮮な尿を採取する新鮮尿採取法があります（ 参照 Q 8）．尿中には体内で代謝された物質や不要となった物質が排出されるので，体内でのさまざまな異常を捉えられる可能性があります．マウスやラットの尿検査にはヒト用の尿検査紙を代用できますが，判定に注意を要する場合もある点を留意しておきましょう．

循環器系の機能解析法

循環器系の生理機能の解析としては，血圧解析法や心エコー解析法がよく用いられます．血圧は，循環血液量や血管の状態，動物の飼育環境，測定時間などのさまざまな要因で変化します．血圧の測定方法としては，血管内にセンサーなどを挿入して測定する侵襲的（観血式）方法と皮膚の上から非侵襲的に行う方法とがあります．センサーを用いる方法は，経時的かつ正確に血圧をモニターできる利点がありますが測定装置の設置が煩雑です．大量の個体を測定する場合には，より簡便な非侵襲的な方法が望まれます．さらに，超音波による心臓の生理機能の測定も可能です．超音波検査装置は，超音波を発生させ，密度の異なる組織間で反射した超音波（エコー）を探触子（プローブ）で受信し，解析する装置です．心エコーにより計測が可能な指標としては，心臓各部の拡張期・収縮期径，心室中隔拡張期厚，左室駆出時間などであり，心肥大や心筋症，不整脈，弁の異常などが評価可能です．

行動解析

動物の活動性の変化は，**高次脳機能**の障害などによる行動異常の指標として用いられます．動物の活動量を定量的に測定するためには，専用のケージ（活動量測定用ケージ）を用い，放出赤外線検出型，磁場変化量測定型，あるいは，ビデオ画像解析型の測定装置などにより解析します．また，不快なストレス刺激により生じる防御反応や排尿などの反応を指標とすることにより，不安や恐怖といった自立神経系の反応についても解析が可能です．最近では，行動学的な解析による学習や記憶に関する解析方法についても，数多くの試験法が開発されています．詳細については専門書（ 参照 **参考図書**）に譲ります．正確なデータを収集する

ためには，測定飼育室への人の出入り，騒音の発生はできるだけ避ける必要があります．

● 関連する質問→ **Q29，Q36，Q39，Q50**

◆ 参考図書
● 『マウス表現型解析プロトコール』（理化学研究所ゲノム科学総合研究センター），秀潤社，2006
● 『マウスラボマニュアル 第2版』（東京都臨床医学総合研究所実験動物部門），シュプリンガー・フェアラーク東京，2006

（落合雅子，中釜 斉）

memo

4章　取り扱い方についてのQ&A

Question 38　発がん実験はどのように行えばいいのですか？

Answer
まず動物種・系統を決定し，試験物質が決まっている場合は短期試験を行って投与量を決定します．標的臓器が推測可能な場合には，それに応じて発がん物質や投与量を決めて行います．

試験物質の発がん性を調べたい場合と，遺伝子改変動物など動物が決まっていてその発がん性を調べたい場合があります．前者の場合は，用量の設定が重要ですので，使用動物や投与量を決定する方法は，**Q39**を参照してください．発がん試験での投与量は，試験期間が長期になるので，まずは1〜3カ月の予備試験を行い対照群に比較して，体重増加抑制が10％以下で毒性作用による死亡や一般状態の著しい変化のない量（最大耐量：Maximum Tolerated Dose, MTD）を用います[4]．自然発がん（無処置で自然発生的にがんが誘発されること）や発がん性が弱いと推測される物質の観察期間は，マウスでは18カ月以上，ラットでは24カ月以上が目安です[4]．

使用する動物種・系統の自然発生腫瘍の頻度や発がん感受性を調べる

遺伝子改変動物はさまざまな系統が混合していることが多いですが，各系統の**自然発生腫瘍**や化学発がんの感受性はそれぞれ異なる場合がありますので，前もって調べておきます．マウスなら，Mouse Tumor Biology Database（MTB）[5]で調べられます．F344ラット，SDラットの自然発生誘発腫瘍は，参考文献1，2を参照してください．

実験群の設定の仕方

発がん感受性には雌雄差がある場合があり，通常両性で行いますが，動物数が限定されている場合は，片方の性別で行うこともあります．ラットは雄をよく用いますが，マウスの雄はファイティングしやすいので雌もよく用いられます．自然発生腫瘍が発生する場合もあり，対照群として無処置群を必ず設定します．複数の処置を行った場合には，各処置の対照群が必要です．個体数は，統計解析を考慮しますと，各群少なくとも20匹，理想的には50匹以上必要です．

特定の臓器を標的臓器とする発がん物質を選びたいときは？

遺伝子改変動物などがんが誘発される臓器（標的臓器）が推測可能な場合で，その臓器を標的とする発がん物質を選びたいときは，データベースや文献で調べます．参考文献6，7は，おのおのの臓器ごとのがんの組織学的所見のほかに，各臓器の代表的な発がん物質も掲載されています．The Carcinogenic Potency Database[8]では，発がん物質ごとの標的臓器や，臓器ごとの発がん物質のリストがあり，動物種，系統，投与方法や投与量なども記載されています．また，文献検索データベースでも，使用予定の動物種や系統もしくは近縁な動物を使用した発がん実験の文献を探して参考にしましょう．

実験中の注意点と，終了のタイミング

投与を開始したら，毎日観察し，一般状態の変化に注意します[4]．体重は，少なくとも4週に一度は測定し，体重減少などに注意します．大腸がんなど肛門からの出血が目安になる臓器もあります．一般状態が悪化した動物は速やかに屠殺解剖を行い，腫瘍がないか確認します．途中で動物が死亡（瀕死解剖も含む）し，実験群の個体数が実験開始時から70％程度に減ったら，実験終了も検討します．また，発がん性が弱いもしくはないと予想される場合には，対照群の動物の雌雄いずれかで累積死亡率が75％になった場合には，その時点でその性の実験を終了します[4]．解剖時には，全臓器を観察します．

●関連する質問→ **Q39**

◆参考文献

1) Haseman, J. K. et al.： Toxicologic Pathology, 26： 428-441, 1998
2) Brix, A. E. et al.： Toxicologic Pathology, 33： 477-483, 2005
3) Gold, L. S. et al.： Toxicological Sciences, 85： 747-808, 2005
4) 医薬品のがん原性試験に関するガイドラインについて⇒ http://www.pmda.go.jp/ich/s/Carcinogenicity_08_11_27.pdf
　》》発がん試験の方法について（特に発がん性が弱いもしくはないと予想される物質）
5) Mouse Tumor Biology Database (MTB) ⇒ http://tumor.informatics.jax.org/mtbwi/index.do
　》》マウスの自然発生および化学物質誘発腫瘍のデータベース
6) 『Pathology of Tumours in Laboratory Animals： Tumours of the Rat』（Tursov, V. & Mohr, U. /編）, International Agency for Research on Cancer, 1991
　》》ラットの臓器別の腫瘍の組織学的解説書
7) 『Pathology of Tumours in Laboratory Animals： Tumours of the Mouse』（Tursov, V. & Mohr, U. /編）, International Agency for Research on Cancer, 1994
　》》マウスの臓器別の腫瘍の組織学的解説書
8) The Carcinogenic Potency Database (CPDB) ⇒ http://potency.berkeley.edu/cpdb.html
　》》標的臓器ごとの発がん物質のリスト

（落合雅子，中釜 斉）

4章 取り扱い方についてのQ&A

Question 39 長期毒性試験はどのように行えばいいのですか？

Answer
動物種・系統を決めて，試験物質の投与量を決定するための短期試験を行って投与量を決定します．雌雄各20匹，できれば50匹以上で実験を行い，12カ月以上観察します．

試験物質を連続投与することにより，その毒性を検査する試験の中で，投与期間が1～3カ月の試験を亜急性毒性試験，半年から1年間の長期間の試験を**慢性毒性**試験といいます．動物に，化学物質を長期間連続投与したときに現れる生体の機能および形態等の変化を観察して，その化学物質の毒性を明らかにするために行います．"化学物質審査規制法ホームページ"の「新規化学物質等に係る試験の方法について」[1]に，試験法の概要が記載されています．試験する化学物質は，「**被験物質**」とよびます．被験物質と類似構造の化学物質の試験結果などを，"個々の化学物質の情報検索（Webガイド）"[2]，"Chemical Carcinogenesis Research Information System"[3]で情報収集して，被験物質の特性を推定して，**投与量**の目安にしたりします．

使用する動物種と系統を決める

ラットでは，F344やSDラット，マウスでは，ICRやCB6C3F$_1$，BDF$_1$，CDF$_1$などの近交系間交配マウスや各種の近交系が使用されることが多いです．類似化合物の毒性も参考にして，動物種や系統を決めます．雌雄で代謝活性が違うために，毒性が違うこともあり，雄，雌両方を用いて行います．5～6週齢から実験を開始するのが望ましく，動物数は，各群とも雄および雌各20匹，できれば50匹以上を用います．

被験物質の投与方法と投与量の検討

1) 投与方法

投与方法は，原則として経口投与で行います．しかし，被験物質のヒトへの暴露経路を考慮し，飼料もしくは飲料水に添加して投与する場合もあります．しかしながら，その場合においては，飼料や飲料水中における被験物質の安定性につ

いてのデータを検討することが必要です．被験物質の性状や安定性などにより，経口投与ができない場合には，胃内投与，皮下注射，腹腔内注射などで強制投与し，毎日一定の時刻に行うようにします．

2）投与量

投与量は，5匹以上，できれば10匹以上の動物で，1～3カ月の短期の予備試験を行い，決定します．死亡例が多くなく，被験物質による何らかの毒性が認められる量を，最高濃度での投与量（最高用量）とします．被験物質を投与しても，試験期間中に動物に影響を与えない量を最低用量とします．用量と作用の関係を知るために，投与量は3段階以上を設定します．飼料や飲料水に添加して投与する場合，実際の被験物質摂取量は，動物の飼料摂取量や飲水量と被験物質の濃度から算出します．飼料の1日1匹当たり消費量の目安は，マウスは，3～5g，ラットは10～20gですが，被験物質を混入する飼料（基礎飼料）の種類により，同系統のラットでも摂取量が変化します．予備試験で，飼料の消費量もしくは飲水量を測定し，投与実験で必要な試験物質の総量を推定して確保しておく必要があります．

3）試料で投与する際の注意点

飼料で投与する場合は，粉末飼料に混入させる場合と固型飼料に加工して投与する場合があります．固形飼料にする場合には，飼料業者に委託しますが，被験物質が熱に安定である必要があります（最低でも60℃，2～3時間の加熱工程があります）．飼料中や飲水中に混入する場合には，ケージ内に被験物質がこぼれることがありますので，その物質の不活性化の方法も調べておき，必要ならば，使用した器材の不活化処理を行います．

対照群の設定

対照群として，被験物質を投与しない群を必ず設定します．2種類以上の物質を投与する場合には，無処置群の他に，それぞれの片方の処置のみを行った群がコントロールとして必要です．

観察・測定する点

観察・測定事項は参考文献1を参照してください．投与実験を開始したら，注意深く観察し，一般状態の変化に注意します．体重は，少なくとも4週に一度は測定し（理想的には1週間ごと），体重が減少する，対照群に比較して体重抑制が著しい（目安として，10％以上なら注意）などが認められたら，特に注意して観察します．飼料の摂取量や飲水量（被験物質を飲料水に混入したときのみ）を

測定し，一般状態の変化をみるための参考にし，被験物質の摂取量の算出に用います．状態が悪化した（体温低下，総毛立つ，極端に動きが鈍い，血便など）動物は速やかに屠殺解剖します．投与試験中に死亡した動物は，解剖してその死因を調べます．血液検査（血液学的検査，血液生化学的検査），尿検査，病理学的検査などを行います．

● 関連する質問 → **Q38**

◆ 参考文献，サイト

1) 化学物質審査規制法ホームページ＞化学物質の審査及び製造等の規制に関する法律（化審法）について＞通知＞試験方法及び判定基準：新規化学物質等に係る試験の方法について
    ⇒ http://www.env.go.jp/chemi/kagaku/hourei/tuuti.html
    ・pp30-32, ≫≫ 化学物質の慢性毒性試験に関しての一般的情報
    ・pp43-44 ≫≫ がん原性試験に関しての一般的情報
2) 個々の化学物質の情報検索（Web ガイド）⇒ http://www.nihs.go.jp/hse/link/webguide.html
    ≫≫ 化学物質の情報検索のためのリンク集
3) Chemical Carcinogenesis Research Information System（CCRIS）
    ⇒ http://toxnet.nlm.nih.gov/cgi-bin/sis/htmlgen?CCRIS
    ≫≫ 発がん性，変異原性等の情報

（落合雅子，中釜 斉）

memo

5章 繁殖・交配の仕方についてのQ&A

Question 40
マウスの最適な繁殖法，時期などを教えてください．また交配率を上げるにはどうしたらいいですか？

Answer
基本的には，8週齢に達した時点で雄雌を1対1で自然交配させます．交配率を上げるには，プラグチェックを必ず行うと同時に，プラグを確認した雌から切り離した雄についても，1週間以上休ませてから次の雌と同居させましょう．

交配方法

交配には，大きく分けて2種類の方法があります．

1）雄雌1ペアでの交配

この場合，さらに2種類の方法があります．一方は，Answerでも述べたように，雄雌を1対1で自然交配させ（**写真1**），プラグ（ memo ）を確認した時点で，雌を単飼育，また，雄は1週間以上休ませてから次の雌と同居させる方法です．この方法は，雌雄両方にあまり負担をかけることなく，安定した繁殖が可能です．もう1つの方法は，1ペアの雄雌を常時同居させるやり方です．この方法は，雌が分娩直後に発情することを利用し，常に交配・妊娠させるもので（追っかけ妊娠），雌の数が少ない場合に用いる方法です．すなわち，分娩直後に雌が雄と交配することにより，妊娠と哺乳を同時並行で行うことになるため，効率のよい産仔の作出が可能であり，うまくすると10産ぐらい，産仔を作出できる可能性があります．しかし，**分娩した仔マウスは，ほぼ正確に3週間で離乳させないと，次に分娩された仔マウスが踏みつけられたり，食殺により，死亡してしまうなどのデメリットがあるので，きわめて計画的な飼育管理が必要です．**

> **memo　プラグ**
> 膣栓ともいいます．マウス，ラット，モルモットなどでみられるもので，交尾後，膣内で精液が凝固したものです．

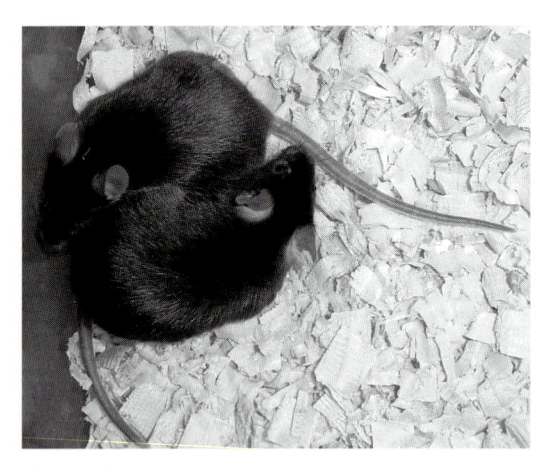

（写真１）１ペアでの交配
通常，雄雌１匹ずつ，１ケージに同居させて交配させます
→巻頭カラー写真⓬参照

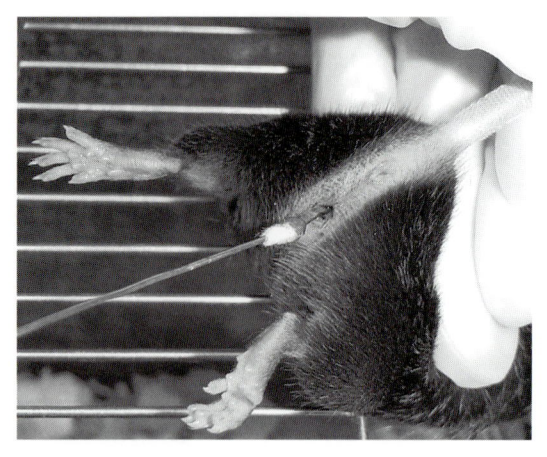

（写真２）胎盤兆候
妊娠していれば，プラグ確認後10〜13日頃に雌の膣内に血液塊を確認することができます→巻頭カラー写真⓭参照

２）１匹の雄と複数の雌との交配

　１匹の雄に対して，雌を複数（２〜20匹）同居させて繁殖させる方法で，雄の数が少なく，雌の数が十分にいる場合に適しています．**この方法は，お腹が大きくなった妊娠雌を順次，交配ケージから切り離し，単飼育するものですが，雄が多くの雌と常時交尾を行うために，その負担が大きく，短命になるケースがある**ので注意を要します．

繁殖性

　どの系統でも安定した繁殖成績が得られるとは，限りません．特に遺伝子改変マウスの中には，繁殖不能な個体が見受けられます．そのような不妊のマウスはいくら交配を繰り返しても，産仔を得ることはできませんので，できるだけ速やかに繁殖ラインから外すのが望ましいと思います．また，マウス同士の相性もあるので，ペアの組み合わせを代えるなども重要です．

　なお，**繁殖は，毎日，自分自身がマウスを飼育管理し，観察することが望ましく，少なくとも週に２〜３回マウスを観察し，交配・妊娠状況を把握しながら飼育管理を行うことが大切です**．したがって，それが不可能な場合は，一括してその繁殖を業者に委託した方がよいでしょう．

> **memo** 妊娠の見分け方
>
> プラグ確認後10日を経過すると触診で胎仔に触れることができます．通常は，交尾後2週齢頃になると，妊娠した雌は下腹が膨れてくるので，一見して妊娠を診断することができます．妊娠の確認を確実に判定するためには，交尾後10～13日目頃に雌の膣内に綿棒を挿入し，血液塊の出現を確認することです．これは胚が着床して脱落膜が形成され，やがて子宮上皮と脱落膜との間に裂け目ができ，出血が起こり（妊娠8日目頃），これが妊娠10～13日目頃に血液塊として膣中に観察されるもので，胎盤兆候とよばれています（**写真2**）．

● 関連する質問 → **Q41，Q42，Q43**

◆ 参考図書

- 『発生工学実験マニュアル』（野村達次／監修，勝木元也／編），講談社，1987
- 『マウスラボマニュアル 第2版』（東京都臨床医学総合研究所実験動物研究部門／編），シュプリンガー・フェアラーク東京，2003
- 『Manipulating the mouse embryo A laboratory manual Third edition』（Andras Nagy, 他／編）Cold spring Harbor Laboratory Press, 2003
- 『実験動物の技術と応用 入門編』（日本実験動物協会／編），アドスリー，2004
- 『実験動物の技術と応用 実践編』（日本実験動物協会／編），アドスリー，2004

（中潟直己）

memo

5章　繁殖・交配の仕方についてのQ&A

Question 41 マウスと比較して，ラットでは繁殖・交配の仕方に違いはありますか？

Answer

基本的には，マウスと比較し，ラットの繁殖・交配の仕方に違いはありません．しかし，ラットはマウスに比べ体型が大きく，また，プラグが雌性生殖道から抜け落ちやすく，交尾の確認に注意を要する必要があります．

ラットの交配法

雄1匹に対して雌2～3匹で同居し，交尾すれば，その2週間後ぐらいに雌の腹部の膨らみにより妊娠を確認することができます．しかし，複数で交配をするためには，かなり大きく，強度のあるケージやラックが必要になります．一般の研究機関では設備面での器材の準備が難しいこと，また，プラグが落ちやすいため，どの雌が交尾したかを特定するためには，膣スメアを採取し，スメア内の精子の有無を観察する必要があります．したがって，**効率よく繁殖・交配するには雌雄1：1の交配をお勧めします**．交配用ケージは成熟した雄雌が居住し，交尾行動がとれる最低W240×L380×H200mmの空間が必要であり，床は網張りで床下のトレーに落下プラグが確認できるものにします．ケージには先に雄を住居させケージに慣れさせておき，後から交配適期の雌を入れます．交尾した雄は，3日程度雌と切り離して休息させ，再度，他の雌と同居させることにより安定した繁殖成績が得られます．

発情前期の見分け方

交配適期，すなわち発情前期の雌の選び方は，外陰部の腫脹を目安とするマウスの場合と異なり，①膣スメア，②ロードシス，③膣内電気抵抗測定[3) 4)]などにより，発情前期を判定しています．**Q42**でも触れていますが，**一般には，マウスに比べ性周期が安定していますので，毎日，膣スメア像を観察することで，ほぼ正確に発情前期を判定することが可能です**．なお，発情前期の雌ラットは，ロードシス反応（交尾時，雄が乗駕すると，雌が反射的に四肢を踏ん張り，背を弓な

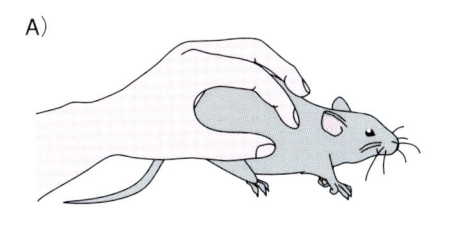

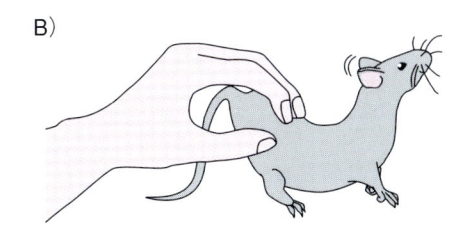

（図1）ロードシス反応を利用して発情前期を判定する方法
A）15時以降に雌背部に手技者の手のひらを載せ，軽く掴みます．発情前期の雌であれば，手技者の手から逃げずに静かにしています．B）さらに，手技者の指先で雌臀部を反復して刺激すると，発情前期の雌は耳を振るわせ体を反り返らせる反射的な行動（ロードシス）を示します

りにそらせ，膣口を突き出す姿勢を取る）を呈するので，それを利用する方法（図1 A，B）もあります．

交尾の確認

　交尾の確認はプラグの有無により判定します．ラットはマウスのように，交尾の翌日，プラグが雌性生殖道内にほとんど残っておらず，膣内から脱落してしまいますので，通常，ケージ床からトレーに落ちたプラグで交尾を確認します．**1ペアの交配で3～5個のプラグが確認でき，その中に血液が付着しているプラグがあれば，交尾はほぼ確実に成立しています**．球形で白黄色のプラグのほとんどは，膣外でペニスから射出されたものです．このようなプラグのみの場合，膣スメアを採取し，精子の有無を観察することが必要です．

●関連する質問→ Q40，Q42，Q43

◆参考文献
1）『実験動物ラット』（石橋正彦，他／編），pp110-128，講談社，1984
2）動物繁殖研究所ホームページ⇒ http://www.iar.or.jp/gyoseki/Index.html
　・繁殖に関する研究：雄ラットの妊孕能に関する研究
　・ラット交尾行動研究
3）古藤正男，三輪政夫：膣電気インピーダンス法によるラットの交配適期（発情前期Proestrus）の判定，『図解・実験動物技術集Ⅰ』（日本実験動物技術者協会／編），pp97-98，アドスリー，1992
4）山内俊明，他：ラットの膣電気抵抗測定による交配適期判定法，九州実験動物雑誌，15，pp25-27，1999

◆参考図書
●『実験動物の技術と応用 入門編』（日本実験動物協会／編）アドスリー，2004
●『実験動物の技術と応用 実践編』（日本実験動物協会／編）アドスリー，2004

（中潟直己）

5章 繁殖・交配の仕方についてのQ&A

Question 42
プラグとりの注意点を教えてください．
また見にくいプラグのチェックはどのように
行えばいいのでしょうか？

Answer
発情前期にある雌を選び，成熟雄と交配すれば，翌日，ほぼ確実に交配した雌の膣内にプラグを確認することができます．しかし，C57BL/6などの系統では，プラグが膣の奥に付いているケースが多いため，必ず，ピンセットなどの先端を膣内に挿入して確認しましょう．

発情前期の見分け方

通常，マウスおよびラットの性周期は，発情前期，発情期，発情後期および発情休止期を4～5日のサイクルで繰り返しています．従来は，毎日，決められた時間に，綿棒あるいはスポイトで膣スメアを採取し，スライドグラスに塗抹・ギムザ染色後，検鏡することで発情前期の雌を選別していました．しかし，最近，**マウスの場合，雌の外陰部を観察することにより，発情前期にある雌を見分ける方法が一般的になっています**[1]（写真1 A, B）．

交配方法

交配には受精卵・胎仔の採取，里親および繁殖など，通常の雄と雌を交配させて受精卵～産仔を得る場合と，精管結紮雄と交配させることにより偽妊娠雌（受容雌）を作製する場合の2通りあります．どちらのケースにおいても，交配方法は，雄1匹に対して雌1匹を交配するのが一般的ですが，雄が少ない場合には，雄1匹に対して雌2匹の交配も可能です．しかし，**1匹の雄に3匹以上の雌を交配させる**，あるいは頻回な雄の使用は，プラグの付きが悪くなるばかりか，受精卵や産仔を作出する目的で交配する場合は，受精卵数やリッターサイズ（同腹子数）が減少するので避けるべきです．なお，雄の使用は，通常の雄を用いた交配の場合は交配間隔を最低3日以上，精管結紮雄の場合は2日間空けるのが望ましいとされています．

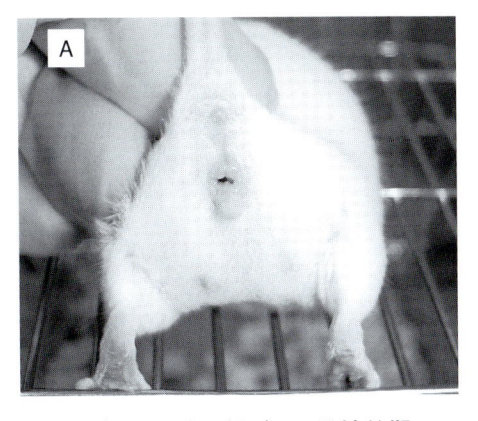

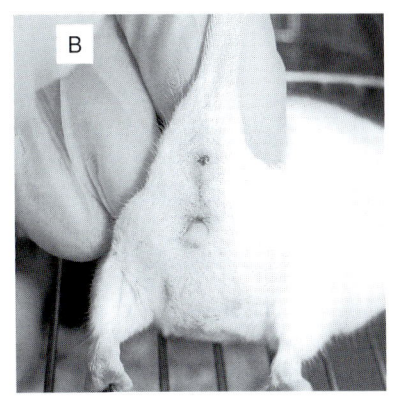

(写真1) 雌の外陰部 (A：発情前期, B：発情休止期)
発情前期の雌 (A) は, 発情休止期の雌 (B) に比べ, 外陰部が赤く腫脹しています→巻頭カラー写真⓮参照

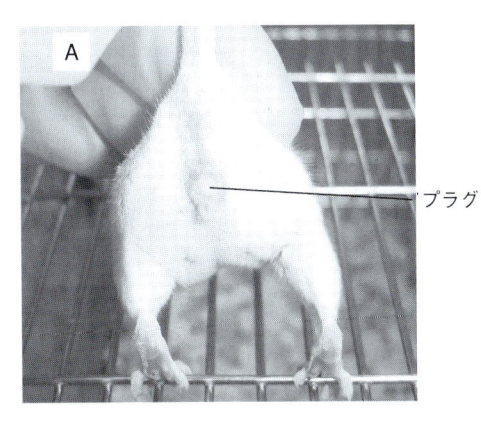

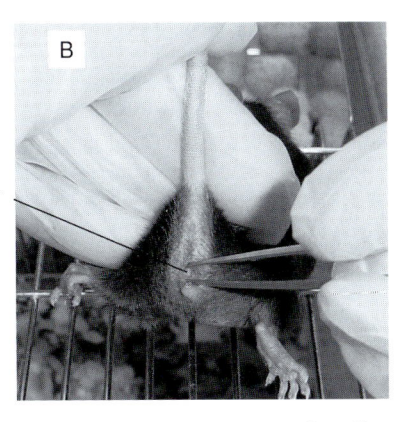

(写真2) 交尾後のプラグ (A：大きなプラグ, B：膣深部にみられるプラグ)
交尾の翌日に, 雌の膣開口部に明瞭な白い消しゴム状のプラグが観察されます. しかし, C57BL/6などではプラグが膣深部に付いている場合もあるので, 必ず, ピンセットなどを膣内へ挿入し, その有無を確認します→巻頭カラー写真⓯参照

プラグのチェック[2]

　　　　プラグのチェックは, 交配の翌朝, できるだけ早めに行います. マウスの場合, 通常は消しゴム状の大きな白い塊が膣開口部に付いているため, 容易に確認することができます (**写真2 A**). しかしながら, 特にC57BL/6などの場合は, 膣が塞がっていたり, 一見, 膣開口部にプラグが観察できない場合でも, 深部にプラグが付いていることがあるので, 必ず, ピンセットなどを膣内へ挿入し, 確認することが大切です (**写真2 B**).

memo

ラットの場合，一般に外陰部の観察から発情前期を判定するのは用意ではありませんが，マウスに比べ性周期が安定していますので，毎日，膣スメア像を観察することで，ほぼ正確に発情前期を判定することが可能です．なお，ラットのプラグは，翌朝，膣から落ちやすいので，交配するケージの底は金網状のものを使用し，その下に新聞紙を敷いておくと，落ちたプラグの観察が容易です．

●関連する質問→ **Q40，Q41，Q43**

◆参考文献

1) Champlin, K. A. et al.：Biol. Reprod., 8：491-494, 1973
2) 上田乙也，他：『ジーンターゲティングの最新技術』（八木 健／編），pp190-207，羊土社，2000

◆参考図書，サイト

- 『発生工学実験マニュアル』（野村達次／監修，勝木元也／編），講談社，1987
- 『マウスラボマニュアル第2版』（東京都臨床医学総合研究所実験動物研究部門／編），シュプリンガー・フェアラーク東京，2003
- 『Manipulating the mouse embryo A laboratory manual Third edition』（Andras Nagy, 他／編）Cold spring harbor laboratory press, 2003
- 『実験動物の技術と応用 入門編』（日本実験動物協会／編）：アドスリー，2004
- 『生殖工学技術マニュアル マウス版』（CD版），（中潟直己／制作・監修），トランスジェニック，2005

（中潟直己）

memo

5章 繁殖・交配の仕方についてのQ&A

Question 43
繁殖・交配がうまくいきません．
どのような原因が考えられますか？

Answer

繁殖・交配がうまくいかない原因には，さまざまなものがありますが，マウスを飼育する環境要因あるいはマウス個体に問題がある場合がほとんどです．

飼育環境が要因と考えられるケース

通常，飼育環境は温度20～26℃，湿度40～60％および照明150～300ルクス（床上40～85cm，照明時間12～14時間）とされています．まず，これらがきちんとコントロールされているかをチェックしてください．夜間の飼育室への出入りやそれに伴う照明の消し忘れなども，繁殖・交配に影響します．音に関しても，**特に金属音などは，保育中の母親が仔マウスを食殺する原因となることがありますので注意が必要です．**また，餌や水の品質も繁殖に影響しますので，適正なものが使用されているかどうかチェックする必要があります．現在では，1年を通して温度，湿度，照明が一定にコントロールされていますので，季節の影響はほとんどありませんが，季節の変わり目に行う空調の切り替え（暖房⇔冷房）やフィルター等の定期交換による環境の微妙な変化などにも十分注意する必要があります．すなわち，安定した繁殖を維持するためには，1年を通してなるべく飼育環境を変えないことが重要です．

マウス個体が要因と考えられるケース

これにはさまざまな要因があります．

1）雄と雌を同居させていない

確認ミスや手違いで雄同士や雌同士で同居させているケースがあります．間違いなく雄と雌を同居させているか，再確認が必要です．

2）繁殖させる週齢

交配の開始は通常8週齢から行います．若齢過ぎても老齢過ぎても，繁殖はうまくいきません．また，繁殖に用いる期間は8～30週齢が一般的です．

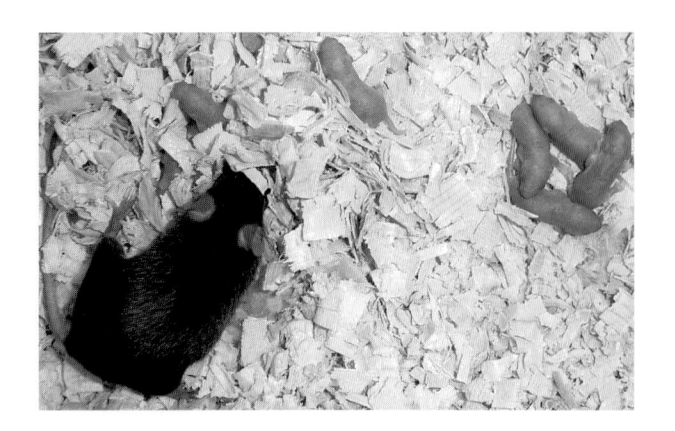

（写真1）育児放棄
分娩した雌が育児を放棄している場合は，写真のように産仔がケージ内に散らばり，まったく哺乳しません→巻頭カラー写真❶参照

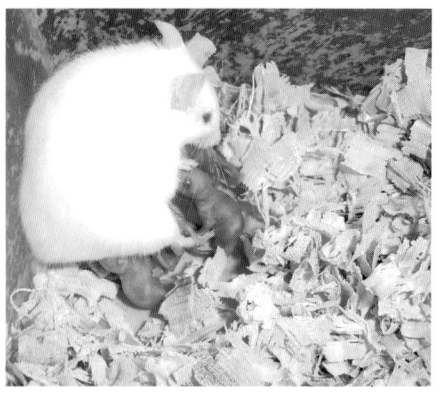

（写真2）里親と産仔
分娩した雌が育児放棄をした場合，産仔を里親に預けます．子育てのうまい里親であれば，預けられた産仔の育児・哺乳を上手に行います→巻頭カラー写真❶参照

3）マウス個体の繁殖能力の問題

【不妊の見分け方】雄の精巣や雌の卵巣の萎縮，退行，異常などが原因で妊娠しない場合がほとんどです．通常，2週間，雄と雌を同居させても，雌にプラグを確認できない場合は，雄が不妊であることが多く，逆にプラグが確認できても，雌が妊娠しない場合は，雌が不妊であることが多いようです．このような場合，念のため，交配相手を代えて同居させますが，相手を3回代えても妊娠が成立しなければ，その個体は繁殖能力がないと判断します．ただし，交配経験が豊富な雄であれば問題ありませんが，**雌より雄が若い場合は（特に雄に交配経験がない場合），例え，繁殖能力が正常であっても，交配しにくい傾向があるので，なるべく避けましょう．**

【病態による繁殖低下】また，ミュータント系統や遺伝子改変マウスでは，変異や遺伝的な改変によって病態が現れるために繁殖能力が低下することがあります．この場合は，体外受精―胚移植を行うことで，効率よく繁殖できるケースもあります．

【飼料の与え方の注意】また，市販の栄養価の高い繁殖用特殊飼料を雌に与えると，妊娠，出産には効果があり，繁殖率を向上させることが可能です．しかし，雄は栄養過多になり，特にC57BL/6は肥満になるケースが高く，肥満雄の使用は，逆に繁殖率を低下させる原因となりますので，注意が必要です．

4）育児に問題があるケース

分娩後の育児放棄（**写真1**）には，飼育室内の環境や親のストレス，リッターサイズが少ない場合にみられる分娩遅延など，さまざまな要因があります．巣材

を入れるなど，母親にストレスとなる刺激をなくし，分娩・育児に心地よい環境を与えましょう．**育児放棄をしやすい系統に対しては，同じ日に出産し，うまく子育てをしている別の雌に里子として預けるのが有効な手段です**．また，保育能力が低い系統にも，常時，保育能力の高いICR系マウスのコロニーを準備しておき，里子保育することも1つの解決策でしょう（**写真2**）．さらに，食殺が多発する系統においては，FobP法[1]（memo）が有効です．

> **memo FodP法**
>
> FobP（Fostering like as brood Parasitism）は，離乳率が低い系統の妊娠雌と1～3日程度妊娠日齢の進んだICR系などの雌マウスをあらかじめ同居させる方法です．分娩が最も頻繁に起こる夜中から早朝までの間，飼育者がマウスを観察することは困難であり，その間に起こる育児放棄や食殺への対処は不可能であります．しかし，FobP法では，先に分娩した同居雌が，常時，目的とする系統の分娩後の仔マウスを育児放棄や食殺などから回避してくれるため，離乳率が高まり，繁殖性の不良なマウスの生産にとって有効な手段です．

●関連する質問→ Q40, Q41, Q42

◆参考文献

1）立部貴典，他：静岡実験動物研究会会報，30（1）：6-7, 2004

◆参考図書

● 『発生工学実験マニュアル』（野村達次／監修，勝木元也／編），講談社，1987
● 『マウスラボマニュアル第2版』（東京都臨床医学総合研究所実験動物研究部門／編），シュプリンガー・フェアラーク東京，2003
● 『Manipulating the mouse embryo A laboratory manual Third edition』（Andras Nagy, 他／編），Cold spring harbor laboratory press, 2003
● 『実験動物の技術と応用 入門編』（日本実験動物協会／編），アドスリー，2004
● 『実験動物の技術と応用 実践編』（日本実験動物協会／編），アドスリー，2004

（中潟直己）

5章 繁殖・交配の仕方についてのQ&A

Question 44
**離乳はいつ頃ですか？
また雄雌の見分け方を教えてください．**

Answer
離乳は生後3週齢から4週齢で行います．雄雌の見分け方は，外尿道口（雄の場合はペニス，雌の場合は膣）から肛門までの距離で判定します．すなわち，その距離が長いのが雄であり，短いのが雌です．

離乳の時期と餌を与える際の注意

　一般に仔マウスは生後4～5日で耳介展開，7～9日で毛生，13～16日で開眼します．開眼すると動作が急に活発となり，生後3週齢頃になると自分で餌を囓ったり，給水ビンから水を飲むことができるようになるので，その頃に離乳させます．しかし，発育が思わしくない場合は，無理をせず，4週齢頃まで親と同居させます．また，離乳前から餌をケージ内に入れておくか，餌の粉を水でといだ"ねり餌"や離乳仔用餌を与えるのも効果的です．**6週齢以上まで同居させると，仔マウスが性成熟に達し，交配・妊娠する可能性があるので，最大5週齢ぐらいまでに離乳させた方がよいでしょう．**

雄雌の見分け方

　分娩直後の雄雌の見分け方は，比較的容易です．産仔の外陰部付近を観察すると，外尿道口から肛門までの距離が長い個体と短い個体に分けることができます．その距離が長いものが雄，短いものが雌です（図A，B）．ただし，分娩後4日を過ぎると見分けにくくなる時期となりますので，3日目までに雌雄判別をしてください．また，生後10日前後の体毛が生える時期は，雌の場合は乳頭がハッキリしてくるので，雌の判定の目安とすることができます．なお，離乳時期になると，外性器（雄の場合はペニス，雌の場合は膣）がハッキリしてくるので，簡単に見分けることが可能です（図C，D）．

> **memo** 仔マウスの溺死・逃亡
> 保育中の母親は，糞尿で汚れた敷きワラをケージ外へ出す習性があります．自動給水の場合，給水ノズル用に開けたケージの穴から汚れた敷きワラを排出するため，給水ノズルが目詰まりすることで流水が止まらなくなることがあります．また，離乳直前の仔マウスがその穴から給

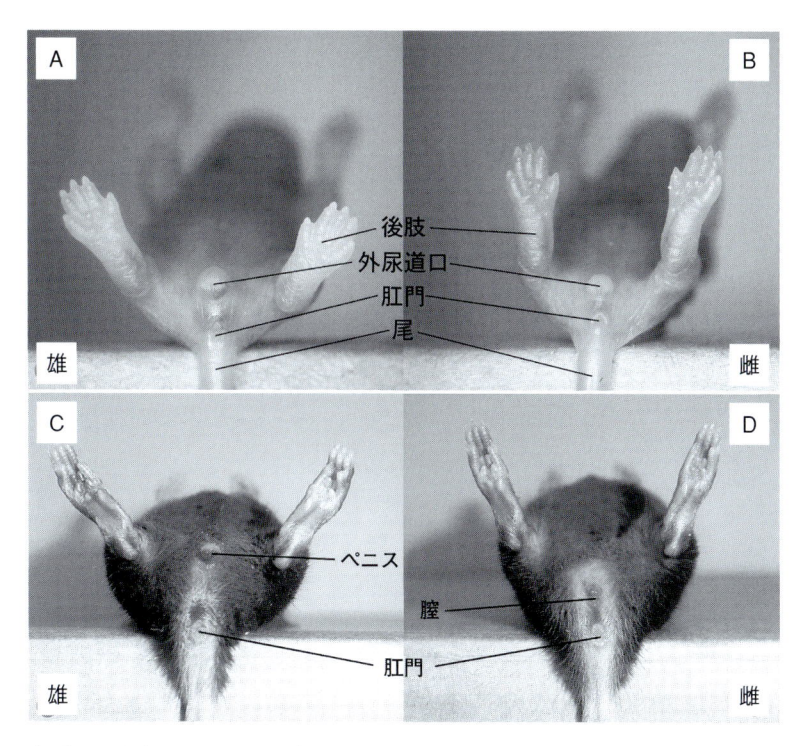

(図) 分娩直後と離乳時（3週齢）の雌雄の外陰部

分娩直後の雄の仔マウスにおいては，外尿道口から肛門までの距離が長いです（A）．一方，雌においては，雄に比べて明らかに短いです（B）．離乳時（3週齢）になると外性器がハッキリし，雄の場合はペニス（C），雌の場合は膣（D）が明瞭となります→巻頭カラー写真⓲参照

水ノズルを頻繁に囓り，水遊びをします．このような場合，ケージ内に水が流れ込み，ときには大量の水が流入することにより，溺死するケースがありますので，分娩・保育中のマウスを自動給水の付いたケージで飼育するときには，十分，注意が必要です．

匹数が少ない貴重な遺伝子改変マウスの繁殖には，給水ビンを用いたケージ内での飼育をお勧めします．なお，給水ビンの場合でも，給水ビンの僅かなひび割れやゴム栓の劣化が水漏れの原因となりますので，そのようなビンやゴム栓は廃棄し，新しいものを使用するように心がけてください．また，仔マウスが，ケージの外へ逃亡するのは，ケージやフタに変形や破損があったり，フタが正しく置かれていなかったりするためで，それを防ぐためにはケージ交換のたびごとに飼育器具の状態をよく点検し，不良なものを廃棄するようにしましょう．

◆参考図書

- 『Manipulating the mouse embryo A laboratory manual Third edition』（Andras Nagy, 他／編）Cold spring harbor laboratory press, 2003
- 『実験動物の技術と応用　入門編』（日本実験動物協会／編），アドスリー，2004
- 『実験動物の技術と応用　実践編』（日本実験動物協会／編），アドスリー，2004
- 『生殖工学技術マニュアル　マウス版』（CD版），（中潟直己／制作・監修），トランスジェニック，2005

（中潟直己）

5章　繁殖・交配の仕方についてのQ&A

Question 45
遺伝子型判定・ゲノムDNAの調製はどのように行えばいいのですか？

Answer
通常ゲノムDNAは，マウス尻尾からプロテナーゼK消化，フェノール／クロロホルム抽出，エタノール沈殿で調製しますが，PCRのみが目的の場合は簡便法もあります．

目的に応じた遺伝子型判定法を選択する

　一口に遺伝子型判定，といっても，目的により状況は大きく異なります．自分が何を行わなければいけないのかをしっかり把握し，それに応じた手法をとる必要があります．

1）受精卵へのマイクロインジェクションによって作製されたF_0のトランスジェニック（Tg）マウスの場合

　自家作製もしくは業者や大学にマイクロインジェクションを依頼し，生まれたマウスが送られてきた，という場合に相当します．F_0および，F_0を正常マウスと交配して得られたF_1数匹に関しては，必ずサザンブロットを行う必要があります．F_0では，導入遺伝子が染色体の複数箇所に挿入されている現象がしばしば見受けられ，その場合，たとえば，挿入場所Aの導入遺伝子は発現しているが，挿入場所Bの導入遺伝子は発現していない，という現象も起こりえます．このような状況のときに，PCRのみで検出していると，導入遺伝子を受け継いだF_1の中に，発現するものとしないものが現れることとなります．

　図1Aに示すように，サザンブロットは，トランスジーン内1カ所のみでプローブ内を切断する制限酵素を用いて行います．すると，タンデムに挿入された場合，トランスジーンの長さのバンドと，両端のゲノムDNAを含むバンドが検出され（図1B），複数箇所挿入の場合は，これらのバンドの数が多い，という現象が起こります（図1C）．F_1のDNAでは，これらのバンドが分離していきます．その場合には，さらにその子孫のDNAを用いてサザンブロットを行い，**親子間で導入遺伝子のパターンに変化がないことを確認**し，その後は，PCRで検出をしていくことになります．しかし，特に多コピー挿入のTgマウスラインの場合，

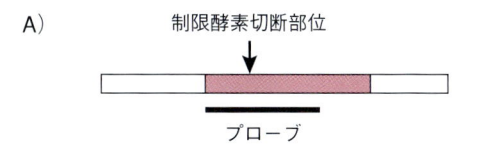

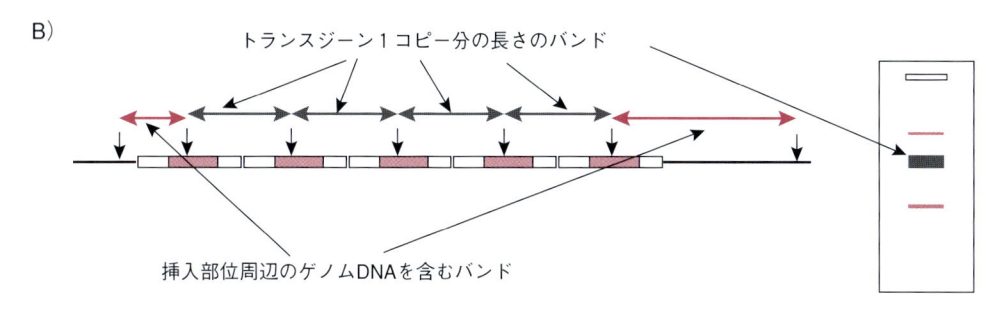

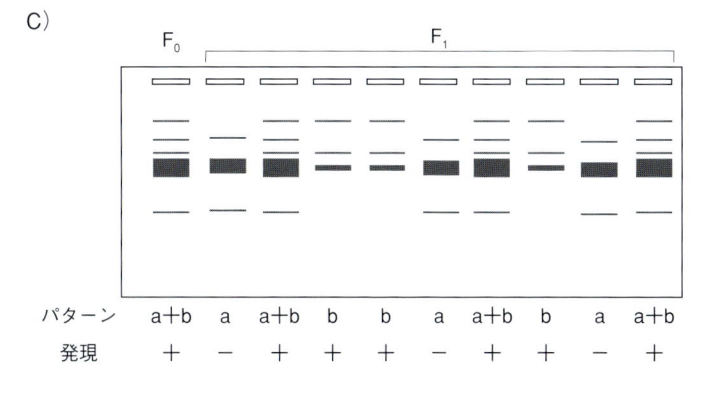

(図1) マイクロインジェクションにより作製された Tg マウスのサザンブロットによる解析例

A) サザンブロットに用いる制限酵素部位とプローブの部位の例．このように設定すれば，挿入部位周辺のゲノムDNAに由来するバンドも検出できます．B) トランスジーンがタンデムに挿入された場合の典型的なバンドパターン．トランスジーンの長さの濃いバンドと，Junctionに由来する薄いバンドがみられます．C) トランスジーンが2カ所の異なる場所（aとbとする）でタンデムに挿入された場合の例．F_0でみられたバンドのパターン（a＋b）がその子のF_1では3パターン（a＋b，a，b）に分かれます．もし，挿入部位bのもののみ発現したとすると，すべてPCR陽性のF_1であっても，発現しないものが現れることになるので，注意が必要です

導入遺伝子の欠落が起こることがあるので，数世代に1回はサザンブロットを行ったほうがよいでしょう．

2）自分で単離したノックアウトES細胞を用いて作製されたキメラマウスの場合

クローン番号の取り違えや野生型ES細胞の混入は起こりうることですので，得られたキメラは念のため，尻尾よりDNAを調製し，ノックアウトES細胞単離のときに行ったノックアウトクローンを検出するための解析（ターゲティングベクターより外側のプローブを用いたサザンブロットか，外側のプライマーを用いたlong PCR）を行ったほうがよいでしょう．確認後のキメラからの系統維持に関

A）プライマー設定例1

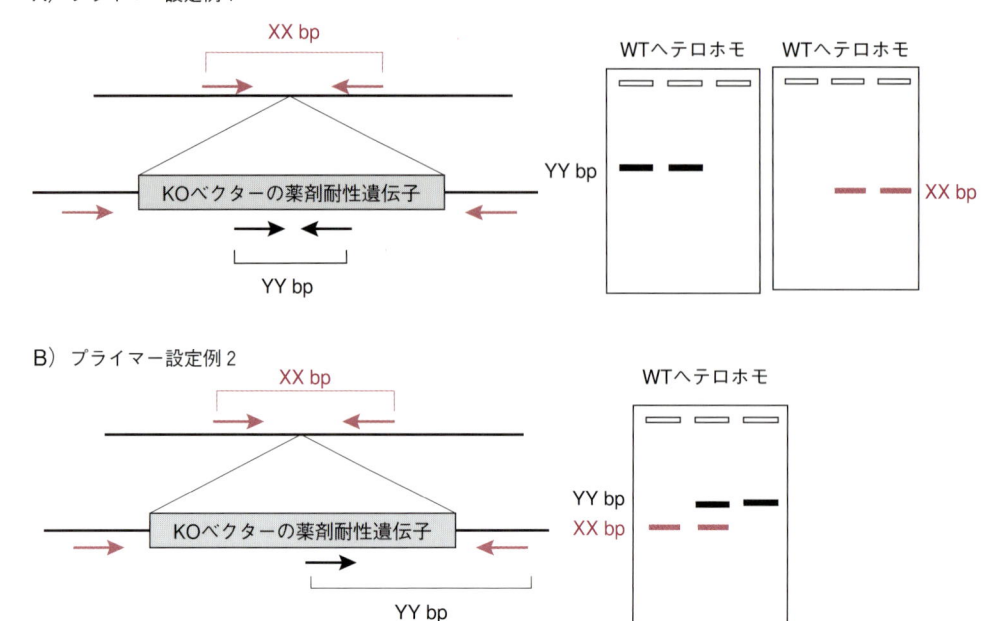

（図2）通常のノックアウトマウスの遺伝子型判定の例
A）野生型（WT）アレル検出PCRとKOアレル検出PCRを別々に行う場合．産物のサイズが異なる場合には，泳動時に産物を混ぜてもよいです．B）2つのアレルの検出を1回のPCRで行う例．3種類のプライマーを混ぜて行うことになります

しては，ベクター内の薬剤耐性遺伝子などを検出するPCRを行えば十分です．

> **memo** ESのDNAと尻尾のDNAでサザンブロットのバンドパターンが違う??
> ES細胞では，ゲノムDNAは低メチル化状態ですが，個体由来の組織DNAでは，メチル化を受けていることがあります．そのような場合に，メチル化に感受性の制限酵素を用いた場合，バンドパターンが変わることがあります．サザンブロットに使用する酵素のメチル化感受性については調べておきましょう．

3）ノックアウトマウスの野生型・ヘテロ・ホモの判別

図2に示すような**PCRによる検出**が一般的です．通常，多くの匹数を解析することになるので，PCRの条件に関しては，サザンブロットなどで遺伝子型のわかっているコントロールDNAを用いて十分検討し，結果が安定して得られるようにすることが重要です．しかし，解析の状況によっては，RT-PCRや免疫染色による発現解析で遺伝子型を決定する（発現がなければホモ個体，あればヘテロもしくは野生型）こともあります．

4）他施設より導入したノックアウトマウス・Tgマウスの場合

まず，**情報収集**です．もらったところに**直接連絡**をとり，導入遺伝子検出法に

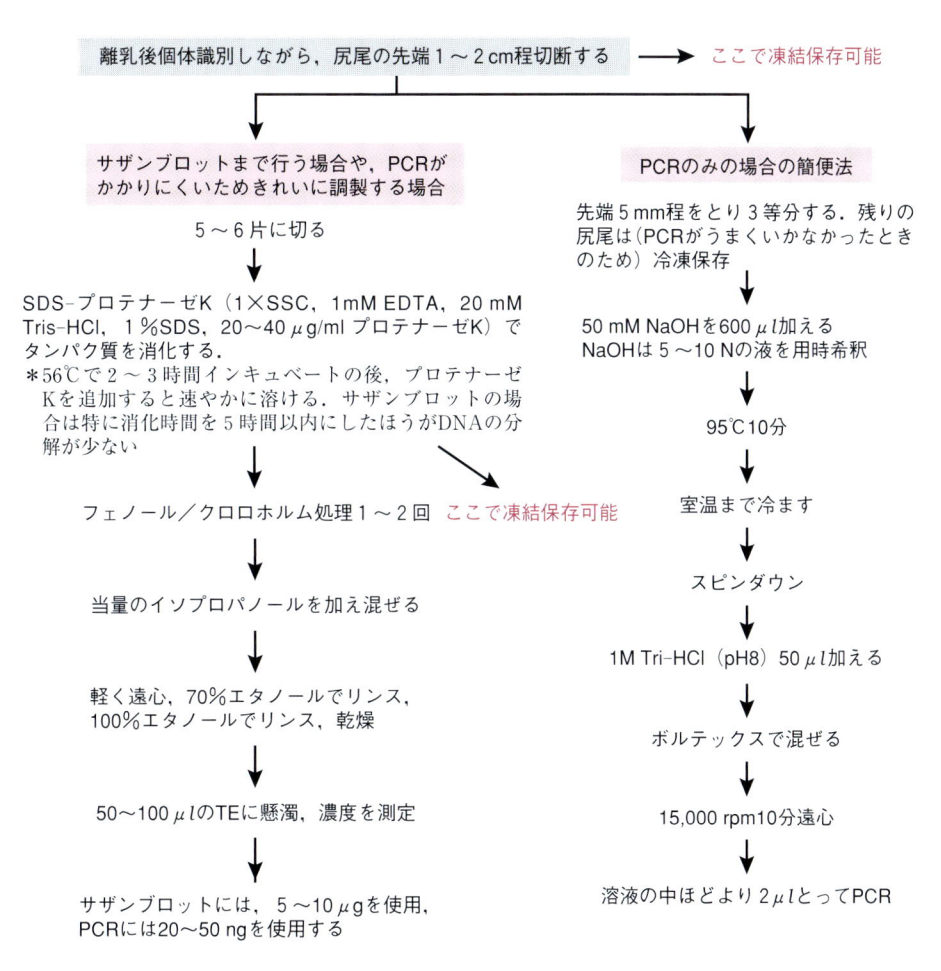

```
離乳後個体識別しながら，尻尾の先端1～2cm程切断する  →  ここで凍結保存可能
                              ↓
        ┌─────────────────────┴─────────────────────┐
        ↓                                           ↓
サザンブロットまで行う場合や，PCRが            PCRのみの場合の簡便法
かかりにくいためきれいに調製する場合
                ↓                          先端5mm程をとり3等分する．残りの
        5～6片に切る                       尻尾は（PCRがうまくいかなかったとき
                ↓                          のため）冷凍保存
SDS-プロテナーゼK（1×SSC，1mM EDTA，20 mM            ↓
Tris-HCl，1％SDS，20～40μg/ml プロテナーゼK）で    50 mM NaOHを600μl加える
タンパク質を消化する．                              NaOHは5～10 Nの液を用時希釈
 *56℃で2～3時間インキュベートの後，プロテナーゼ          ↓
  Kを追加すると速やかに溶ける．サザンブロットの場          95℃10分
  合は特に消化時間を5時間以内にしたほうがDNAの分          ↓
  解が少ない                                       室温まで冷ます
                ↓                                    ↓
フェノール／クロロホルム処理1～2回  ここで凍結保存可能  スピンダウン
                ↓                                    ↓
当量のイソプロパノールを加え混ぜる            1M Tri-HCl（pH8）50μl加える
                ↓                                    ↓
軽く遠心，70％エタノールでリンス，             ボルテックスで混ぜる
100％エタノールでリンス，乾燥                        ↓
                ↓                             15,000 rpm10分遠心
50～100μlのTEに懸濁，濃度を測定                      ↓
                ↓                          溶液の中ほどより2μlとってPCR
サザンブロットには，5～10μgを使用，
PCRには20～50 ngを使用する
```

（図3）ゲノムDNAの調製法

左は，サザンブロットも可能なDNAを調製するための方法．フェノール／クロロホルム処理は，1回でもサザンブロット可能な品質のDNAがとれますが，もし，きれいに上層がとれなかったときにはもう1回繰り返します．TEに溶解するときは，時間をかけて完全にとかす方がよいです．右は，PCRのみ可能な簡便法．増幅サイズは0.6 kb以下にしたほうがよいです．最後に2μl取るとき，脂質の浮いている上部やごみの溜まっている下部を避け，真ん中からとるのがコツです．簡便ではありますが，非常にバンドを得られにくい場合もあり，バンドが得られなかったら，取っておいた尻尾を使って左の方法でDNAを調製し直します．うまくいかないけれども左の方法は面倒なので使いたくないときは，市販のキットなどを使うほうが無難です

ついてしっかり情報を得ましょう．実際にマウスが入手できたときには，まずそのマウスの尻尾よりDNAをきちんと調製し，得られた情報に基づいて検出を行い，自分の手で導入遺伝子が安定に検出できるかどうか，確認する必要があります．

目的に応じたDNA調製法を選択する

通常，系統維持や掛け合わせに使うためのマウスは，離乳後に，その尻尾の先を切断し，そこからゲノムDNAを抽出します．しかし，PCRしか行わない場合には，たとえば，新生仔の指の先，個体識別のための耳パンチ片，尻尾の先を針

でつついて得た少量の血液などからも PCR を行うことができます．そのような簡便法を行う場合は，結果がどれほど安定して得られるのか十分検討する必要があります．

ゲノム DNA 調製のためのキットや試薬は多く市販されており，経済事情が許すならば，どれを用いても問題はないと思われます．図 3 に，キットを用いないゲノム DNA 調製法を紹介します．

> **memo** PCR がうまくいかない!!
> 一番簡単で，試す価値もうまくいく可能性も高いのは，「サンプルを 10 倍薄めること」．DNA 濃度も測らず PCR を行うずぼらな人には，特に手っ取りばやい解決法となることが多いようです．

●関連する質問→ **Q70，Q71**

◆参考図書
- 『バイオ実験イラストレイティッド 3 新版 本当に増える PCR』（中山広樹／著），秀潤社，1998
  ≫≫ PCR 全般のノウハウが載っています
- 『マウスラボマニュアル第 2 版』（東京都臨床医学総合研究所実験動物研究部門／編），シュプリンガー・フェアラーク東京，2006
  ≫≫マウスの扱い全般が載っています

（荒木喜美）

memo

5章 繁殖・交配の仕方についてのQ&A

Question 46 交配実験にはどのような方法がありますか？

Answer
交配実験は，ある形質が遺伝するかどうか，その形質が優性か劣性かを確かめるために行う場合と，連鎖解析を行う場合とがあります．交配としてはバッククロス（F_1を親と交配）とインタークロス（ヘテロ接合同士の交配）があります．

遺伝性の確認のための交配実験

1）親仔関係がわかる場合

図Aは，親仔関係が明らかな系統においてF_x世代の交配ペアから生まれたF_{x+1}世代の仔に異常形質を示す個体が出現したことを示しています．この異常形質の遺伝性については，親（F_x世代）がその形質を示していないことから劣性遺伝と推定できますが，確認するためにF_{x+2}世代をとります．F_{x+1}世代での交配の組み合わせですが，正常個体として+/+と+/mがいますので，①（+/+）×（+/+），②（+/m）×（+/+），③（+/m）×（+/m）があり，もし，m/mが繁殖可能であれば，④（m/m）×（+/+）および⑤（+/m）×（m/m）が加わります．仔を取ると，①，②および④からは正常個体だけが生まれます．一方，③と⑤の交配からは25％および50％の割合で異常個体が生まれると期待され，これらの結果からこの異常形質はメンデルの法則に従って遺伝すると確認できます．

2）親仔関係がわからない場合

異常形質の遺伝性を調べるためには異常個体自身を用いる必要がありますので，繁殖可能でなければなりません．まず，図Bのように一般に知られている系統（+/+）を交配相手として用いてG_1をとります．G_1がすべて正常であれば，その異常形質は劣性遺伝であり，異常個体の遺伝子型はm/mであると考えます．そして，G_1で正常個体同士の交配を行い，それぞれのペアから生まれる仔（G_2）が正常：異常＝3：1となることを観察し，劣性遺伝を確認します．

もし，図CのようにG_1の仔に異常と正常が観察された場合，あるいは，仔のすべてが異常形質を示した場合（図省略），その異常形質は優性遺伝と考え，G_1

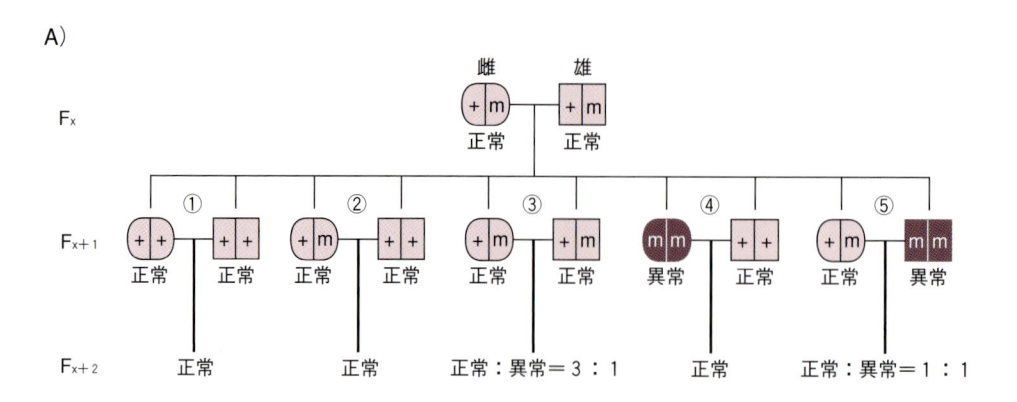

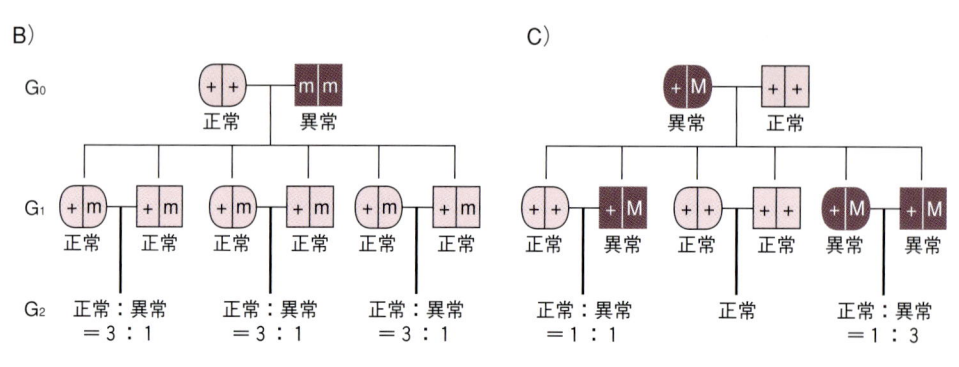

（図）遺伝性の確認のための交配実験

で正常と異常，異常同士の交配ペアを設け，G_2 を得ます．前者のペアで正常：異常＝1：1，後者のペアで正常：異常＝1：3 となることを観察し，優性遺伝を確認します．

連鎖解析で用いる交配

　連鎖解析は，ある遺伝子が存在する染色体とその染色体上での位置を特定するために行われ，戻し交配世代を得るためのバッククロスを用いる場合と F_2 世代を得るためのインタークロスを用いる場合があります．どちらの交配であっても，解析の対象となる遺伝子の優劣にかかわらずホモ接合で繁殖が可能な場合と不可能な場合が考えられます．後者の場合はヘテロ接合個体を親として用いることになります．以下の説明ではAとBを任意の系統，F_1 を雑種第1代とします．また，mは劣性遺伝子，＋は正常遺伝子，Mは優性遺伝子とします．

1）バッククロス（戻し交配）

この交配は（A×B）F_1×A または（A×B）F_1×B と表されます．どちらも同じですので，ここでは前者を使って説明することにします．

連鎖解析の対象となる形質が劣性遺伝の場合，A にそのホモ接合個体あるいはヘテロ接合個体を用います．ホモ接合を用いる場合，式は

$$\{A(m/m) \times B(+/+)\} F_1 \times A(m/m) = F_1(+/m) \times A(m/m)$$

と表され，仔の分離は

$$(+/m) : (m/m) = 1 : 1$$

となります．一方，ヘテロ接合個体を用いる場合は

$$\{A(+/m) \times B(+/+)\} F_1 \times A(+/m) = F_1(+/m) * \times A(+/m)$$

＊：F_1で+/+と+/mが存在しますが，+/mを選びます

と表され，仔の分離は

$$(+/+) : (+/m) : (m/m) = 1 : 2 : 1$$

となります．ヘテロ接合個体を用いる場合，交配は戻し交配ですが，解析の対象となる遺伝子についてはインタークロスです．

一方，連鎖解析の対象となる形質が優性遺伝の場合，B にホモ接合個体（M/M）あるいはヘテロ接合個体（+/M）を用います．ホモ接合を用いる場合の交配は

$$\{A(+/+) \times B(M/M)\} F_1 \times A(+/+) = F_1(+/M) \times A(+/+)$$

と表され，また，ヘテロ接合を用いる場合は

$$\{A(+/+) \times B(+/M)\} F_1 \times A(+/+) = F_1(+/M) * \times A(+/+)$$

＊：F_1で+/+と+/Mが存在しますが，+/Mを選びます

と表されます．どちらの場合も，仔の分離は

$$(+/M) : (+/+) = 1 : 1$$

となります．

2）インタークロス

この交配は（A×B）F_1×（A×B）F_1 = F_2 と表されます．解析の対象となる形質が劣性遺伝で，B にホモ接合の個体を用いる場合，交配は

$$\{A(+/+) \times B(m/m)\} F_1 \times F_1 = F_1(+/m) \times F_1(+/m)$$

と表され，また，B にヘテロ接合の個体を用いる場合は

$$\{A(+/+) \times B(+/m)\} F_1 \times F_1 = F_1(+/m) * \times F_1 * (+/m)$$

＊：F_1で+/mを選びます

と表されます．いずれの場合も，仔の分離は

$$(+/+) : (+/m) : (m/m) = 1 : 2 : 1$$

となります．

　一方，解析の対象となる形質が優性で，Bにホモ接合を用いる場合，この交配は

$$\{A(+/+) \times B(M/M)\} F_1 \times F_1 = F_1(+/M) \times F_1(+/M)$$

と表され，また，ヘテロ接合を用いる場合は

$$\{A(+/+) \times B(+/M)\} F_1 \times F_1 = F_1(+/M) * \times F_1 * (+/M)$$

　＊：F_1で+/Mを選びます

と表されます．どちらの場合も仔における分離は

$$(+/+) : (+/M) : (M/M) = 1 : 2 : 1$$

となります．

memo

・交配あるいは継代において世代を表すために記号が用いられますが，Fは近親交配，Nは戻し交配，NEは戻し交配と同等の交配，そして，Gは世代を表すために使われます．なお，世代数はF_x，N_xと表わされます．
・交配を式または文章で表す場合，雌を先に，雄を後に書きます．

◆ **参考文献**

1）『Mouse Genetics』（Silver L. M./編），Oxford University Press，1995
　≫≫連鎖解析の解説

（加藤秀樹）

memo

5章 繁殖・交配の仕方についてのQ&A

Question 47
飼育による系統の維持の方法を教えてください．

Answer
動物で系統を維持する場合，原則として兄妹交配が用いられます．

普通の近交系の維持

C57BL/6系統に代表されるような近交系では主に兄妹交配〔同腹（ memo ）の雌と雄の交配〕が採用されます．例えば，図1のようにF_{x+1}世代（xは20以上の任意の数字）の同腹の雌・雄で複数の交配ペアを用意します．それぞれから産仔を得て，F_{x+2}世代で複数の交配ペアが用意できる腹があったら，それらをF_{x+3}世代をとるために残します（図1では雌3：雄5の腹）．なお，系統維持のための交配ペア数は少なくて構いませんが，親の一方が突然死亡するなど，予想外のことが起こり得ます．そこで，2，3世代の数ペアを維持すると安心できます．図1では■色で示したF_{x+1}およびF_{x+2}世代の2ペアずつを残しています．

> **memo**
> 同腹とは，同じ両親から生まれるという意味であって，同時に生まれるということではありません．したがって，出生日が異なっても構いません．

変異遺伝子をもつ近交系の維持

変異遺伝子のホモ接合個体が異常形質を示しても繁殖ができる場合は問題ありませんが，致死の場合や生存できたとしても繁殖できない場合が問題となります．こうした場合，交配にはヘテロ接合（＋/m）の個体しか用いることができません．困るのはこのヘテロ接合個体が正常であるために正常遺伝子のホモ接合個体（＋/＋）と区別がつかないことです．ヘテロ個体を確実に選択しないと変異遺伝子を失う可能性があり，＋/mの個体をどのように確認するかが課題となります．そこで，2種類の方法を紹介します．以下，mを劣性遺伝子，＋を正常遺伝子として説明します．なお，変異遺伝子（自然突然変異，トランスジェニック，ノックアウトなど）をもつ近交系の場合は，兄妹交配を行いつつ，その遺伝子の継代を行

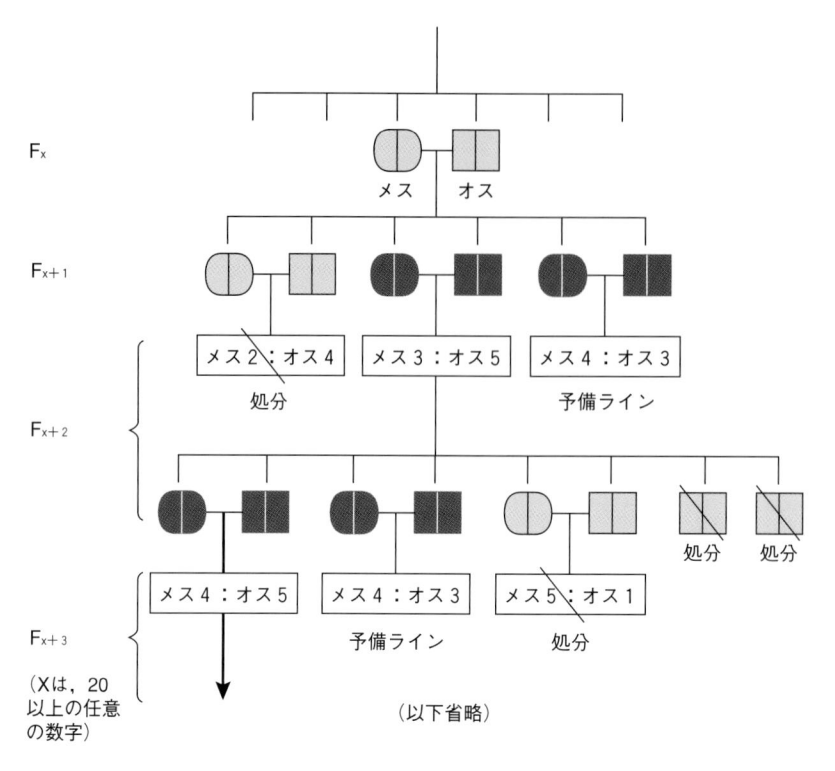

(図1) 近交系維持の方法例

うことになります．

1) ランダムに雌・雄を組み合わせて維持を行う

　F_x世代の両親がヘテロ接合（＋/m）であると仮定すると，F_{x+1}世代ではm/m，＋/m，＋/＋の個体が25％，50％，25％存在します．m/mは次世代の親として使えないと仮定したので，図2に示したように正常形質を示す雌と雄をランダムに組み合わせて交配を行うことになります．交配ペアの遺伝子型は（＋/＋）×（＋/＋），（＋/＋）×（＋/m）および（＋/m）×（＋/m）が考えられ，これらのうちF_{x+2}で異常が生まれる交配がヘテロ接合同士の交配です．その交配である確率は2/3×2/3＝4/9で，おおよそ2ペアに1ペアと期待されます．より確実にヘテロ接合のペアをとるためには4ペアあるいはそれ以上を用意したほうがよいでしょう．

2) 遺伝子型が明らかな雌・雄を組み合わせて維持を行う

　変異遺伝子をもつ系統の維持をさらに確実に行うには，変異遺伝子をヘテロにもつ個体（m/＋）を積極的に選別しなければなりません．そこで，F_{x+1}世代以前に生まれたヘテロ接合（＋/m）の雌と雄（これらを保因個体とよびます）を確

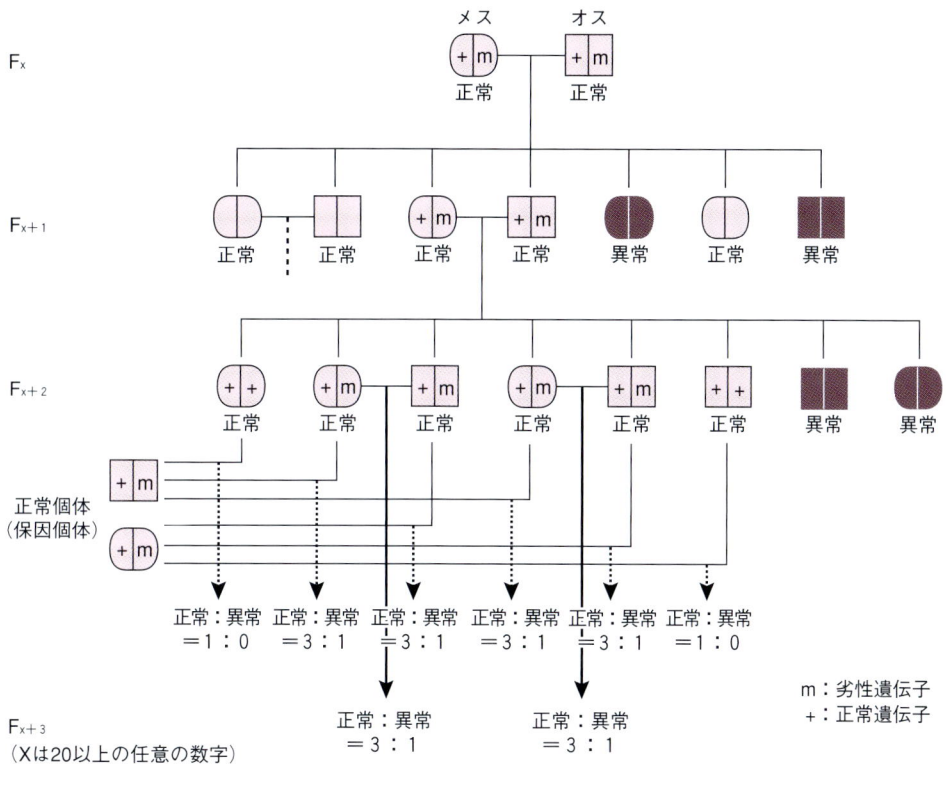

(図2) 劣性の変異遺伝子をもつ系統の維持（例）

保しておき，**図2**のようにF$_{x+2}$の正常個体と交配します．生まれた仔の中にm/m個体がいるF$_{x+2}$の雌または雄を探し出します．この一連の手続きを後代検定とよびます．検定の結果，ヘテロ接合であることが明らかになった雌，雄を用いて交配ペアをつくり，F$_{x+3}$をとります．

　以上，(1)と(2)のどちらの方法を採るかは任意で，飼育スペースなどに余裕がある場合は前者を，確実な方法を望む場合は後者を採用するのがよいでしょう．ただし，後者は余計な時間を取ってしまうという欠点があります．

（加藤秀樹）

5章 繁殖・交配の仕方についてのQ&A

Question 48 凍結胚と凍結精子による方法とその利点は何ですか？

Answer 胚の凍結保存法には，大きく分けて，①緩慢凍結法，②2段凍結法，③簡易ガラス化法の3つの方法があります．また，精子の凍結法は，Nakagata methodが一般的に使用されています．凍結胚・精子の利点は，そのマウス系統の半永久的保存が可能であることです．

胚の凍結保存

　胚の凍結保存には，さまざまな方法がありますが，現在，グローバルスタンダードの方法としては，①−80℃まで緩慢に冷却後，液体窒素中に浸漬する緩慢凍結法[1]，②−30℃まで緩慢に冷却後，液体窒素に浸漬する2段凍結法[2]，③さらに高濃度の保存液（DAP213）に胚を入れ，直ちに液体窒素中に浸漬する簡易ガラス化法[3〜5,7,9]があります（図1）．いずれの方法においても，比較的良好な凍結保存成績が得られますが，操作が簡単であること，短時間で凍結・融解が完了すること，また，高価な緩慢冷却装置を必要としないことから，最近では，簡易ガラス化法が一般的に用いられています．

精子の凍結保存

　一般的には，18％ラフィノース，3％スキムミルクを主成分とする保存液に精子を懸濁し，作製した精子懸濁液をストローに充填後，−30〜40℃/分の速度で冷却，液体窒素内に保存します．現在では，この方法は，Nakagata method[6〜8,10]としてグローバルスタンダードになっています（図2）．

凍結胚・精子の利点

　マウスの半永久的な系統保存が可能であり，また，必要に応じて凍結胚・精子を融解・移植することで（精子の場合は，体外受精により胚を作製した後に移植），産仔を作出できることです．最近では，爆発的に作製されている遺伝子改変マウスの授受が頻繁に行われるようになったことから，生体に代わり，凍結胚・精子

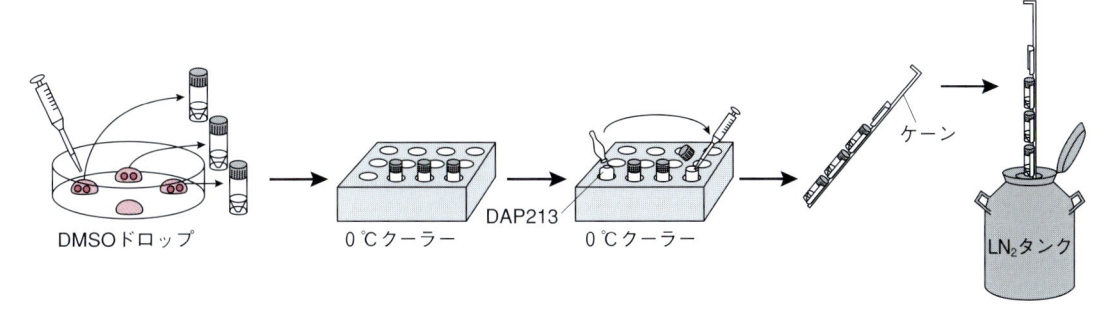

(図1) 胚の凍結保存法
胚の凍結保存法として急速に普及しつつある簡易ガラス化法

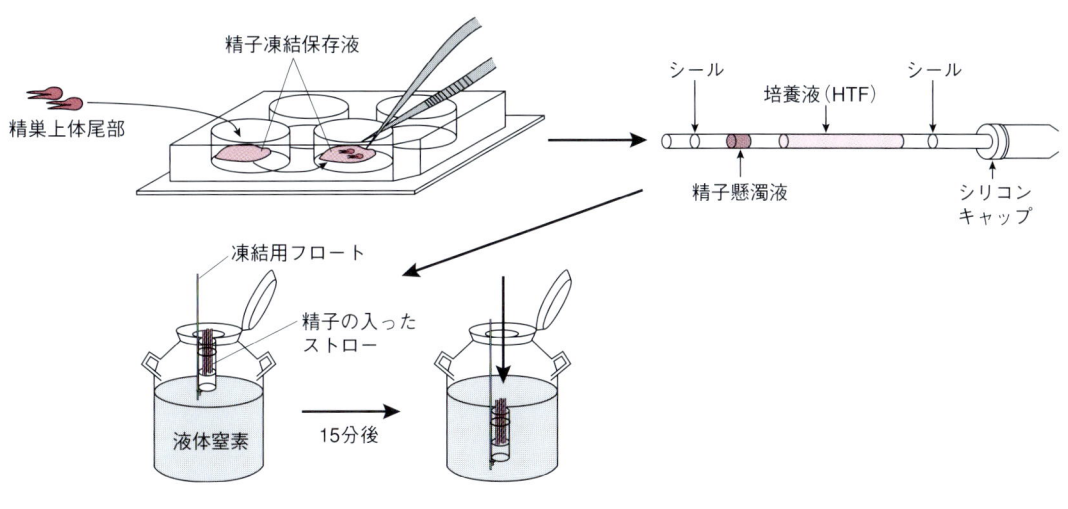

(図2) 精子の凍結保存法
精子の凍結保存法として世界のスタンダードとなっているNakagata method

で輸送するシステムが広く普及しています．**凍結胚や精子での授受は，病原微生物をもち込む可能性がない，輸送が簡単，経費が安くすむ，動物が死亡・逃亡する心配がないなど，さまざまな利点があることから，現在，遺伝子改変マウスの一般的な輸送手段となりつつあります**．

凍結の容易な系統・困難な系統

胚の場合，遺伝子改変マウスの主要な系統であるC57BL/6においては，比較的良好な凍結保存成績が得られていますが，DBAに関しては，どの凍結法を用いても，あまり良好な成績が得られないのが現状です．一方，精子の場合は，胚の凍結とは逆に，凍結DBA精子は高い受精能を保有していますが，C57BL/6の凍結精子においては，高い受精率が得られませんでした．しかし，**最近，**

C57BL/6においても比較的良好な受精率が得られる精子保存液および前培養液が開発され，市販されています（商品名：FERTIUP®，九動）．

◆参考文献

1) Whittingham, D. G. et al.：Science, 178：411-414, 1972
2) Renard, J. P. & Babinet, C.：J. Exp. Zool., 230：443-448, 1984
3) Nakagata, N.：J. Reprod, Fertil., 87：479-483, 1989
4) Nakagata, N.：Jikken Dobutsu, 39：299-301, 1990
5) Nakagata, N.：Jikken Dobutsu, 39：303-305, 1990
6) Nakagata, N. & Takeshima T.：Jikken Dobutsu, 42：317-320, 1993
7) Nakagata, N.：Exp. Anim., 44：1-8, 1995
8) Nakagata, N. et al.：Theriogenology, 43：635-643, 1995
9) Nakao, K. et al.：Exp. Anim. 46：231-234, 1997
10) Nakagata, N.：Mamm. Genome, 11：572-576, 2000

◆参考図書

- 『Manipulating the mouse embryo a laboratory manual third edition』（Andras Nagy, 他／編）Cold spring harbor laboratory press, 2003
- 『生命工学　新しい生命へのアプローチ』（浅島 誠，山村研一／編），共立出版，2004
- 『生殖工学技術マニュアル　マウス版』（CD版），（中潟直己／制作・監修），トランスジェニック，2005

（中潟直己）

5章 繁殖・交配の仕方についてのQ&A

Question 49
バイオリソースへ寄託したいと思っています．どのようにすればいいでしょうか？

Answer
わが国の代表的な寄託機関としては，マウスでは熊本大学CARDおよび理化学研究所バイオリソースセンター，ラットでは京都大学のナショナルリソースプロジェクト「ラット」があります．

上記3施設において，基本的な寄託方法にそれほど違いがありませんので，ここでは熊本大学CARD（Center for Animal Resources & Development）の寄託方法について紹介することにします（図）．基本的な寄託の流れは，以下の通りです．なお，寄託に関する一切の経費は，無料です．

依頼書類様式の入手

まず，熊本大学CARDのHPの「PDFをダウンロード」から「マウス胚・精子バンク」にアクセス（http://card.medic.kumamoto-u.ac.jp/card/japanese/gyoumu/ebank/touketu.html）し，「凍結依頼方法について」をクリックすることにより，依頼書類様式PDFファイルを入手します．

依頼書類，プライマーおよびポジティブコントロールの送付

依頼書類（マウス胚／精子凍結保存依頼書，承諾書，組換えDNA実験計画書作成のための情報，プライマーとそのPCR条件について，情報および寄託マウスに関する情報）を作成して，プライマーおよびポジティブコントロールとともにCARDに郵送します．なお，代表的な論文（論文が未発表であれば不要）および導入遺伝子の構造または標的組換え遺伝子の構造の図（送付する論文内に遺伝子の構造図がある場合は，特に必要ありません）も郵送します．また，病原微生物モニタリング検査結果があれば，それも同封しましょう（必須ではありません）．プライマーおよびポジティブコントロールについても，熊本大学CARDで，凍結保存した胚から産仔を作製し，その仔マウスについてPCRによる導入遺伝子のチェックを行うため，なるべく早めに送る必要があります．

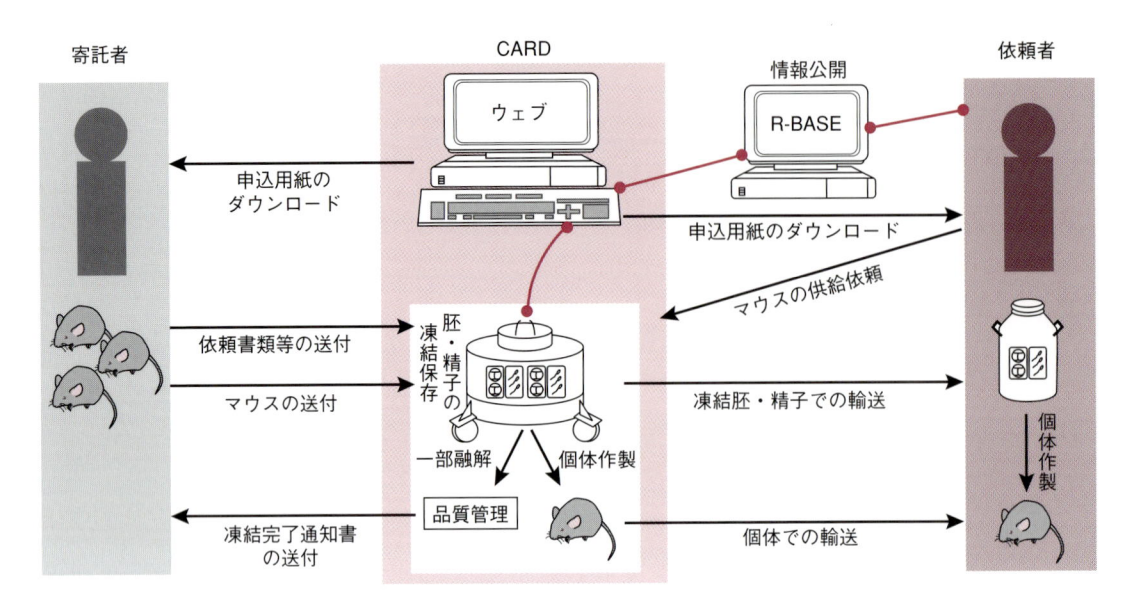

(図) 熊本大学 CARD のマウスバンクシステム
寄託されたマウスの情報はすべてウェブ上で公開され，それらマウスを国内外の研究者へ供給できるシステムになっています

寄託マウスの輸送

依頼書類，プライマー，ポジティブコントロールのチェックおよびマウス受け入れの準備が整った時点で，寄託者からマウスを CARD へ配送します．

胚および精子の凍結保存

CARD において，それらマウス由来の胚および精子を凍結保存します．

凍結胚および精子の品質管理

凍結した胚の一部を融解，移植することにより，産仔への発生を確認します．また，それら仔マウスの病原微生物検査を行います．遺伝子改変マウスを含むミュータントの場合は，PCR による導入遺伝子の確認を行います．一方，凍結精子については，凍結精子を含むストローを 1 本融解し，運動性をチェックします（遺伝子改変マウスの場合は，PCR による導入遺伝子の確認を行います）．

マウス胚／精子の凍結完了通知書

凍結胚および精子の品質管理が完了した時点で，CARD センター長名で寄託者にマウス胚／精子の凍結完了通知書を送付します．

マウスの情報公開

寄託されたマウスの情報を CARD のデータベース（CARD R-BASE）上で公開します．

寄託されたマウスの供給

CARD R-BASE で公開されたマウス系統に関して，供給依頼があれば，寄託者の承諾を得たうえで，供給依頼者へそのマウス（凍結胚あるいは個体）を供給します．

なお，詳細は，以下へお問い合わせください．

> **熊本大学 CARD 問い合わせ先**
> 〒860-0811
> 熊本市本荘2-2-1 熊本大学動物資源開発研究部門胚凍結保存事務部
> TEL：096-373-6575　FAX：096-373-6570
> Email：card@kaiju.medic.kumamoto-u.ac.jp

理研 BRC および京都大学ナショナルリソースプロジェクト「ラット」のアクセス先は，以下の通りです．
理化学研究所バイオリソースセンター（BRC） ⇒ http://www.brc.riken.jp/
京都大学ナショナルリソースプロジェクト「ラット」 ⇒ http://www.anim.med.kyoto-u.ac.jp/nbr/homejp.htm

● 関連する質問 → **Q69**

◆ 参考文献

1) 中潟直己：バイオサイエンスとインダストリー，57：822-823, 1999
2) 中潟直己：分子細胞治療，2：613-617, 2001
3) 中潟直己：医学のあゆみ，203：451-454, 2002
4) 中潟直己：アニテックス，14：134-139, 2002
5) 加藤秀樹，中潟直己：細胞工学，25：800-805, 2006

◆ 参考図書

● 『細胞バンク・遺伝子バンク』（日本組織培養学会 細胞バンク委員会／編），共立出版，1998
● 『ライフサイエンスのための系統保存とデータバンク』（中辻憲夫／編），共立出版，2000

（中潟直己）

＊なお，Q40〜44 に対する回答の内容は，マウス・ラットを扱っている多くの実験動物関係者が経験上知り得たことばかりで，参考文献はほとんどありません．これら回答に関しては，竹島 勉（ヒューマンサイエンス研究資源バンク），鈴木宏志（帯広畜産大学原虫病研究センター），安齋政幸（近畿大学先端技術総合研究所），中尾和貴（理化学研究所発生・再生科学総合研究センター），宮地 均（京都大学ウイルス研究所附属感染症モデル研究センター），各氏のご協力により作成したものです．

6章　解剖と病理解析の方法についてのQ&A

Question 50
採血はどこから行えばいいのですか？
また血漿と血清の分離方法を教えてください．

Answer
採血には部分採血と全採血があります．目的に応じて採血法を選択しましょう．血漿と血清の分離は抗凝固剤の添加／不添加の状態で遠心して行います．

採血法には解剖時に多量の血液を得るための全採血と，実験途中に動物を殺さず数回にわたって少量の血液を採取することができる部分採血法があります．実験目的や必要とする量，採血回数，麻酔方法などを考慮に入れる必要があります（**表1，2**）．

部分採血の部位と方法

部分採血は，動物に可能な限り苦痛を与えず，負担がかからないよう必要最少量・最少回数で行います．循環血液量の約10％の採血で回復には約2週間かかるとされています．

尾静脈や足静脈からの採血では動物を固定器などで保定します．麻酔は必ずしも必要ありません．眼窩静脈叢，心臓，舌下静脈からの採血や尾の先の切断時には必ず全身麻酔下で行います．

1）眼窩静脈叢

この方法は，他の採血法が使用できない場合に行われます．ガラス毛細管を下眼瞼にそって肉眼角（目頭）から外眼角（目尻）に向けて，下眼瞼結膜と眼球の間にねじるように数mm刺入します．刺入後，ガラス管を軽く引くとガラス管を通って血液が流出してきます．採血後は刺入個所を押さえ止血します．

2）尾静脈採血

尾根部から先端に向かってアルコール綿で尾をよくこすり，アルコールを拭き取り，尾の先端から1/3〜1/4の部分をカミソリで切ります．または注射針を静脈に穿刺します．傷口を上にすると血液が盛り上がってくるので，これをヘマトクリット管などで採取します．採血後はガーゼ等で圧迫して止血します．または瞬間接着剤を傷口に塗布することで止血ができます．尾の先端を切断して流出

(表1) 動物の標準血液量

種（体重）	総血液量（mL）
マウス（25g）	1.8
ラット（250g）	16
ウサギ（4kg）	224

(表2) 採血量

	種	採血量（mL）
一部採血	マウス	0.03～0.1
	ラット	0.3～1
	ウサギ	2～5
全採血	マウス	0.5～1
	ラット	5～8
	ウサギ	80～120

してくる血液を採取することもできます．採血後は，ハンダゴテ等で採血部を焼くか糸で結紮して止血します．難易度は高くなりますが尾静脈に直接，注射針を挿して採血することも可能です．

3）足静脈

足根関節の上部を軽く圧迫すると静脈を浮き上がらせることができます．足根静脈は関節の外側にあります．剃毛後に皮膚をアルコール綿で拭き，25G程度の針を静脈に穿刺し採血します．血滴をつくり，ヘマトクリット管などを用いるとより簡便です．採血後は採血部分を軽く圧迫して止血ができます．また短時間であれば，瘡蓋を除去することで反復採血が可能です．主にイヌおよびネコなどの中動物，ハムスターなど尾がない動物で実施されます．

4）心臓（ラット）

胸部の鼓動を指で確認して，肋骨から胸部中央へ穿刺（22～23G）します．心臓に針先が入ると血液が注射筒の針口にわずかに入ってくるので，そのまま針先を固定し，内筒を徐々に引き採血します．この方法は，致死的である可能性があり，代替採血経路がない場合に限ります．

全採血の部位と方法

全採血時に麻酔を深くかけると採血中に死に至ることがあり，十分量の採血ができなくなるので十分注意してください．

1）後大静脈

マウスでは23～24G，ラットでは22Gの針を用います．開腹後，腸管を右側に移して，腹部大動脈および後大静脈の周囲の脂肪組織を脱脂綿等で注意深く排除すると，暗赤色の後大静脈が露出するので針を血管に穿刺し採血します．

2）腹部大動脈

一般的な採血方法です．ラットで21～23Gの針を用い，後大静脈と同様に脂肪を掻き分け静脈がみえたら，さらに静脈の左下方にみえる白桃色の腹部大動脈を周囲の脂肪組織から剥離して露出させます．針の刺入部位は大動脈が左右腸骨

動脈に分離するところです．注射針の切り口を下に向けて血管に刺入し，内筒を引き採血します．針の切り口が上に向いていると血液が飛び散ったり，過って血管を突き破る怖れがあります．脈圧が強く，出血してしまうとやり直しは困難ですので慎重に行いましょう．

3）頸静脈

左右どちらかの胸部から頸部にかけての皮膚を切開し頸静脈を露出させます．注射針を穿刺し，針先を静脈内に進め，静脈内の血液量を確認しながら採血します（一部採血を目的とする場合は皮膚の切開を行わず，毛を刈った皮膚の上から直接採血します）．

4）心臓

腹腔内臓器を無菌的に取り出したい場合に有効です．心臓に注射針を直接刺し，採血します．開胸する場合と，開胸せずに胸壁から直接刺入して採血する方法があります．開胸した場合，呼吸が停止するのですばやく採血しましょう．

血漿・血清の分離法とコツ

1）血漿の分離

ヘパリンまたはEDTA-Na等の抗凝固剤が入った試験管に採血した血液を管壁に沿って注入し，栓をしてゆっくり転倒混和します．採血後すぐに遠心し細胞成分（赤血球，白血球，血小板）を除きます．完全に血小板を除くには室温3,000rpmで30分間遠心し，その上清が血漿となります．抗凝固剤の種類によっては測定結果に影響を与えることがあるので注意が必要です．

2）血清の分離

採血後，室温または37℃で30分から1～2時間保温して凝固させるか，4℃で一晩静置します．凝固を確認後，室温3,000rpmで10～30分間遠心し，上清が血清です．

また，血漿・血清分離剤入りの採血管を使うと簡単に遠心分離できます．

溶血をさけるため採血・採取時に，無理な圧力をかけず，泡立ちを避け，採血容器は十分乾燥したものを用いてください．過剰な遠心も溶血の原因となります．

memo 血漿と血清の違い

血漿（plasma）から凝固タンパク質を除いたものが血清（serum）です．
血清と血漿の大きな違いは，血清は抗凝固剤を添加せずに血球が凝固してから液性成分を検査に使用するのに対し，血漿の場合は抗凝固剤を添加して血球を凝固させずにその液性成分を使用するということです．すなわち血漿には血液が凝固するために必要な成分であるフィブリノーゲンや血液凝固因子があるのに対し，血清にはそれら成分がない，ということになります．

◆**参考図書**

- 『実験動物の技術と応用 実践編』(日本実験動物協会／編), アドスリー, 2004
- 実験動物の被験物質の投与(投与経路, 投与容量)及び採血に関する手引き(東北大学大学院医学系研究科附属動物実験施設)
  ⇒ http://www.ilas.med.tohoku.ac.jp/committee/rule_hiken.html
- 『初心者のための動物実験手技－マウス・ラット』(鈴木 潔／編), 講談社, 1981
- 『図解・実験動物技術集Ⅰ』(日本実験動物協会／編), アドスリー, 1994

(深町勝巳, 津田洋幸)

6章　解剖と病理解析の方法についてのQ&A

Question 51　ラットの解剖の手順とコツを教えてください．

Answer

事前に能率的な解剖術式を身に付けておくことはもちろん重要ですが，解剖前の準備をぬかりなく行うことが大切です．

解剖前の準備

　　解剖に至るまでのラットの症状の経過，薬物を投与した場合はその薬物に関する情報に基づいて予測される変化の出現する器官や症状を把握しておくことが重要です．一般的には対照群を用意し，処置群の諸器官の形態を比較し，変化を観察します．解剖者は解剖学的な正常な形態を理解しておく必要があります．加えて，屠殺方法・死後変化について理解することも，剖検によって正確なデータを得るために必要です．

　　動物1匹ごとに記録用紙（剖検カード）を用意します．採取する臓器は何か，予想外の変化があった場合の対処法を決めておき，必要な材料を適切に採取します．実際の解剖手順を書いておき術者によって違いが生じないよう十分な打合せを行いましょう．適宜，写真撮影をすると正確な記録が残ります．

　　解剖の前に，まずは外表を観察しましょう．

採血

　　血液は全身を回るため，生体の活動を反映しており，血液検査によって目では確認が困難な多くの生体情報を得ることができます．採血しない場合または採血不良の場合は，胸腔内または腹腔内にて放血を行います．

　　エーテル麻酔後，下腹部の皮膚をピンセットでつまみ，腹部を正中線で切開し，腹部大動脈から採血します．採血の間は補助麻酔をしながら採血します．採血不良は臓器にうっ血を来たして器官重量および病理組織学的検査の評価に影響を与える怖れがあります．十分な放血ができなかった臓器は，生理食塩水中で振り洗いすると血液をある程度は除去できます．

腹腔・胸腔内の観察

　腹腔内臓器の外観，腹水の有無・性状を観察します．胸部，頸部の皮膚を正中線に沿って切開します．左右に皮膚を剥離し，皮下組織，乳腺，リンパ節を観察します．

　剣状突起をつまんでもちあげながら横隔膜を切開し，胸水の有無・性状を観察します．左右肋骨を頭部に向け切開し，鎖骨を切断して胸腔器官を露出します．

舌・甲状腺・気管・肺・心臓の摘出

　舌・甲状腺を摘出するため，頸部の筋肉を切開して気管を露出させると顎付近に甲状腺が確認できます．下顎中央を切断し，舌をもちあげ，周囲の組織からハサミで切り離しながら，気管と食道を一括して摘出します．気管摘出にあたり，余分な筋肉や脂肪組織をできるだけ取り除きます．気管と食道を分離し，肺は気管・心臓と一括して摘出します．胸腺を摘出の際には，老齢動物では退縮して痕跡程度であるため，正常時の形状をよく理解しておく必要があります．

皮膚・乳腺の摘出

　皮膚の被毛は標本作製時に邪魔なため，特別な場合を除いてバリカンなどを用いて短く切っておきましょう．乳頭は左右に各6箇所あるので，評価する乳頭を決めておきましょう．通常は最も大きく分離しやすい腹部第四乳腺を皮膚および脂肪ごと摘出します．

消化器の摘出

　肝臓は周囲の結合組織・胆管・門脈を切断しながら摘出します．体をもちあげ肝臓の重量で自然に落下させるように結合組織を切断していくと容易に摘出できます．腎臓は腎門部をもって牽引し，周囲脂肪組織を分離しながら摘出します．薄膜で覆われているので，ピンセットでつまみ，ハサミで剥離します．副腎は，周囲脂肪組織と一括して摘出した後に周囲脂肪を注意深く取り除きます．脾臓は間膜を切断して摘出します．膵臓は腸管や脂肪組織から完全に分離しようとすると，かなり手間がかかるので，重量を測定しない場合は腸管につけたまま摘出します．消化器全長が必要な場合は肛門から食道までつなげたまま一括して摘出し，食道下部と肛門部を木綿糸で結紮し注射器で固定液を注入します．

生殖器の摘出

　雄では，精巣・精巣上体を引き出し両者を分離します．膀胱は固定液を注入後，木綿糸で結紮してから前立腺から切り離し，摘出します．前立腺と精嚢は一括し

て摘出します．精巣・精嚢は傷付けると内容物が漏出するので注意しましょう．

雌では，膀胱（固定液注入）を子宮から切断して摘出します．周囲脂肪組織から分離するように，子宮・卵巣を摘出します．子宮は間膜から切り離し，頸部の腟側で切断して摘出します．

脳・下垂体の摘出

頭部皮膚を切開し，後頸部の筋肉をはずして頭蓋骨と第一頸椎との間を金冠ハサミで切断，脊椎と頭蓋骨の隙間にハサミの片側の先端を差し込み，後頭部を左右の側方で切断し，脳を露出します．このとき，脳を傷付けないように，ハサミで頭蓋骨を押しあげながら作業を進めます．脳硬膜を切断し，嗅脳前方より脳底部にピンセットを潜入させ，頭蓋から脳を摘出します．脳を取りだすと，下垂体は頭蓋骨に残るので，周辺の膜組織を切断後，ピンセットですくい上げて摘出します．

骨の摘出

最も簡単に多量に骨組織を得るには大腿骨を用います．大腿の筋を露出させ，筋肉をできるだけ外し，膝関節の上下で大きく切断します．膝関節を外して摘出してもよいです．摘出後，筋肉をきれいに除去します．

その他の器官

その他に末梢神経（筋肉），眼球・ハーダー氏腺，脊髄，唾液腺，顎下リンパ，鼻腔，ジンバール腺を摘出します．

各動物系統の標準体重・臓器重量，血清検査値等のデータ集が各ブリーダーのホームページで参照できます．

・日本SLC ⇒ http://www.jslc.co.jp

・日本チャールス・リバー ⇒ http://www.crj.co.jp/3membr/12data/index.htm

・日本クレア ⇒ http://www.clea-japan.com/CLEA01_00.html

● 関連する質問 → Q50

◆ 参考図書

● 『実験動物の技術と応用 実践編』（日本実験動物協会／編）アドスリー，2004
● 『初心者のための動物実験手技－マウス・ラット』（鈴木 潔／編），講談社，1981

（深町勝巳，津田洋幸）

6章 解剖と病理解析の方法についてのQ&A

Question 52
マウスの解剖の手順とコツを教えてください．

Answer
ラットの解剖とほとんど違いがありません．マウスは小さいので，操作により注意しましょう．

マウスの解剖はラットと大きな違いはありません．**Q51**を参照してください．

マウスはラットに比べ各臓器が小さいので摘出時やトリミング時に器官を傷付けないように注意する必要があります．また，摘出した器官を紛失しないように注意しましょう．肝臓にはラットと違い胆嚢があることから，より迅速に固定を完了するようにします．骨はラットに比べ柔らかく扱いやすいですが，脳などを傷付けやすいので注意が必要です．

●関連する質問→ **Q51**

◆参考図書
- 『マウス解剖イラストレイテッド：動画でわかる解剖手技と細胞組織像』（野村慎太郎／著），秀潤社，2002
- 『マウスラボマニュアル』（東京都臨床医学総合研究所実験動物研究部門／編），シュプリンガー・フェアラーク東京，2003
- 『マウスカラーアトラスと写真で見る脳実験マニュアル』（黒川 衛／編），羊土社，2005

（深町勝巳，津田洋幸）

6章 解剖と病理解析の方法についてのQ&A

Question 53
灌流固定が必要なのはどのようなときですか？
またその方法を教えてください．

Answer
in situ ハイブリダイゼーション，免疫染色，電顕試料，神経組織等の採取のときに必要です．左心室から灌流液を流して固定をしますが，高い操作技術が必要です．

還流固定が必要な場合

　通常の浸透固定と比較して灌流固定は非常にきれいな組織像が得られ，特に電顕観察には必須です．また，固定時間も短くて済むので *in situ* ハイブリダイゼーションに対するmRNA，免疫染色に対する抗原性がよく保存されます．*in situ* ハイブリダイゼーションを行う場合，また，脳や精巣などやわらかく固定液の浸透が悪い組織では，可能であれば，常に灌流固定を行う方がよいです．しかし，組織の種類によっては必ずしも灌流固定は必要ではなく，技術的に難易度が高くなるので，慣れない灌流固定の操作で，固定液の組織への浸透が遅くなるよりは，すばやく固定液に浸した方がよい場合もあります（浸漬固定での最大の欠点は，固定液が目的の細胞に到達するのに時間が掛かることです．これを避けるには，試料を小さくして，固定液がはやく浸透するようにすることです）．

灌流固定の方法

　ネンブタール等で深く麻酔した後，開胸し心尖部を切開して，先端があまりとがっていない太めの針（4週齢ラットで22G程度）を左心室に刺入し，鉗子で心臓とともに固定します．このとき，針の先端が大動脈まで入っていることを確認しておくのが，失敗を防ぐコツです．直ちに右心耳を切開し，ペリスタポンプを用いて10～50m*l*/min程度の流速で灌流液を流します．
　はじめにリン酸緩衝液または生理食塩水またはヘパリン－生理食塩水で血液を洗い流し（流れ出る血液の色が薄くなるまで），続いて固定液を灌流します．灌流がうまくいっているかどうかは，固定液を流したときに全身がけいれん様に動くことで容易に確認できます．ペリスタポンプがない場合は，灌流液をビーカー等に入れ，1m位の高さに置いて，気泡がないように灌流液で満たしたチューブを差

し込むことで代用できます．チューブには洗浄液・固定液のそれぞれに繋ぐことができるように三方活栓を付けておくと便利です．または，50〜100mlの注射筒を用いて手動で左心室に注入を行ってもよいです．注入が早すぎないよう注意しましょう．

　灌流固定の後，数時間，固定液中に浸透させます．肝臓のみを固定する場合には，門脈を生理食塩水で灌流した後に固定液を流します．

（深町勝巳，津田洋幸）

memo

6章　解剖と病理解析の方法についてのQ&A

Question 54
病理標本を作製する際，固定方法の選択はどのように決めればよいですか？

Answer
目的に応じて固定方法を決めます．一般的には10％中性緩衝ホルマリン液で固定を行います．免疫染色を行う予定であれば，それぞれの抗体に適した固定方法を選択しましょう．

固定液の種類と特徴

固定液には変性型であるホルマリン類（10％ホルマリン，10％中性緩衝ホルマリン，4％パラホルムアルデヒド），凝固型であるアルコール類（エタノール，メタノール，アセトン）の大きく2つに分類できます．

一般にこれらの薬剤が単独または複合して用いられますが，**すべてに万能な固定液はありません**．ホルマリンは使用が簡単で安価であり，組織への浸透性がよく，切り出しに適当な硬さが得られるため多用されています．ホルマリン中のホルムアルデヒドは空気中に放置すると酸化されてギ酸を生じるため，酸性に傾き重合しやすくなります．酸化は光により促進されるので冷暗所で保存します．

固定液の特徴を知り，目的の染色にあった固定を行いましょう（**表**）．

> 例　脂肪染色：アルコール・アセトン不可
> 　　核酸染色：アルコール

固定後の染色がうまく行かない場合

組織化学においては，固定操作は必須のステップですが，形態保持のための固定の強さと抗原性の保持とは反比例します．固定後のパラフィン包埋により抗原性が減弱・消失することもあるため，固定操作は免疫組織染色において重要です．免疫染色の際に陽性細胞が観察されないという原因は，抗体の質のみならず，固定の失敗にあることも多いです．

固定液の選択とともに固定時間も重要な要素となります．固定時間を数時間から1日に留めると良好な結果が得られる場合もありますので，染色がうまく行かない場合は固定時間の条件検討も行ってください．免疫染色の条件はサンプルに

(表) 固定液の種類

		固定液の種類	固定液の組成	固定時間	使用例
変性型	ホルマリン系固定液	10〜20%ホルマリン	ホルマリン	1〜2日	組織一般・脂質
		中性ホルマリン	ホルマリン, 炭酸カルシウム	1〜2日	組織一般・脂質
		緩衝ホルマリン	ホルマリン, リン酸緩衝液	2〜3日	組織一般・脂質・グリコーゲン・酸性粘液多糖類
		パラフォルムアルデヒド	パラフォルムアルデヒド, 水または緩衝液	4〜6時間	組織一般・免疫染色
		グルタールアルデヒド	グルタールアルデヒド, 緩衝液	2時間	一般電顕前固定
		PLP	パラフォルムアルデヒド, メタ過ヨウ素酸	4〜12時間	免疫染色(糖タンパク質系抗原)
凝固型	アルコール系固定液	アルコール	アルコール	2〜4時間	グリコーゲン・酸性粘液多糖類・金属・尿酸
		カルノア固定液	アルコール, 酢酸, クロロホルム	1〜4時間	核染色質・グリコーゲン・酸性粘液多糖類
	ピクリン酸系固定液	ブアン固定液	ピクリン酸, 氷酢酸, ホルマリン	1〜10時間	内分泌組織・胎仔組織・グリコーゲン・酸性粘液多糖類・粘液
		ザンボニ固定液	ピクリン酸, パラフォルムアルデヒド	4〜12時間	免疫染色(ポリペプチド抗原)
	アセトン	アセトン	アセトン	1〜2日	酵素(4℃で固定)・免疫染色

応じてさまざまなので,文献を参考に検討を行ってください.

> 例【インスリン・グルカゴン】アルコール固定では多くのペプチドホルモンの抗原性が流出します.ホルモンなどの分泌顆粒に含まれる物質にはホルマリン系固定液が適しています(ソマトスタチン,カルシトニン等は例外的にアルコール固定でも可能).
> 【ケラチン・ビメンチン】ホルマリン固定により抗原性が変質しやすいです.抗原性賦活化処理で抗原性が回復します.

固定操作の概要とコツ

組織を摘出し,目的の大きさに切り分けて,十分な量の固定液に浸漬し通常最低2日間固定します.振盪器を使用することにより固定時間の短縮,良好な固定が行えます.摘出した器官をできるだけ小さく,薄い組織(厚さ5mm以下,できれば2mm以下)を固定してください.厚い切り出し組織では,固定液の浸透が不十分となり,部分的に固定が行われない場合があります.必要であれば半固定された後,浸透を十分に行うため割を入れて,さらに固定を行います.切り出し時に挫滅しないように,組織を圧迫せず刃をすべらせるように切り出しを行い

ます．消化管，肺，膀胱は摘出後，結紮するなどして固定液がもれないよう注入するときれいに固定できます．

骨，歯，石灰化病変のような硬組織はそのままでは薄切ができません．そのため脱灰〔石灰（Ca^{2+} 成分）を取り除く〕操作を行う必要があります．脱灰法にはギ酸などの酸を用いる方法とEDTAなどのキレート剤を用いる方法があります．

病理標本の作製

固定後は，アルコールによる脱水，キシレンで透徹，パラフィンに包埋した後，パラフィンブロックにします．組織にパラフィンを浸透させるため，まず組織中の水分をアルコールで脱水します．アルコールはパラフィンと親和性がないため，アルコールとも混じり，またパラフィンを溶解できるキシレン（置換剤）に置換します．次に熔融したパラフィンに漬けることでパラフィンを浸透させます．この処理過程には，パラフィン自動包埋装置が用いられます．パラフィン浸透の終了した組織をパラフィンとともに包埋皿に入れ，ブロックを作製します．ブロック作製はパラフィンを分注するユニットと，冷却ユニットが一体化した包埋センターを用います．

パラフィンブロックをミクロトームで薄く削り数μmの厚さの切片を作製します．切片はスライドグラスに貼付し，乾燥させ，その後，キシレン，アルコールにてパラフィンを除去し（脱パラ），ヘマトキシリン・エオジンによる染色を行います．封入剤を用いて切片をカバーグラスで被覆します．

凍結標本の作製

1）固定しないで新鮮凍結切片をつくる場合

凍結標本作製時（新鮮凍結切片）には厚さ5mm程度の組織断片をろ紙に貼付て，凍らない程度（－100～－130℃）に十分に冷却したイソペンタン中で凍結するとよいでしょう（図）．方法はステンレス製の重しを入れた大きめのカップを液体窒素中に入れ，その中にイソペンタンを入れた一回り小さいカップを入れます．そうすると液体窒素とイソペンタンの容器の間に空気の層ができて，イソペンタンが固化することがありません．直接試料を液体窒素に入れると急激凍結によって組織内の水の結晶ができ，そのために組織への傷害が起きますが，上記方法によりこの傷害を最少に抑えることができます．また，サンプルを均一に瞬時に凍結でき，薄切しやすい標本が作製できます．保存時にはイソペンタンが蒸発しないように密封可能な容器中に保存します．

2）固定後に凍結切片をつくる場合

固定後に凍結する場合は（固定凍結切片），固定後，スクロースで洗浄し

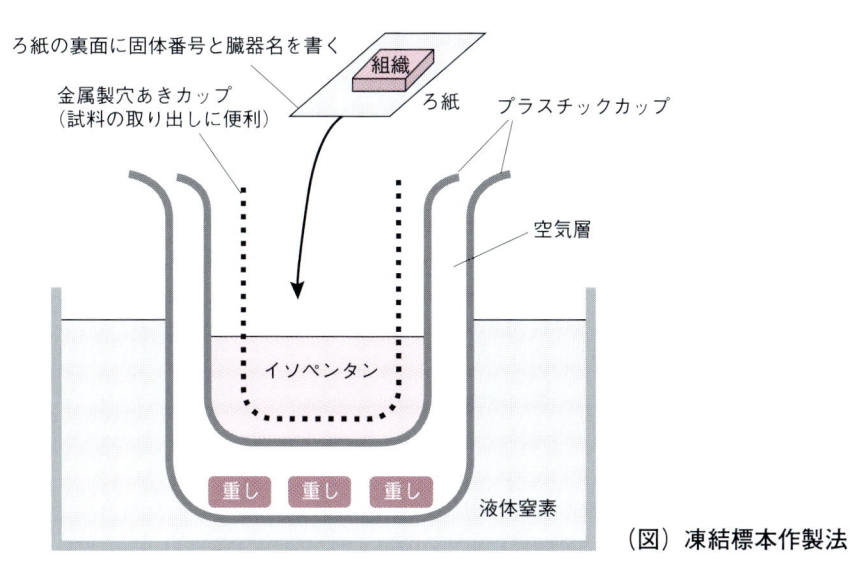

```
ろ紙の裏面に固体番号と臓器名を書く
                                    組織
金属製穴あきカップ
（試料の取り出しに便利）            ろ紙       プラスチックカップ

                                              空気層

              イソペンタン

         重し  重し  重し           液体窒素
```

（図）凍結標本作製法

（10％，15％，20％でそれぞれ4℃で数時間〜一晩，計1〜2日間洗浄します），新鮮凍結切片と同様に凍結を行います．

　凍結時にOCTコンパウンドは必ずしも必要ではなく，OCTコンパウンドに包埋しない方が薄切しやすい場合も多いです．固定凍結切片は抗原性が損失する可能性もありますが，形態が新鮮凍結切片に比べよく保たれます．新鮮凍結切片の場合は抗原性が保持されますが，操作中に未固定細胞の凍結融解のため形態が崩れやすいという欠点があります．

> 形　態：新鮮凍結切片＜固定凍結切片
> 抗原性：新鮮凍結切片＞固定凍結切片

核酸の抽出

　DNAやRNAを抽出するには，凍結切片を用いるとよい結果が得られます．RNAの抽出には用いる器具・試薬がRNaseフリーである必要があります．パラフィン包埋アルコール・アセトン固定でも可能です．パラフィン包埋ホルマリン固定では，抽出はより難しくなります．ホルマリン固定でDNAはほとんどの場合，数百塩基程度以下の断片に切断されているので，PCRで増幅できる領域には100bp程度と限界があります．

　固定された標本を用いる場合は，条件検討を行い，限界を知ることが重要です．

◆参考図書

1）『渡辺・中根酵素抗体法』（名倉 宏，他／編），学際出版，2002

（深町勝巳，津田洋幸）

6章　解剖と病理解析の方法についてのQ&A

Question 55　マウスのアトラスに詳しい書籍を教えてください．

Answer
下記書籍などを参考にするとよいでしょう．

解剖学

- 『マウスの断面解剖アトラス』（岩城隆昌，他／著），アドスリー，2001
  - ≫≫ウサギ編・ラット編に続く断面解剖アトラス．マウスのマクロ解剖写真，水平断・矢状断・横断の断面写真のカラーアトラス集です．
- 『The House Mouse-Atlas of Embryonic Development』，Springer-Verlag．1989
  - ≫≫マウス胎仔の発生段階ごとに受精後（One-celled egg）から新生仔（19 Days）まで27段階に分けて解説されています（白黒の写真・イラスト）．生後の発達については数ページのみの簡単な解説があります．
- 『Colour Atlas of Anatomy of Small Laboratory Animals：Volume 2』（Peter Popesko, 他／著），Saunders Ltd., 2003
  - ≫≫ラット，マウス，ハムスターのカラーアトラスで，動物種間の比較ができます．Volume 1はウサギ・モルモットについて．
- 『マウス解剖イラストレイテッド：動画でわかる解剖手技と細胞組織像』（野村慎太郎／著），秀潤社，2002
  - ≫≫初心者向けの解剖書です．丁寧な記載で基本から解説されています．顕微鏡写真も多数掲載されており便利です．
- 『マウスカラーアトラスと写真で見る脳実験マニュアル』（黒川 衛／編），羊土社，2005
  - ≫≫マウス脳の解剖学的な記載に詳しく，またヒト脳との比較ができ，アトラス以外にも脳研究には便利な一冊です．

病理学

- 『カラーアトラス　マウス組織学』（多田伸彦／著），学際企画，2004
  - ≫≫顕微鏡写真を中心としたマウス組織学の入門書です．
- 『カラーアトラス　実験動物組織学』（伊東信行／著），ソフトサイエンス社，1986
  - ≫≫ラット・マウス・ハムスター・モルモット・ウサギ・イヌの6種の動物組織についての顕微鏡写真のカラーアトラス集です．動物実験において便利なように作成されています．

●関連する質問→ **Q56**

（深町勝巳，津田洋幸）

6章 解剖と病理解析の方法についてのQ&A

Question 56
ラットに関する参考書があまり見当たりません．アトラスなどはあるのでしょうか？

Answer

下記書籍またはマウスに関する書籍などを参考にするとよいでしょう．

解剖学

- 『実験動物の断面解剖アトラス ラット編』（早川敏之，他／著），チクサン出版社，1997
    - ≫≫実験動物用ラットの矢状断・水平断・前頭断および関連する肉眼写真のカラーアトラス集です．無固定（凍結状態で切断）で作製されているので生体に近い状態の断面情報が得られ非常に便利です．
- 『カラーアトラス ガイドブック ラットの解剖』（嶋井和世，西村陽三／訳），廣川書店，1980
    - ≫≫ラットの解剖の肉眼写真のカラーアトラスです．解剖の写真と解説，簡単な解剖手順が示されています（ラットの生態についての記載もあります）．
- 『Anatomy of The Rat』(American philosophical society)，Hafner Publishing Company, 1963
    - ≫≫ラットのイラストによるアトラスとそれに基づく解説書です．

● 関連する質問 → **Q55**

（深町勝巳，津田洋幸）

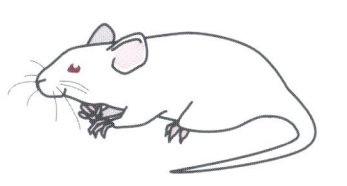

6章 解剖と病理解析の方法についてのQ&A

Question 57
解剖や病理解析は業者に委託することはできますか？

Answer
できますが，解剖は可能な限り自分で行うことをお勧めします．

解剖

屠殺時点での諸器官の変化を肉眼的に把握することは，非常に重要です．業者に委託すると自分の肉眼で確認することができません．委託する場合は予測される変化を正確に伝えることが重要です．予想外の変化がでたときに，どう対応するか，事前に十分な打合せを行う必要があります．費用もそれなりにかかります．

長期毒性試験など決められた試験では，GLP基準（ memo ）に則して実施される必要がある場合があります．受託業者が基準を満たした試験を行えるかどうか確認する必要があります．

> **memo** GLP基準
>
> GLP = Good Laboratory Practice
> GLP基準は，化学物質・医薬品・食品などに対する各種安全性試験成績の信頼性を確保するための基準です．1978年に米国食品医薬品局（FDA）がはじめてGLPの法規制に取り組み，日本では，1983年に医薬品の安全性試験についてのGLP基準が施行されたのがはじまりです．GLP制度は，試験施設ごとに運営管理，試験設備，試験計画，内部監査体制，信頼性保証体制，試験結果等に関する基準への適合性を確認し試験成績の信頼性の確保を目的とするもので，3年ごとに確認更新が必要となっています．

病理解析

感染症あるいはその可能性があるサンプルは委託できない場合もあります．固定済みで安全性が確認できたサンプルについては，通常は問題ありません．

ヒトと動物では組織像が異なりますので，動物の病理に習熟した毒性病理学会認定専門家の最終的な診断が必要です．

●関連する質問→ Q51，Q52

（深町勝巳，津田洋幸）

7章 移植実験および細胞株の樹立についてのQ&A

Question 58
移植実験から細胞株樹立への流れと必要な技術を教えてください．

Answer
同系動物あるいは免疫不全動物に移植し，継代可能な移植株となったら，これを植え込み材料として初代培養を行います．

実験目的に合った培養細胞が未だ報告されていない，あるいは入手困難な場合には新たに細胞株を樹立しなければなりません[1]．実験腫瘍，あるいはヒト由来のがん組織や細胞が得られれば，まず動物に移植し，移植株を作製し，継代維持します．その腫瘍を培養材料として初代培養を試み，細胞株の樹立を行います[2]．最近では腫瘍細胞だけでなく，ヒト正常細胞も移植可能な免疫不全マウスが開発され，この移植から初代培養も可能で，機能細胞の研究にきわめて有用と考えられます（参照 Q61）．研究によっては，長い期間を要し，難易度の高い技術も必要となりますので，実験の目的・方法を吟味し，周到に準備しましょう．

動物への組織・細胞の移植

移植はがんや再生医学研究の分野などで広く行われています．移植する細胞が動物実験に由来する実験腫瘍であれば同系の動物（同系移植）に，ヒト腫瘍であればヌードマウスなどの免疫不全動物を用います（異種移植）．移植する細胞が生体で本来存在すべき箇所に移植することを同所性移植といい，そうでない場合を異所性移植といいます．例えば，胃がん細胞を胃に移植すれば同所性ですが，脾臓内や皮下への移植は異所性移植となります[3]．本来の生体環境である同所性移植が望ましいのですが，一般的には，手技が難しく，移植後の細胞のモニターも困難です．そこで，操作が簡単で，腫瘍の形成を外部から観察できる皮下移植が最もよく行われていますので，その方法を解説します．移植実験に際しては，動物福祉に配慮し麻酔下に施術するなどの苦痛軽減を図らなければなりません（参照 Q9）．

皮下移植の方法

■準備する器具／設備

眼科用ハサミ，ピンセット，移植針（直径3.5×9.5mm），注射器（1ml，22から24G針），オートクリップアプライヤー（9mm），クリーンベンチ，培地，PBS（－）（Ca^{2+}，Mg^{2+}不含のリン酸バッファー），トリパンブルー，麻酔薬（エーテルの吸入麻酔，バルビツール酸誘導体の腹腔内注射），抗生物質（ペニシリン・ストレプトマイシン）

1）固形腫瘍を移植する

無菌的に取り出したがん組織を，PBSあるいは培地（抗生物質含有）に入れます．クリーンベンチ内で，培地を数回換えながら，組織を洗浄します．シャーレ中でメスを用いて2mm角に細切し，ピンセットで5個ぐらいの腫瘍片を移植針に入れます．

動物をエーテルにより麻酔します．動物の移植部位の毛をバリカンで刈り，70％エタノールで消毒後，ハサミで約3mm皮膚を切開します．その部分から移植針の先端を皮下に到達させます．組織片を皮下に移植後，皮膚貫通部を圧迫しながらゆっくり移植針を引き抜きます．さらに1分ほど圧迫を続けて漏れを防止し，切開部をオートクリップで閉じます．

2）細胞を移植する

細胞の移植は，目的に応じて細胞数を調整し，細胞浮遊液（10^7細胞/0.2ml）を注射器に吸引します．注射針を斜めに皮膚に刺して先端を皮下に到達させます．そこから針先をもう一度皮膚下層を貫いて，その先の皮下に細胞浮遊液を注入すると液漏れが防止できます．皮膚貫通部を**圧迫しながらゆっくり針を引き抜き**，さらに1分ほど圧迫を続けます．

初代培養から細胞株の樹立

生体から組織や細胞を取り出して培地を含むシャーレなどの培養容器で培養し，最初の植え継ぎを行うまでを「初代培養」とよび，この培養法は**Q63**，**Q65**で解説します．この初代培養では目的とする細胞だけでなく，結合組織や血管などに由来するいろいろな細胞が混在していますので，**細胞の状態を観察しながら新しい培地と交換します**．細胞は徐々に増えますが，目的とする細胞以外の細胞を取り除きながら，培養容器に70％前後（サブコンフルエント）になるまで初代培養を維持します．**100％になる（コンフルエント）と細胞の状態が悪くなりますので，その前に植え継ぎをします**．初代培養細胞を新鮮な培地の容器に移して増殖させ，維持します（継代培養）．このように生体外の培養条件下で安定して増殖

を続ける細胞集団が得られたら，これを細胞系（Cell-line）とよび，この細胞系をつくることを"樹立する"あるいは"株化する"といいます．

■ 準備する器具

細胞を直接扱うための前述の器具に加え，シャーレ，フラスコ，ピペット，遠心チューブなどの培養器具のほか，CO_2 インキュベーター，恒温槽，位相差顕微鏡，冷蔵庫，フリーザー（－80℃）などが必要です．

● 関連する質問→ Q63，Q65

◆ 参考文献

1） 栁原五吉：癌表現形質変異株（3）ヒト癌及び実験腫瘍の培養細胞株の樹立法『生物薬科学実験講座 6 細胞の増殖と成長因子 Ⅲ培養細胞の利用』（井出利憲／編），廣川書店，2005
2） Yanagihara, K., et al.：Cancer Sci., 95：575-582, 2004
3） Yanagihara, K., et al.：Cancer Sci., 96：323-332, 2005

◆ 参考図書

● 『細胞培養なるほどQ&A』（許 南浩／編），羊土社，2004
● 『新培養細胞実験法 第2版』（黒木登志夫，他／編），羊土社，2000
● 『臓器移植実験マニュアル』（野澤真澄／監修），秀潤社，1999
● 『ヒトがん細胞株とその特性』（鈴木利光，他／編），中外医学社，1992

（栁原五吉）

memo

7章 移植実験および細胞株の樹立についての Q&A

Question 59 移植する際，動物の麻酔や消毒，器具の滅菌はどのように行えばいいですか？

Answer 動物への皮下移植などの比較的短時間で終わる施術の場合は，エーテルの吸入麻酔か，バルビツール酸誘導体の腹腔内注射が便利です．器具はオートクレーブで滅菌します．

麻酔

　小動物は全身麻酔が多く，一般に麻酔剤投与による場合と，麻酔剤の気化ガスを吸入する場合の2種類が知られています．麻酔剤投与による麻酔は長時間の深麻酔期（手術適期：施術可能な麻酔時間）が得られますが，動物種，系統，週齢，性，健康状態等により**投与量を考慮しないと死を招く欠点**があります．また，麻酔量の決定を行う場合，体重が重要な因子となるので体重測定は不可欠です．動物が呼吸器系や循環器系の興奮をきたさないよう，動物を適切に扱い，測定しましょう．吸入麻酔は簡便に行えますが，深麻酔期が短いので補助麻酔を併用します．**移植の内容によりそれぞれの方法を使い分ける**のがよいでしょう．最近，マウス，ラット等の実験小動物用の吸入麻酔装置・人工呼吸器（レスピレーター）も開発・実用化されています（**写真**）（SN-487・SN-480／シナノ製作所，NAROBIT KN-472／夏目製作所，ラボアニマルシステム V-1／ハムリー，SAR-830A／バイオリサーチセンターなど）．移植の際には実験動物に対する苦痛軽減を心掛け，そのためにも麻酔技術の習得とその習熟が重要です．

注射麻酔薬

1）ペントバルビタールナトリウム（sodium pentobarbital，**商品名：ネンブタール**）

　睡眠作用が強力で，心臓血管系および呼吸器系の抑制作用が強く，鎮痛作用や筋弛緩作用はありません．麻酔期が得られる用量は呼吸停止量に近いので，単独使用より睡眠状態を得る薬剤として少量を投与し，吸入麻酔剤（ジエチルエーテルなど）との併用が推奨されます．腹腔内投与が一般的で，30～50mg/kgで30～50分の安定した手術適期が得られます（睡眠時間は120～180分）．ネン

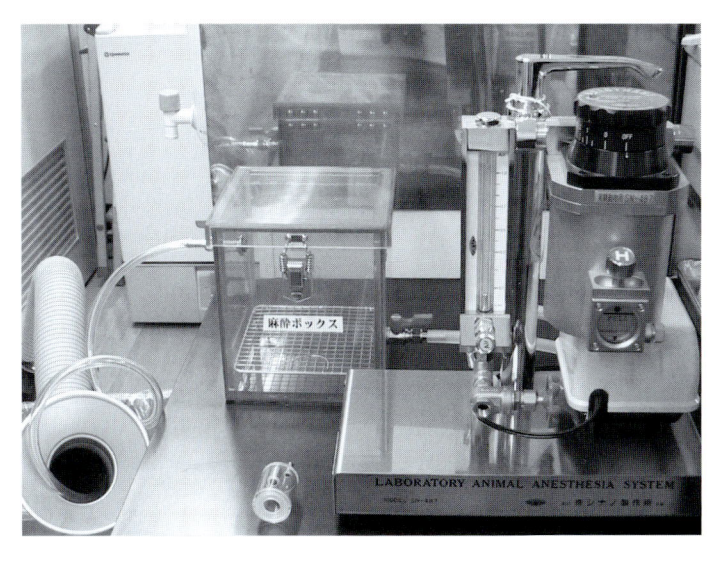

(写真）麻酔装置
SN-487／シナノ製作所

ブタール注射液（50mg/ml）を生理食塩水で10倍に希釈し体重10g当り0.06から0.1mlを腹腔内投与しますと30〜50mg/kg投与したことになります．

2）トリブロモエタノール（tribromethanol，商品名：アバチンavertin）

ラットとマウスに外科麻酔を施すことができ，良好な筋弛緩作用と中程度の呼吸抑制があります．腹腔内投与が一般的で，2,400mg/kgで15〜45分の安定した手術適期が得られます（睡眠時間は60〜120分）．

イソアミルアルコール2mlに2,2,2-トリブロモエタノール3gを加え，37℃で30分間温めます．完全に溶けたら，その0.5mlを40mlの蒸留水に加え，よく振って完全に混合させ，褐色瓶に入れて室温に保存します．注射後2分で麻酔がかかり，約20分間深麻酔期が得られます．

● **注意**

使用時に新たに調製し，腹腔内に投与しますが，貯蔵液が変性すると使用後の重篤な刺激性と腹腔内癒着を起こします．また単回以上の投与も避けましょう．適正に調製保管されれば，本麻酔剤は安全で効果的です．

吸入麻酔薬

1）ジエチルエーテル（diethyl ether）

きわめて容易に気化し，手術適期が得やすく，麻酔管理が簡単・安全で麻酔が深過ぎない限り，血圧をはじめとする循環機能が比較的よく維持されます．鎮痛作用は強く，筋弛緩を伴うよい麻酔が得られます．初心者でも利用しやすいものの，引火性・爆発性があり，換気装置を備えることが必要です．

密閉できる透明な麻酔容器に脱脂綿を置きエーテルを滲みこませます．その上に金網の台などを置き，動物を乗せ，フタをして吸入させます．外からみて充分な麻酔状態になったところで動物を取り出します．また，プラスチックの遠沈管などに脱脂綿を詰めてエーテルを滲みこませ，動物の鼻に当て補助麻酔として吸入させます．

2）イソフルラン（isoflurane）

麻酔の導入，覚醒が早く，そのため麻酔深度の調節や安定性がよく，麻酔作用も強力です．肝臓，腎臓に対する毒性もなく，心筋収縮に対する抑制も少なく，不整脈の発生もありません．吸入麻酔ガスはほぼ完全に呼気中に排泄され，非刺激性で，非引火性です．キャリアーガスに酸素を用い，気化器により適正な濃度のイソフルランを供給します．はじめに5％の濃度で導入し，約3％で維持します．

麻酔の判定と術後の管理

最初に立ち直り反射の消失を確かめ，次に有鈎ピンセット等で足指や尾への刺激に対する反応の消失を確かめます．一方，呼吸数が極端に減り（正常はマウス180回/分，ラット90回/分），大きな息をするのは過剰麻酔の危険な状態です．吸入麻酔であれば麻酔薬を遠ざけて，胸部の圧迫やゴム・シリコンのスポイト（乳首）等を用いて人工呼吸することにより回復することがありますが，注射麻酔では回復は望めません．麻酔中は体温低下をきたすので，保護マットなどで保温することが推奨されます．**麻酔剤投与による手術後は体温低下を防ぐため，白熱灯下で動物が動きはじめるまで保温します．**

動物の消毒

開腹する場合などは，あらかじめバリカンで切開する部分の被毛を刈ります．次に70％エタノールで清拭します．また希ヨードチンキなどで清拭後，70％エタノールでさらに清拭する場合もあります．

滅菌

移植操作は微生物の感染を防止することが重要です．細胞や組織に直接触れるものは滅菌し，移植処置は無菌的に施行するのは当然ですが，その周辺の環境もできるだけ清潔に維持することが大事です．細胞の調製等はクリーンベンチ内で通常の培養と同様に行います．移植に必要な器具類は事前に点検し，移植針，ハサミ，ピンセット，縫合器などはあらかじめオートクレーブ滅菌し，移植する動物実験施設内の実験室に準備しておきます．

●関連する質問→ **Q34**

◆**参考文献**

1）『実験動物の技術と応用（実践編）』（日本実験動物協会／編），pp156, pp192-195, アドスリー，2004
2）浦野 徹：『実験動物技術大系』（日本実験動物協会／編），pp344-345, アドスリー，1998
3）倉林 譲：麻酔法，『臓器移植実験マニュアル』（野澤真澄／監修），pp37-41, 秀潤社，1999

◆**参考図書，サイト**

- 『ラボラトリーアニマルの麻酔』（P. A. Flecknell／著，倉林 譲／監訳），学窓社，1998
- 『獣医麻酔の基礎と実際』（獣医麻酔外科学会／編），学窓社，1989
- 『バイオメデカルリサーチマニュアル』（倉林 譲／編），養賢堂，
- 麻薬，麻薬原料植物，向精神薬および麻薬向精神薬原料を指定する政令
  ⇒ http://www.nco.go.jp/lows/index.html

（柳原五吉）

7章 移植実験および細胞株の樹立についてのQ&A

Question 60
腫瘍細胞を移植する場合の，細胞の調製の仕方や移植部位を教えてください．

Answer
移植する細胞は対数増殖期の活発に増殖している腫瘍細胞を用います．どの部位に細胞を移植するかはきわめて重要ですので，慎重に検討し，実験目的にあった部位を選びましょう．

細胞の調製の仕方

移植には，対数増殖期にある培養細胞あるいは移植継代腫瘍を用います．細胞密度は通常 $2 \times 10^6/50\,\mu l$ 以下とし，調製後は**氷中で保管しなるべく短時間で移植しましょう．**

1）培養細胞の調製

培養細胞：付着性細胞の場合は，培地を吸引し，PBS（－）にて洗浄後，あらかじめ37℃に加温したEDTA-トリプシンを加えて2〜10分処理します（短時間処理がよい）．シャーレを軽く叩き付着性細胞を剥離した後，ピペッティングし細胞を回収します．あらかじめウシ胎仔血清（FCS）添加培地を入れた遠心管に移し酵素反応を止め，遠心後上清を捨てPBS（－）を加える遠心・洗浄操作を繰り返した後，再浮遊させ細胞数の計測と細胞密度の調製をします．白血病などの浮遊性細胞は遠心・洗浄し，同様に調製を行います．

2）移植継代されている腫瘍からの調製

動物から無菌的に腫瘍塊を摘出し，抗生物質を加えた培地中で，腫瘍組織から壊死部をできるだけ除去します．組織片で移植するものは移植針に入る程度の大きさにメス等で細切します．一方，単細胞を移植したい場合は，少量の培地を加えたシャーレの中でハサミにて粥状に細切します．死細胞や組織片を除去するため，PBS（－）を加えて上清を捨てる操作を繰り返します．酵素溶液（0.25％トリプシン＋0.05％コラゲナーゼ等）を加えて旋回インキュベートし，一定時間後に氷冷して酵素反応を止めます．回収した単細胞浮遊液は上記同様に細胞密度を調製します．

(表)移植部位と観察可能な実験系

同所性移植(orthotopic transplantation)
胃 ⇒ 腫瘤形成,リンパ節転移系,腹膜播種性転移系
膵臓 ⇒ 腫瘤形成,肝臓転移系,リンパ節転移系,腹膜播種性転移系
腎(被膜) ⇒ 腫瘤形成,肺転移系
肺 ⇒ 腫瘤形成,リンパ節転移系
など
異所性移植(heterotopic transplantation)
皮下移植 ⇒ 腫瘤形成,リンパ節転移系
尾静脈内移植 ⇒ 肺転移系
門脈内移植・脾臓移植 ⇒ 肝臓転移系
など

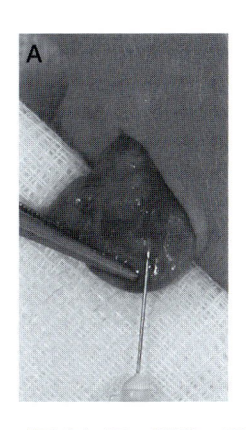

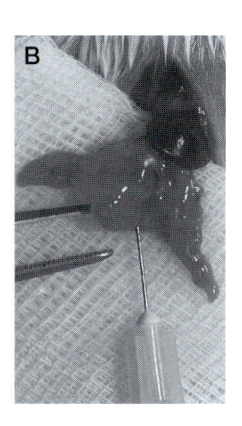

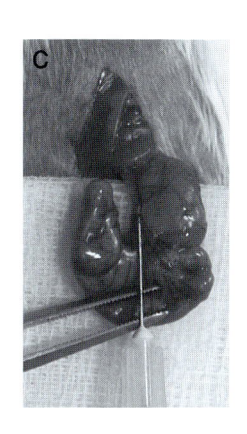

(写真)胃・膵臓・門脈への移植
A)胃壁移植,B)膵臓移植,C)門脈内移植→巻頭カラー写真⑲参照

細胞をどの部位に移植するか

　一般的には皮下移植が使われていますが(参照 Q58),移植部位の選び方はきわめて重要です(表).例えば,尾静脈内移植で肺に転移する細胞株が,皮下移植でも肺に転移するとは限りません.したがって,高転移株という場合「どの部位に移植して転移するのか」に注意しましょう.転移は腫瘍細胞の原発巣からの離脱にはじまる種々の過程を経て成立します.この転移機序解析の実験モデルには,自然転移並びに実験転移があります.腫瘍細胞の同所性移植による自然転移モデルは,生体内での微小環境を反映し,転移の全過程を含むと考えられます.一方,尾静脈や門脈内などへの異所性移植による実験転移モデルは,遊離からはじまる転移の後期過程を観察できるといえます(写真).また異所性移植された腫瘍と同

所性移植された腫瘍を比較すると，病理組織型，増殖速度や転移能などで違いが認められ，これは移植部位における間質細胞との相互作用などの影響と考えられています．

> **memo**
> 培養細胞の長期間継代は変異を起こしやすく，転移能に影響を及ぼすことから，少なくとも１〜２カ月の間隔で同一のロットの保存細胞と入れ換えることが肝要です．

●関連する質問→ **Q58，Q66**

◆ 参考文献

1) Loukopoulos, P., et al.：Pancreas, 29：193-203, 2004
2) Yanagihara, K., et al.：Cancer Sci., 96：323-332, 2005
3) Kang, Y., et al.：Cancer Sci., 97：996-1001, 2006

◆ 参考図書

● 『がんの浸潤・転移研究マニュアル』（がん転移研究会，入村達郎／編）金芳堂，1995
● 『(続)がんの浸潤・転移研究マニュアル』（がん転移研究会，入村達郎／編）金芳堂，1997

（栁原五吉）

7章 移植実験および細胞株の樹立についてのQ&A

Question 61 ヒト細胞を移植するのに適した動物を教えてください．

Answer
ヌードマウス，ヌードラット，あるいはSCID，NOD-SCID，NOGマウスなどの免疫不全動物の特性を考慮し，研究目的と対象細胞に適切な動物を選び異種移植します．

ヌードマウス，ヌードラット，SCIDマウス，NOD-SCIDマウス，NOGマウスは**免疫機能が低下しており，異種細胞の拒絶能が低いためヒト細胞などの異種移植ができます**．ヒトがん細胞株の樹立・継代，制がん剤感受性試験，形質転換した培養細胞の腫瘍原性の確認，腫瘍が産生する生理活性物質の分離，正常細胞の機能研究などの基礎研究から応用まで広範な分野で用いられています．**免疫不全動物は正常マウスでは全く問題にならない日和見病原体でさえ，場合によっては致死的に働くため**，バリアーシステム施設において飼育しなければなりません．現在，NOGマウスは実験動物中央研究所より学術目的に限り，共同研究として提供されています．他のマウス（日本クレア，日本チャールス・リバー，日本エスエルシー）は市販されています．それぞれの動物の特性について以下に解説します．

代表的な免疫不全動物の特徴

1）ヌードマウスの特性

ヌードマウスは，近交系アルビノマウスの無毛の突然変異種として発見されました．外見的には無毛（組織学的には毛包が存在し，産毛を発生する個体もある）で，解剖学的には**無胸腺でT細胞機能が欠落**しています．これらの形質は第11染色体上の単一劣性遺伝子 nu の支配により，ホモ個体（nu/nu）はヌードマウス，ヘテロ個体は（+/nu）は正常マウスとなります．恒久的にバッククロスされており，遺伝的・微生物学的に安定した品質が保たれています．

2）ヌードラットの特性

ヌードラットは，アウトブレッドのHoodedラットのコロニーで発見されました．単一劣性遺伝子 rnu の支配により，ホモ個体（rnu/rnu）では解剖学的に無

胸腺・外見的に無毛で（組織学的には毛包が認められ，生後6週頃には被毛をもつ個体が多い），免疫学的には**T細胞機能が欠如**しています．ヌードマウスより大型であるため，多量の腫瘍細胞が採取でき，腫瘍によっては転移がみられます．静脈注射による抗がん剤の投与や腫瘍細胞の門脈内移植などが比較的容易であるなど，ヌードマウスにみられない有用性があります．近交系ラットF344/Nにバッククロスされており，遺伝的・微生物学的に安定した品質が保たれています．

3）SCIDマウスの特性

SCIDマウスは，Igh遺伝子座が異なるBALB/cAnのコンジェニック系であるC.B-17/Icrマウスに，ヒトの重症複合型免疫不全症（Severe Combined ImmunoDeficiency：SCID）に類似した症状を呈するミュータントでBosmaら（FOX CHASE Cancer Center）により発見されました．単一劣性遺伝子*scid*の支配を受け，ホモ個体（*scid/scid*）は機能的な**T細胞，B細胞を共に欠損しているため，細胞免疫に加えて免疫グロブリンもほとんど産生されず**，ヌードマウスよりも，さらに異種移植が容易です．

4）NOD-SCIDマウスの特性

SCIDマウスといえども異種の細胞・組織がすべて生着するわけではなく，この生着率をさらに高めるため伊藤ら（実験動物中央研究所）は，SCIDマウスと非肥満性糖尿病モデルであるNOD近交系マウスを交配し，NODマウスの形質（**補体活性の減退，マクロファージの減退，NK活性の低下**）を取り入れ，NOD-SCIDマウスを樹立しました．ヒト細胞の生着率がきわめて高く，特にリンパ球などの生着に優れており，ヒトリンパ球移入NOD-SCIDマウスでのHIV感染モデルなどが知られています．

5）NOGマウスの特性

人間の体内と同じようにヒトの正常細胞や組織を移植しても維持することが可能な「ヒト化マウス」として，最近注目されています．伊藤ら（実験動物中央研究所）が発表したNOGマウス[4)5)]は，NOD-SCIDマウスとIL-2受容体γ鎖ノックアウトマウスを掛け合わせたマウスで，**T細胞，B細胞，NK細胞のみでなく，その他の樹状細胞などの免疫担当細胞も機能不全に陥っている**であろうと考えられます．このため，ヒト腫瘍のみならず，種々のヒト正常細胞の移植も可能です．実際に，ヒト造血幹細胞をこのマウスに移植すると，T細胞，B細胞，NK細胞，顆粒球，血小板などがマウス体内で分化します．例えば，ヒトリンパ球を移入し，AIDSウイルスを感染させ，AIDS薬剤の効果判定を行えるAIDS *in vivo*モデルの樹立が報告されています．このNOGマウスは開発されてから時間が経ってい

ないため，今後の研究により再生医療，感染症，免疫，がん研究などへの応用が期待されています．

●関連する質問→ Q66，Q67

◆参考文献

1）末水洋志, 他：血液・腫瘍科, 51：104-112, 2005
2）Miyakawa, Y., et al.：Biochem Biophys Res Commun, 313：258-262, 2004
3）Kambe, N., et al.：J. Germfree Life Gnotobiol., 34：18-21, 2004
4）伊藤 守, 他：日本疾患モデル学会記録, 19：23-30, 2003
5）Ito, M., et al.：Blood, 100：3175-82, 2002

◆参考図書

●『ヌードマウスと抗癌剤評価』（野村達次, 他／編），蟹書房，1991

（栁原五吉）

memo

7章　移植実験および細胞株の樹立についてのQ&A

Question 62 マウスの組織・細胞によって，単離や培養する方法は異なるのですか？

Answer リンパ球系細胞では細胞表面マーカーによるソーティング法が確立しています．他の細胞では機能特性や解剖組織学的知見などを考慮し，物理的に分離するのが確実な方法です．

できる限り**目的の体細胞のみを分離し，その細胞が増殖するのに最も適切な培養方法を施行する**ことが重要です．例えば血液の中を流れているリンパ球と皮膚の角化細胞，あるいは線維芽細胞では，単離や培養する方法は異なります．

リンパ球系細胞の単離と培養

リンパ球系細胞などの血液細胞は，末梢血，脾臓，胸腺やリンパ節から分離します．例えば，末梢血からリンパ球を分離するには，ヘパリンPBS（－）中に採血し，溶血させ，白血球を採取，対象細胞に特異的な抗体（細胞表面マーカー）を用いてソーティングにより分取します．現在では種々の磁気細胞分離システム（MACS：Magnetic Cell Sorting）が開発されており，キットも市販されています．

これらの細胞は，対象細胞に必要なサイトカイン・増殖因子を添加することで安定して増殖します．形状は球形で，静置培養では一部の細胞は底面に軽く接着することがありますが，ほとんどの細胞は培地中に浮遊して増殖します．細胞塊があるようにみえても，ピペッテイングで容易に単細胞になります．維持するには均一にサスペンドし，希釈培養で継代します．

皮膚の角化細胞の単離

角化細胞（ケラチノサイト） は，体表面（皮膚）および外界と接する体内の管腔（口腔，食道，膣など）の表面を覆う上皮細胞で，多層の上皮細胞層（扁平上皮）を形成し，強固な組織を構築しています．皮膚では基底膜に接する基底層のみ細胞増殖能を有し，分裂を繰り返しながら分化する細胞を供給しています．この分化の進行は層構造としてみられ，分化に伴い発現するタンパク質をマーカーとして，細胞を同定することができます．

分離法は安楽死させた新生マウスの背部皮膚を切除し，まずコラゲナーゼで処理（4℃，24時間）します．次いで，mKGM（mouse keratinocyte growth medium）培地中で先曲りピンセットにより皮膚の表皮と真皮を分離し，表皮は培地中でゆすり，細胞を落とした後，除去します．膨化した真皮を崩すようにピペッティングして，分裂能を有する角化細胞を培地中に落とし，分散させます．浮遊している組織片などを取り除き，遠心して角化細胞を回収して，タイプⅠコラーゲンをコートしたシャーレにmKGM培地で播きます．

線維芽細胞の特性

　線維芽細胞は，生体内では各種臓器の実質細胞の間隙を埋める紡錘形の中胚葉由来細胞です．動物個体の発生過程では，組織や器官の形成に重要な役割を果たすことが知られています．この細胞のもつ旺盛な増殖能は *in vitro* でも保持され，各種臓器を10％FCSを添加した通常の培地で初代培養（トリプシン消化や組織片による：　参照　Q63）すると，組織を構成する細胞に混在して紡錘形の細胞が出現してきます．この紡錘形の増殖性の強い細胞を線維芽細胞といいます．したがって，形態は類似していても，特性の異なる多種類の細胞が混在していると思われます．

　以上のように，**生体外に取り出しても，細胞は構成していた器官・組織の機能特性を反映しています**．肝，血液，血管内皮，神経細胞などの分離法並びに培養方法についての詳細は，参考図書を参照してください．

●関連する質問→ **Q63**

◆参考図書
- 『サイトカイン・増殖因子用語ライブラリー』（菅村和夫，他／編），羊土社，2005
- 『培養細胞実験ハンドブック』（黒木登志夫，他／編），羊土社，2004
- 『細胞培養なるほどQ&A』（許 南浩／編），羊土社，2003
- 『新培養細胞実験法改訂 第2版』（黒木登志夫，他／編），羊土社，1999
- 『分子細胞生物学基礎実験法』（堀尾武一／監修），南江堂，1994
- 『機能細胞の分離と培養』（三井洋司，他／編），丸善，1987

（栁原五吉）

7章 移植実験および細胞株の樹立についてのQ&A

Question 63 細胞株の樹立①
初代培養の注意点とコツを教えてください．

Answer
目的とする細胞の適切な細胞分離法と培養条件を選択することが重要です．

マウス胎仔線維芽細胞（MEF：mouse embryonic fibroblast）などの一般的な培地とインキュベーターで培養できるもの，皮膚角化細胞などフィーダー細胞あるいは特殊な培地が必要なもの，既知の方法で維持は可能でも増殖できないもの，維持のための培養条件さえ不明なものまであります．ここでは，最もよく培養されているMEFの分離培養法を概説し，培養条件が未知である細胞培養法のヒントなどを述べましょう．**初代培養細胞**は，標準PCRキットなどで**マイコプラズマの検査を行ってから使用しましょう**．

MEFの分離培養法

①適切な方法で妊娠させた12.5〜13.5日目のマウスを用います．滅菌した手術器具により妊娠マウスを開腹し，無菌的に胎仔をPBS（−）の入ったシャーレに取り出します．

②頭部，内臓を除去し残りの組織をメスで1mm角程度に細切します．

③組織片に0.025％トリプシン/EDTAを加え37℃で5分間処理し，これを20G針の付いたシリンジに通し，さらに37℃で10分間ほどトリプシン消化を続けます（トリプシン処理が長すぎると増殖が悪くなります）．

④組織片から細胞がバラバラに分散されたことを確認したら，10％FCS添加DMEM培地を加え細胞・組織片を遠心回収します．

⑤胎仔1匹分の細胞・組織片を20mlの培地に懸濁し，75cm^{2}フラスコに移し培養を開始します．必要に応じて培地にゲンタシンなどの抗生物質を加えます．

⑥1〜2日でサブコンフルエントになったら，通常の継代法で1：4に継代あるいは凍結保存します．以後，1〜3日ごとに継代を繰り返します．

通常の培養条件でも5〜7継代は増殖が続きますが，やがて増殖能が低下し継

代不可能となり，これを"クライシス"といいます．これはMEF細胞の老化（senescence）あるいは"culture shock"と考えられていましたが，最近では，低酸素（3％）インキュベーターの使用やNAC（N-acetyl-L-cysteine）の培地への添加，あるいは無血清培養においては染色体も安定で，無限増殖が可能であることが知られています．通常の培養条件でも，3T3，3T6プロトコールによる継代法（ memo ）で不死化細胞の集団を得ることができます．ただし，これらの細胞はp19ARF─p53のどちらかに変異が認められ，染色体異常を伴います．

> **memo**
> 3T3とは，培養条件を名に表しており，3-day transfer, inoculum 3×10^5 cells に由来します．正常の線維芽細胞の性質を保持し，静止期（G_0/G_1）の明らかな Swiss/3T3 や BALB/c 3T3細胞がよく知られていますが，マウスの胎仔由来細胞を60mm径の培養皿に3日ごとに3×10^5個植え，細胞を最適条件に保持し，増殖が飽和状態にならないよう継代し続けることによって株化されました．この細胞系は細胞数が少ない場合には急速に増殖しますが，直径60mmの培養皿あたり10^6個に達しますと，分裂が停止します．

その他の細胞培養

　その他の種類の細胞培養に関しては，基礎培地，増殖因子の選択，培養容器のコーティング，フィーダー細胞の有無などが重要です．BRK（Baby Rat Kidney）細胞など培養法の確立されているものもありますが，多くの細胞では培養法は必ずしも確立していません．一般に**間葉系細胞は培養条件によらず増殖が可能ですが，上皮系細胞や血球系細胞などは増殖因子への依存度が高い**ことが多く，細胞分離時に間葉系細胞が混入しているとやがて目的の細胞ではなく間葉系細胞ばかりが増えてくることがあります．細胞分離時に**できる限り目的の細胞のみを分離する**方法も重要です．血球系細胞では細胞表面マーカーによるソーティング法が確立されており，その他の体細胞では解剖学的・組織学的特性を踏まえ，物理的に分離するのが確実な方法です．消化管などではEDTAなどで処理した後，腺管をピンセットで1つ1つ分離していく方法などがあります．皮膚角化細胞では皮膚をディスパーゼで処理し真皮から表皮を剥がす方法などが考案されています（ 参照 Q62）．

●関連する質問→ Q58，Q62，Q64，Q65

◆参考文献
1） Sherr, C. J. & DePinho, R. A.：Cell, 102：407-410, 2000
2） Parrinello, S. et al.：Nat. Cell Biol., 5：741-717, 2003
3） Woo, R. A. & Poon, R. Y.：Genes Dev., 18：1317-1330, 2004

◆ **参考図書**

- 『Manipulating the Mouse Embryo』(Nagy, A., 他／編), pp371-373, Cold Spring Harbor Laboratory Press, 2003
- 『Current protocols in cell biology 23. 2. 4』Jone Wiley & Sons Onc., 2006
- 『細胞培養なるほどQ&A』(許 南浩／編), 羊土社, 2003
- 『培養細胞実験ハンドブック　細胞培養の基本と解析法のすべて』(黒木登志夫, 許 南浩／編), 羊土社, 2004
- 『新 培養細胞実験法 第2版』(黒木登志夫, 他／編), 羊土社, 2000
- 『細胞培養法－生化学への応用』(Adams, R. L. P.／著, 山田正篤, 山根 績／訳), 東京化学同人, 1992

（栁原五吉）

7章 移植実験および細胞株の樹立についてのQ&A

Question 64 細胞株の樹立②
不死化細胞樹立の注意点とコツを教えてください．

Answer
MEFで確立されたように，培養条件の検討のみでマウス，ラットの細胞は不死化できる可能性があるので，既存のマニュアルに頼らず，常に新しい情報を収集しましょう．

まず情報収集をする

現時点ではMEF以外の多くの種類の細胞を培養維持，不死化するのは一般的に困難です．まずは，**不死化したい細胞が過去に樹立されているかどうかを調べてみましょう**．細胞によっては特殊な増殖因子やフィーダー細胞が必要であり，あるいはシャーレに細胞外マトリックスのコーティングが必要な場合があります．短期間でもシャーレで増殖できる条件が確立している細胞では，不死化は比較的容易と考えられます．まずはMEFと同様，**低酸素インキュベーターやNACの添加により延命，不死化できるかを試みましょう**（参照 Q63）．

p19ARF―p53経路を不活化する

1）不活化の方法を検討する

難しい場合には，**p19ARF―p53経路の不活化により不死化するのが現実的です**．具体的にはp19ARF―p53経路だけでなく，**p16―Rb経路をも不活化するSV40LTやHPV16E6E7を導入すれば，まず間違いなく不死化できます**．しかし，同時に細胞はトランスフォームし，染色体異常が短期間に誘導される可能性があります．HPV16E6あるいはp53特異的shRNAベクターの導入により不死化できれば，その方が細胞はより正常に近いと考えられます．また，p16，p19ARFの発現を抑制するポリコーム遺伝子であるbmi-1やCBX7を導入するのも有効です．通常，レトロウイルスベクターでこれらの遺伝子を導入しますが，遺伝子導入の成立には細胞が分裂することが必須となります．最近，三好ら（理化学研究所）が開発した優れたレンチウイルスベクターがあり，シャーレで分裂できない細胞にも遺伝子導入により不死化細胞が得られる可能性があります．さらに，不死化した細胞を元に戻したい場合には，不死化に用いる遺伝子をあらか

じめ *loxP* 配列で挟んで，後に *Cre* 発現アデノウイルスなどで飛ばす，あるいはSV40LTの温度感受性変異を利用し温度依存性に不死化させる方法があります．

2）確立された不死化細胞を利用する

また，帯刀ら（東北大学加齢医学研究所）が開発したSV40LTの温度感受性変異体をもつトランスジェニックマウスおよびラットから分離された多くの細胞が不死化されています．現在はファクト社よりこれらのマウス，ラットが学術目的に限り共同研究として提供されています．特に初期培養が困難な細胞，微少組織由来の細胞などには非常に有用な材料となります．これまでに，胃，結腸など分離培養が難しいと思われる細胞の不死化にも成功しています．これらはSV40LTの温度感受性変異体を用いているため不死化が可逆的であり，多くの正常細胞の性質を温度調節によって回復させることができます．

ただし，ウイルスベクターであれ，トランスジェニックであれ，これらのウイルス遺伝子を発現している間に染色体異常やエピジェネティックな変化が起きる可能性は否定できません．繰り返しになりますが，**至適培養条件の確立を目指しつつ，各細胞において最小限の遺伝子導入により不死化することが重要です．**

memo テロメア・テロメラーゼと細胞の不死化

染色体末端領域（テロメア）は繰り返し配列からなり，ヒトをはじめ哺乳類ではTTAGGGからなります．この繰り返し配列に特異的に結合するTRF1，TRF2などによりテロメアは特殊なクロマチン構造をとりDNA末端として認識されないように保護するとともに，染色体末端融合を防いでいると考えられています．テロメラーゼはテロメア配列を付加する逆転写酵素であり，鋳型RNA（TERC）と触媒タンパク質サブユニット（TERT）からなるリボヌクレオタンパク質です．ヒト体細胞の多くはTERTの発現が弱く，またテロメア長も10〜15kbと比較的短くなっています．そのため多くのヒト細胞の不死化にはTERTの導入が必須であり，自然に不死化細胞が得られることはきわめて稀です．マウスの体細胞ではTERTの発現がみられ，テロメア長も系統にもよりますが20〜50kb程度とヒトより長いです．そのため通常マウス体細胞はテロメアの短縮によって老化することはありません．また，ヒト細胞に比べ自然に不死化細胞が得られる頻度が高いです．

●関連する質問→ **Q63**

◆参考文献

1）Noble, M. et al.：Transgenic Res., 4：215-225, 1995
2）Obinata, M.：Genes to Cells, 2：235-244, 1997

◆参考図書，サイト

● ファクト社のホームページ ⇒ http://www.fact-sv40.com
● 『遺伝子導入なるほどQ&A』（落谷孝広，青木一教／編），羊土社，2005
● 『細胞培養なるほどQ&A』（許 南浩／編），羊土社，2003
● 『培養細胞実験ハンドブック』（黒木登志夫，許 南浩／編），羊土社，2004
● 『研究テーマ別 動物培養細胞マニュアル』（瀬野悍二，他／編），共立出版，1993

（栁原五吉）

7章　移植実験および細胞株の樹立についてのQ&A

Question 65　細胞株の樹立③
腫瘍細胞株樹立の注意点とコツを教えてください．

Answer

過去に樹立された同種の細胞株の培養条件を参考にしましょう．初代培養が困難な場合は動物（同系あるいは免疫不全）に移植・継代し，腫瘍を維持しつつ，培養を試みましょう．

多くの腫瘍細胞ではp19ARF―p53経路，p16―Rb経路が不活化されており，また増殖因子受容体の変異や増幅，rasの変異などにより，増殖因子依存性も低下しています．そのため「腫瘍からの細胞株樹立は比較的容易である」と考えられています（memo）．しかし，腫瘍によっては，間葉系細胞との相互作用や解剖学的位置などにより増殖能を維持しているため，**同系マウスの同じ臓器での移植継代が必要**な場合もあります．特に造血器腫瘍の場合には，特定の増殖因子がないと増殖しないだけでなくアポトーシスを起こすことが多いので，**同種の樹立細胞株で使われている組成を参考に複数の培地を準備**し，培養を開始しましょう．

> **memo**
>
> MEF細胞のような正常細胞では，通常の20.8％ O_2 のインキュベーターでは過剰な活性酸素種（ROS）によりDNA傷害が起きえます．しかし，p19ARF―p53経路，p16―Rb経路が不活化された腫瘍細胞は過剰なROSによる増殖停止が起きにくいです．これまでに樹立された多くの腫瘍細胞株は，通常の20.8％ O_2 の培養器で継代したため「腫瘍細胞以外の正常細胞は継代できなくなり腫瘍細胞だけが残る」という選択を利用していた面があるかもしれません．とはいえ，これまでの教科書に書かれたことはありませんが腫瘍細胞株であっても，培養による染色体異常を増やしたくないのであれば，低酸素（3％ O_2）インキュベーターの使用やNACの添加などが有効かもしれません．また，p19ARF―p53経路，p16―Rb経路の不活化程度の弱い一部の腫瘍細胞では低酸素（3％ O_2）インキュベーターの使用やNACの添加などが増殖に必要かもしれません．

固形腫瘍細胞の初代培養

固形腫瘍の植え込みにはMEFの場合（参照 Q63）と同様，無菌的に取り出した腫瘍塊をシャーレ上で1～2mm角程度に細切し，組織片が乾かぬ程度の少量の培地を加え，数時間後に組織片が動かないよう培地を加えます．一部は組織片をタイプⅠコラーゲンなどでコートしたシャーレに直接置き，剥がれないように

培地を加えます．また，組織片が剥がれないように滅菌したカバーガラスで数日間押さえておくのもよいでしょう．残りの組織片はコラゲナーゼ，トリプシン，ディスパーゼなど複数の酵素（あるいはその組み合わせ）を試し，分離されてくる細胞を遠心して集めます．十分に細胞が回収されれば粗めのナイロンメッシュで結合組織を除きます．その後，異なる培地（シャーレ）を用いて培養を開始します．必要に応じてファンギゾン，ゲンタシンなども培地に添加します．明らかな増殖がみられない限りはじめの数日間は培地交換せず放置し，以後週2回程度培地の半量交換を行います．

腫瘍細胞の分離

　細胞の増殖が確認できたら，次に大切なのは**目的とする腫瘍細胞と間葉系細胞など他の細胞とを分離する**ことです．上皮性腫瘍の場合には形態学的に腫瘍細胞と間葉系細胞を比較的区別しやすいのですが，上皮―間葉移行が強い場合には腫瘍細胞（種）に特異的な免疫染色などにより区別しなければなりません．2種以上の細胞が混在しても継代とともに腫瘍細胞のみになる場合と，逆の場合があり，後者の場合には腫瘍細胞を選択する必要があります．選択する方法としては，リンパ系細胞のように既知の細胞表面マーカーなどがあればソーティングあるいは濃縮が可能ですが，通常は個々のケースにおいて判断しなければなりません．トリプシン・EDTAによる細胞の剥がれやすさの相違，培地，増殖因子を換えることによる選択的増殖などがありますが，最終的には限界希釈法による細胞のクローニングが必要になります．腫瘍細胞といえどもすべての細胞が1個の細胞から分裂増殖してコロニーをつくれるわけではありません．あらかじめ96ウェルプレートにγ線あるいはマイトマイシンC処理して増殖を停止させたMEFなどをフィーダー細胞として播き，その上に限界希釈法で腫瘍細胞（を含む細胞集団）を播きます．また，フィーダー細胞は腫瘍組織中にある間葉系細胞が効果的な場合もあるので，腫瘍細胞と間葉系細胞を含む細胞集団を同様に処理して用いる試みも大事でしょう．

　マウス，ラットの腫瘍は同系動物への移植により維持可能な場合が多いので，移植継代でバックアップを確保しつつ，いろいろな方法で試行することができます．また，多くの場合，皮下移植などを経過すると株化が容易になります．

●関連する質問→ **Q58，Q64**

◆ 参考文献

1) 栁原五吉：癌表現形質変異株（3）ヒト癌及び実験腫瘍の培養細胞株の樹立法，『生物薬科学実験講座6 細胞の増殖と成長因子 Ⅲ培養細胞の利用』（井出利憲／編），pp552-562，廣川書店，2005
2) Parrinello, S. et al.：Nat. Cell Biol., 5：741-747, 2003
3) Woo, R. A. & Poon, R. Y.：Genes Dev., 18：1317-1330, 2004
4) Yanagihara, K. et al.：Cancer Res., 53：5815-5821, 1993
5) Yanagihara, K. et al.：Int. J. Cancer, 54：200-207, 1993

◆ 参考図書，サイト

- 『わかる細胞周期と癌』イラスト医学＆サイエンスシリーズ，（田矢洋一／編），羊土社，2000
- 『細胞老化と癌抑制』（原 英二／企画），細胞工学，21，秀潤社，2003
- 清野 透：細胞周期と細胞の不死化，『遺伝子医学MOOK1 再生医療へのブレイクスルー』（田畑泰彦／編），メディカルドゥ，2004
- 『Cancer cell culture Methods and protocols』（Langdon, S. P.／編），Humana Press, 2004
- 徳島大学，原研究室HP ⇒ http://www.genome.tokushima-u.ac.jp/dpi/
  ≫≫がん抑制や老化におけるp16の役割が紹介されています

（栁原五吉）

memo

7章 移植実験および細胞株の樹立についての Q&A

Question 66
細胞株の樹立④
高転移性ヒト腫瘍細胞株（転移細胞株）の樹立方法を教えてください．

Answer
免疫不全マウスに腫瘍細胞を移植し，担がん末期の転移臓器から腫瘍組織を摘出，再移植の繰り返しで転移細胞株を分離します．移植時に細胞数が少ない場合は培養を行います．

ヒト腫瘍細胞株を異種移植すると腫瘤を形成しますが，一部の例外を除き転移はみられません．しかし，マウスB16メラノーマから高転移性株が分離されて以来，種々の実験腫瘍で転移細胞株が樹立され，転移機構の研究などに大きな役割を果たしてきました．近年，ヒト腫瘍細胞株においても同様の反復移植にて転移細胞株が樹立され，その有用性は高い評価を得ています．最初に，目的とする臓器（リンパ節，肺，肝臓など）に低頻度でも肉眼観察できる転移結節を形成する細胞から，転移細胞株を分離する方法を述べ，次に皮下移植で継代する方法を紹介します．このように *in vivo* で高転移性株を分離する方法以外に，親株を *in vitro* でクローニングすることにより，高転移株が得られることも知られています．

転移細胞株分離（*in vivo* selection）の方法

①腫瘍組織，あるいは培養細胞から細胞浮遊液を調製します．皮下移植はもちろん，同所移植であっても臓器に縫合するのであれば組織片でも移植は成立します．

②目的に応じた移植部位に腫瘍細胞を移植します（参照 Q60）．移植後，あらかじめ設定した実験のエンドポイント＊に至るまで観察を継続し，その時点で安楽死させ，剖検して転移結節を含む組織を無菌的に摘出します．

③抗生物質を加えたRPMI1640培地を入れた60 mmシャーレ6枚をあらかじめ用意しておき，このうちの1枚に摘出した組織を移します．ハサミとピンセットで，腫瘍周囲の間質などの組織を取り除きます．腫瘍結節をピンセットで残り2枚目のシャーレに移し，液内で軽く揺すり洗浄します．以下，残り4枚のシャーレで順次この操作を繰り返します．

④洗浄した腫瘍結節を新しいシャーレに入れ，ハサミ（小曲剪刀）で細切します．

10％FCS添加RPMI1640培地を加えて再浮遊させ，新たな60 mmシャーレに組織片浮遊液を広げて植え込み，静置培養を開始します．早いものでは翌日に，組織から遊走する上皮様細胞や間質の線維芽細胞などが観察できます．

⑤植え込み後は，位相差顕微鏡で観察しながら週2回，培地の半量交換を行います．1～2週間後，腫瘍細胞が十分増殖したらトリプシン-EDTA溶液で分散させ，培地に再浮遊させて新しい60 mmシャーレに播き継代培養します．

⑥腫瘍細胞が60 mmシャーレでコンフルエントになったら，100 mmシャーレに播き，移植に必要な細胞数まで増殖したら細胞浮遊液を作製し，再移植します．目的とする転移形質（標的臓器への転移，高頻度，再現性，安定性など）を有する細胞系が得られるまで，①から⑥までの操作を繰り返します．**転移細胞株が得られたら，継代が進まないうちに凍結ストックをつくりましょう**．さらに必要に応じてクローニングを行うと，より均一な細胞集団を得ることができます（詳細は参考文献8を参照）．

転移巣から移植可能な固形腫瘍が得られ，皮下等で移植が成立する場合など

腫瘍を直接移植し担がん末期の転移臓器から腫瘍組織を摘出，再移植する反復移植は，時間が短縮し効率のよい方法です．ヒト腫瘍片の同所移植では，一般に皮下継代株を用いますが培養細胞より移植効率が高く，これは細胞間接着やマウス由来の間質をもつことがその理由と考えられています．

肉眼で転移結節がみえなくても**病理組織学的に微小転移が認められる場合**は，まず転移臓器の組織片を直接動物に皮下移植し，転移巣由来の腫瘍を形成させます．この担がん末期の転移部位の組織を再移植することの継続で，初期には認めなかった転移結節が高頻度に形成され，転移細胞株を得たことも報告されています．

●関連する質問→ **Q59，Q60，Q61**

◆参考文献

1）Fidler, I. J.：Nat. New Biol., 242：148-149, 1973
2）Yanagihara, K. et al.：Cancer Sci., 95：575-582, 2004
3）Yanagihara, K. et al.：Cancer Sci., 96：323-332, 2005
4）Yasoshima, T. et al.：Jpn J. Cancer Res., 87：153-160, 1996
5）Yamaguchi K. et al.：J. Ext. Clin Cancer Res., 19：113-120, 2000
6）Kimura, K. et al.：Clin. Exp. Metastasis, 19：477-485, 2002
7）Fujino, H. et al.：Oncol. Rep., 10：1709-1715, 2003
8）柳原五吉 ：癌表現形質変異株（3）ヒト癌及び実験腫瘍の培養細胞株の樹立法，『生物薬科学実験講座6 細胞の増殖と成長因子 Ⅲ培養細胞の利用』，pp552-562,（井出利憲／編），廣川書店，2005

◆**参考図書**
- 『がんの浸潤・転移研究マニュアル』(がん転移研究会，入村達郎／編)，金芳堂，1995
- 『(続)がんの浸潤・転移研究マニュアル－実験の手技と指針－』(がん転移研究会，入村達郎／編)，金芳堂，1997
- 『Methods in molecular medicine vol. 58：Metastasis research protocols, vol2：Cell behavior *in vitro* and *in vivo*』(Brooks, S. A. & Schumacher, U./編)，Humana Press, 2001

（栁原五吉）

7章　移植実験および細胞株の樹立についてのQ&A

Question 67
動物体内で移植した細胞の同定や動きを調べる方法を教えてください．

Answer
移植細胞にルシフェラーゼなどのマーカーを入れ，動物が生きたままの状態で，生体内の細胞の挙動をリアルタイムに観察できる*in vivo*イメージングの手法が有用です．

*in vivo*イメージングの特徴

　正確に移植細胞を同定したい場合，あるいは移植部位から離れた場所に移動した細胞の同定には，移植細胞に何らかのマーカーが必要となります．生体内の細胞の挙動をリアルタイムに観察できる方法に*in vivo*イメージングがあります．小動物を用いた動物実験では，マーカーとして生体透過性に富むルミネッセンス（ホタル・ルシフェラーゼによる発光）やフルオレッセンス（GFP：Green Fluorescence Proteinなどの蛍光）を利用した"光"*in vivo*イメージングが用いられるようになってきました[1]．

　従来，動物実験において経時的な観察を行う場合には，時系列に動物を安楽死させ，体内の臓器で成長した腫瘍を直接観察するかあるいは病理組織標本を鏡検して腫瘍細胞の存在を確認するほかありませんでした．これでは別のステージで同一個体による同様な観察ができず，そのため多くの動物を準備しなければなりませんでした．しかし，近年，培養細胞のバイオイメージングなどで広く使われるようになった蛍光タンパク質やレポーターアッセイで汎用されるルシフェラーゼを用いて細胞を標識することで，担がん動物の**体内における細胞の挙動をリアルタイムに追跡する**ことが可能となりました．この"光"*in vivo*イメージングは，その迅速性，簡易性，汎用性においてがん研究のみならず生物学全般にわたり動物実験のデザインそのものを急速に変化させています．

胃がん細胞のイメージング観察例

　われわれが用いている発光による*in vivo*イメージング方法は以下の通りです．ホタル由来ルシフェラーゼ遺伝子（pGL3）を高転移性ヒト胃がん細胞に導入し，安定した発現株を分離後ヌードマウスに同所移植します．観察前に基質であるル

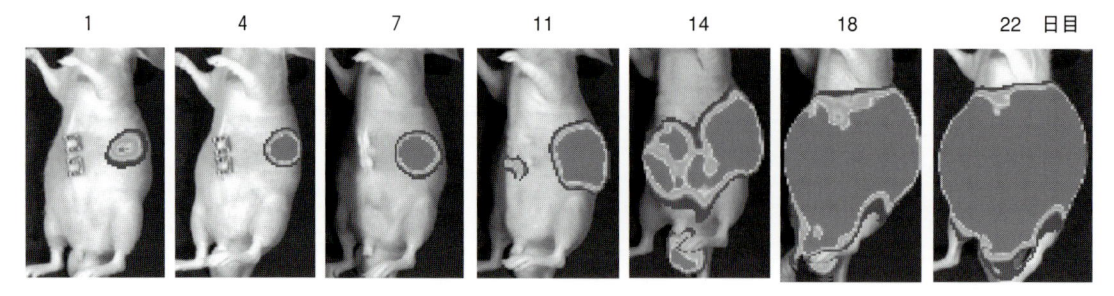

（写真）ルミネッセンスを利用した in vivo イメージング
ルシフェラーゼ遺伝子を導入した胃がん細胞をヌードマウスに同所（胃壁）移植しました．胃での浸潤増殖，腹膜播種，腹水形成までの一連の腫瘍の進展過程を同一動物で観察できます→巻頭カラー写真 ⑳ 参照

シフェリンを腹腔内投与し，IVIS Imaging System ™（Xenogen 社）で観察します．動物の皮膚を透過して出てくる微量の発光を高感度の CCD カメラで捕捉した後，ソフトウエアによってデジタル化しリアルタイムの画像データとして提示されるので，がん細胞の胃壁での生着から浸潤増殖，腹膜播種の進展を観察することができます．しかも**イメージは数値化できるため，転移能の違いなどがん細胞の特性を定量的に比較解析する**ことも簡単に行えます．この一連の操作は麻酔下で短時間に実施でき，同一個体で生体内における細胞の継日的な変化を追跡することが可能です（**写真**）．多数の動物を犠牲にせず，拘束の必要もないので動物福祉・動物愛護の観点からも優れた方法と考えられます．しかし，光の性質や波長による限界もあり，例えばアルビノ，ヌードマウスでは問題ないのですが，毛色が黒色のC57BL/6 マウスでは光が吸収されるため被毛の除毛または剃毛の必要があります．また観察可能な細胞数は，皮下移植の場合 500 個程度から観察できます．

小動物でのリアルタイムイメージング解析はバイオフォトニクスに限りません．PET，SPECT，CT や MRI といった従来はヒトに用いられてきた機器が，小動物専用に開発されています．参考図書を参照してください．

●関連する質問→ **Q66**

◆参考文献
1）渡邊重明：薬剤学，66：280-285，2006
2）Nakanishi, H., et al.：Methods Mol. Med., 111：351-362, 2005
3）Lyons, S. K.：J. Pathol., 205：194-205, 2005
4）Takeshita, F., et al.：Proc. Natl. Acad. Sci. USA, 102：12177-12182, 2005
5）Hoffman, R. M.：Nat Rev Cancer, 5：796-806, 20056
6）Yanagihara, K., et al.,：Cancer Res., 66：7532-7539, 2006
7）Tsuji, K., et al.：JOP., 7：193-199, 2006

◆ 参考図書

- 『バイオイメージングがわかる』（高松哲郎／編），羊土社，2005
- 『発光イメージングの突破力』（落合孝広／企画），バイオテクノロジージャーナル，Vol.6 No.2，羊土社，2006
- 『in vivoで見るイメージング』（白川昌広／企画），バイオテクノロジージャーナル，Vol.5 No.3，羊土社，2005
- 『組織・個体レベルの最新ライブイメージング技術』（永井健治／監修），細胞工学 25：1010-1042，2006

（栁原五吉）

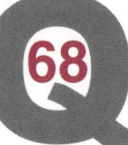

8章 遺伝子改変動物の作製についての Q&A

Question 68
遺伝子改変動物とは何ですか？ トランスジェニックマウスはどうすれば入手できるのでしょうか？

Answer
遺伝子改変動物とは，染色体DNAが人工的に改変された動物の総称です．改変された遺伝子は子孫に伝達するため，疾患モデル動物等のさまざまな遺伝子改変動物が作製されて生命科学研究に活用されています．入手方法としては，すでに樹立されたものの分与を受ける，自分で作製する，の2つがあります．

遺伝子改変動物の定義について

遺伝子改変動物（GMO：Genetically Modified Animal）には，外来の遺伝子を導入した**トランスジェニック（Tg）マウス（動物）**，特定の遺伝子機能を欠失させた**ノックアウトマウス**（参照 Q69），特定の遺伝子に機能付加あるいは遺伝子置換した**ノックインマウス**（参照 Q69）等があります．後の2つのマウスを遺伝子ターゲティングマウスとよぶこともあります．実験の目的にあわせて実験方法を選択します（**表1**）．

遺伝子改変動物を実験に用いるための手続きを行う

遺伝子改変動物を用いて実験するにあたっては，大腸菌等を用いて遺伝子を構築する実験や遺伝子改変動物を作製・繁殖する実験，遺伝子改変動物を使用する実験等は，「遺伝子組換え生物等の規制による生物の多様性の確保に関する法律」（通称：カルタヘナ法）を遵守して行わなければなりません．実験の着手に当たってはあらかじめ所属する研究機関の安全委員会等の承認を受ける必要があります．また実験動物の使用にあたっても同様に動物実験計画書の提出と承認が必要です（参照 Q9，Q10）．

トランスジェニックマウス作製について情報集め

Tgマウスの作製方法は，導入する発現ベクター等のDNA溶液をマウス前核期胚の雄性前核に顕微注入する**マイクロインジェクション法**が一般的です（参照 Q70）．まず目的とする遺伝子に関する情報をNCBIなどのURLを利

(表1) 遺伝子改変動物の種類と作製技術一覧

種類		遺伝子改変動物	
		トランスジェニック動物（マウス・ラット）	遺伝子ターゲティングマウス
染色体への遺伝子導入様式		ランダム挿入	部位特異的導入（相同組換え）
遺伝子導入の方法	対象	受精卵	ES細胞
	方法	DNAマイクロインジェクション法	初期胚との凝集（アグリゲーション法） 初期胚へのES細胞注入（インジェクション法）
遺伝子機能の改変方法	付加	過剰発現 異所性発現	ノックイン
			コンディショナルノックアウト
	欠失 機能低下	アンチセンス ドミナントネガティブ 細胞破壊 RNAi	ノックアウト

用して集めて導入する遺伝子をデザインします．その際には，①プロモーター域の長さ，② cDNA を用いるか？ あるいはゲノム DNA を用いるか？ さらには，③作製に用いる系統は何か？ などの実験条件を過去の論文（ 参照 参考文献）あるいは Tg マウスを使った経験をもつ研究者に尋ねてこれらの情報等を参考にして決めます．

また，自ら作製せず樹立された Tg マウスの分与を受けることもできます．研究者からの分与に限らず，最近は遺伝子改変マウスの公的な資源バンクに寄託されたものやブリーダーが維持するものから入手することもできます．研究計画の段階で調べておくことが望ましいです（**表2**）．

memo Tg マウスの変遷

Tg マウスでは，染色体上のランダムな位置に遺伝子が導入されます．その作製には1980年代に開発され技術的に成熟したマイクロインジェクション法が現在も最も一般的に使われています．遺伝子機能を付加する実験例では，ラットの成長ホルモン遺伝子を導入し，異種のホルモンがマウス個体で働き巨大化したスーパーマウスの作製が有名です．これは巨人症というヒト疾患のモデル動物です[1]．最近では，オワンクラゲの蛍光タンパク質（GFP）を導入したグリーンマウスが作製され[2]，細胞や臓器を蛍光標識することにトランスジェニック技術が活用されています．さらに，遺伝子導入して遺伝子機能を減退させることやタンパク質を失活あるいは特定細胞の破壊などを起こして機能を喪失させたモデルマウスを作製することもできるようになっています（**表1**）．

Tg マウスの作製

Tg マウスを作製するときの注意点としては，導入する遺伝子の構築方法に正解は1つではありません．例えば，プロモーターの選択では，組織特異的な発

（表2）遺伝子改変マウスバンクおよび検索サイトの一例（Tg/KO/トラップ/飽和突然変異マウス等）

機関名		URL
国内	CARD（熊本大学生命資源研究・支援センター動物資源開発研究部門）	http://cardb.cc.kumamoto-u.ac.jp/transgenic/index.jsp
	BRC（理化学研究所バイオリソースセンター）	http://www.brc.riken.go.jp/lab/animal/
	医薬基盤研究所実験動物資源バンク	http://animal.nibio.go.jp/index.html.ja
	ヒューマンサイエンス研究資源バンク	http://www.jhsf.or.jp/index_b.html
	A Large Scale Mutagenesis Program in Riken GSC	http://www.gsc.riken.go.jp/Mouse/mainJ.htm
	免疫生物研究所（米国Taconic Inc.の日本代理店）	http://www.ibl-japan.co.jp/jp/top/index.html
	JMSR（国立遺伝学研究所統合検索サイト）	http://shigen.lab.nig.ac.jp/mouse/jmsr/top.jsp
海外	the International Mouse Strain Resource (IMSR)	http://www.informatics.jax.org/imsr/index.jsp
	Mutant Mouse Regional Resource Centers (MMRRC)	http://www.mmrrc.org/about/functionsServices.html
	Federation of International Mouse Resources（FIMRe）	http://www.fimre.org/
	International Gene Trap Consortium	http://www.genetrap.org/

現特性を得るには何を選び，どの領域を何kbまで使えばよいかで選択を迷うことがしばしばです．しかし最近では，巨大なBAC DNA断片を使ったTgマウスが作製され導入遺伝子の精密な発現制御が期待されています．また，導入遺伝子の異所発現が胚の発生に影響を及ぼしTg産仔を得られない場合もあり，遺伝子の発現制御を行える構築に改変する必要も出てきます．目的のTgマウスを得るにはトライ＆エラーを繰返すケースも想定する必要があるかもしれません．

Tgマウスを自分で作製する

遺伝子情報を検索して遺伝子を入手し，目的の導入遺伝子を構築する**分子生物学的技術**，Tgマウスを作製するためのマイクロインジェクション法を中心とした生殖工学的技術，さらにマウスの繁殖・維持にかかわる**実験動物学的技術**の一連の技術を整備する必要があります．特に，マイクロインジェクションにかかわる作業は熟練を要するため，独学よりも研修による技術習得が必要と考えるべきでしょう．一連の作業を安定して行えるまでには半年から1年の習熟期間も必要です．また，一度獲得した技術を維持することにも注意を払う必要があります．Tgマウスが得られた後も，**繁殖・維持・系統選抜**を経てはじめて「実験材料としてのTgマウス系統が作製できた」ということになります．Tgマウスを自ら作製するか一部あるいはすべてを委託するかは，ご自身のもつスキルと所属するラボの共同研究体制，さらには研究課題の緊急性により判断することが合理的でしょう．

(表3) 受託Tg動物作製機関の一例

機関名		URL	内容
大学	熊本大学生命資源研究・支援センター動物資源開発研究部門（CARD）	http://card.medic.kumamoto-u.ac.jp/card/japanese/gyoumu/index.html	Tgマウス作製
	大阪大学微生物病研究所附属遺伝情報実験センター（GIRC）	http://www.gen-info.osaka-u.ac.jp/	Tgマウス作製
	筑波大学生命科学動物資源センター	http://www.md.tsukuba.ac.jp/LabAnimalResCNT/	
民間	オリエンタル酵母工業	http://www.oyc-bio.jp/cn_tg.htm	Tgマウス作製
	トランスジェニック	http://www.transgenic.co.jp/jp/products/index.html	Tgマウス作製
	日本クレア	http://www.clea-japan.com/	Tgマウス作製
	日本SLC	http://www.jslc.co.jp/	Tgマウス作製
	日本チャールスリバー	http://www.crj.co.jp/	Tgマウス作製
	ユニーテック	http://www.uniqtech.co.jp/	Tgマウス作製
	ワイエス研究所	http://www.ystg.co.jp	Tgマウス・ラット作製

業者に依頼して作製する

　Tgマウスを業者に依頼して作製するには，注入するDNAを構築した状態から受託会社等にわたしてTgファウンダーマウス作製を依頼することが一般的です．費用は使用するマウス系統や実験の規模で大きく変わります．数匹のファウンダーマウスを得ることを依頼するには100万円程度ですが，数系統のTgマウス（F_1マウス）を得るには200〜300万円程度の予算が必要となります．自作に比べて費用は割高にみえますが，計画に従って作製作業を確実に行ってもらえます．導入した遺伝子が個体発生に悪影響する場合を除きTgマウスが得られないというリスクはなくなります．われわれの機関では導入遺伝子のコンサルティングや遺伝子構築作業についてもサポートしています（表3）．

Tgマウスの系統樹立

　Tgマウスを新たに作製して得られたファウンダーマウスを繁殖継代して，導入した遺伝子を安定して子孫に伝達し目指した形質を有する系統を樹立するには，マウスの繁殖維持管理，Tgマウスの選抜，発現解析などの煩雑な作業を必要とします．労力の大半はこの作業に費やされるため合理的な繁殖計画と実験体制を実験企画の段階で考える必要があります．

●関連する質問→ Q9，Q10，Q70，Q71，Q73

◆参考文献

1) Palmiter, R. D. et al.：Nature, 300：611-615, 1982
2) Okabe, M. et al.：FEBS Lett., 407：313-319, 1997
3) Brinster, R. L. et al.：Proc. Natl. Acad. Sci. U. S. A., 82：4438-4442, 1985

◆参考図書

● 『マウス胚の操作マニュアル』（山内一也，他／訳），近代出版，2005
● 『マウスラボマニュアル』（東京都臨床医学総合研究所実験動物部門／編），シュプリンガー，2003

（上田正次，高橋利一）

8章　遺伝子改変動物の作製についての Q&A

Question 69　ノックアウト・ノックインマウスはどうすれば入手できるのでしょうか？

Answer
特定の遺伝子をターゲットして改変するノックアウトマウス（KO）およびノックインマウス（KI）を入手するには分与を受ける，作製するという方法があります．

主に①～③の方法があります．

① すでに樹立された動物系統の分与を受ける

論文の著者に分与の依頼を行う以外にも，マウス資源バンクが国内外で整備され，目的の系統があればマウスが比較的簡便かつ迅速に入手できます（参照 Q68-表2）．

② 遺伝子トラップ法，あるいは飽和突然変異プロジェクトなどで網羅的に作製された動物系統より分与を受ける

挿入あるいは点突然変異をもっているマウスのライブラリです．①同様に所望する遺伝子変異系統が存在するかが鍵となります（参照 Q68-表2）．

③ 自ら作製する

マウスの遺伝子情報収集からはじまり，ターゲットベクターの構築，ターゲットクローンの選抜，キメラ作製，継代繁殖，と長い期間を要します．遺伝子によりその難易度も異なるため着手から1年半から2年を要すると考えるべきでしょう．なお，これらの作業を外部の受託機関を利用して作製するには1,000万円前後の費用が必要です．

KO／KIマウスを作製するための手続き

KO／KIマウスを作製する実験は，あらかじめ所属する研究機関の安全委員会等の承認を受け，その指示に沿った遵法精神であたらなければなりません．（参照 Q9，Q10，Q68）

KO／KIマウスについての情報集め

【KO／KIマウスの作製方法の概説】KO／KIマウスの作製を前述した遺伝子タ

①ターゲットベクター構築　②ES細胞への遺伝子導入　③相同組換えES細胞の選抜

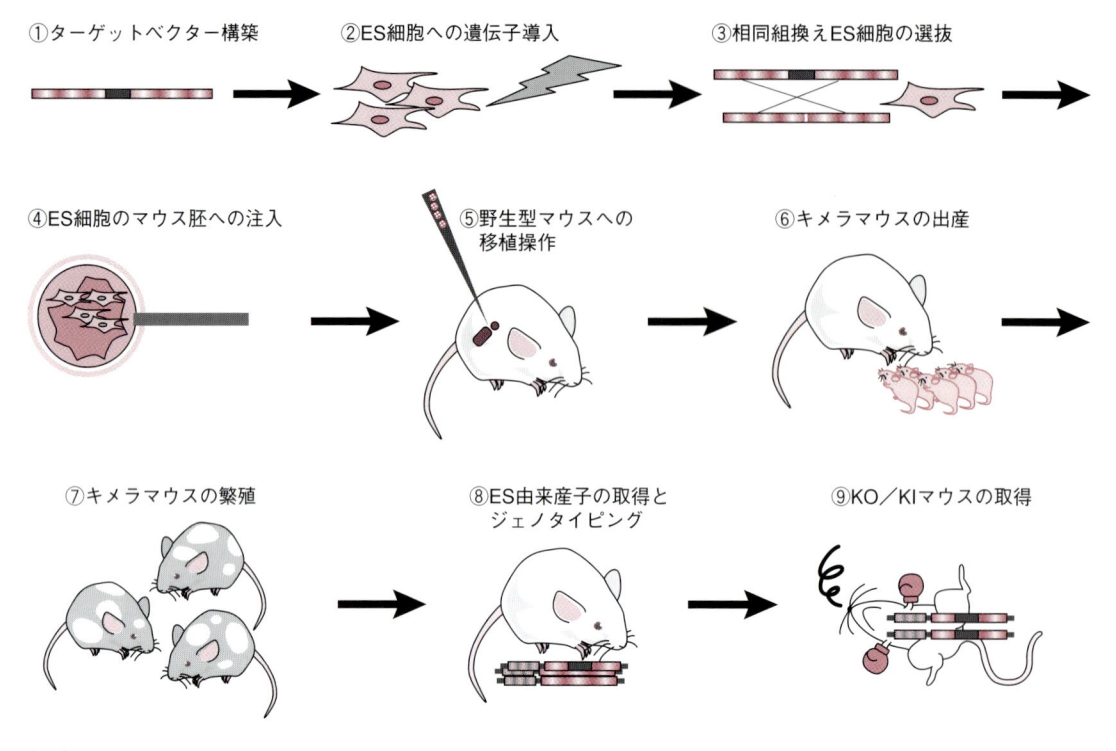

④ES細胞のマウス胚への注入　⑤野生型マウスへの移植操作　⑥キメラマウスの出産

⑦キメラマウスの繁殖　⑧ES由来産子の取得とジェノタイピング　⑨KO／KIマウスの取得

（図）ノックアウトマウス作製工程

ーゲティング法で行うには，目的の標的遺伝子に対する**ターゲットベクターを構築する技術**，ES細胞（Embryonic Stem Cell）を**培養する技術**，キメラマウス等を作製する**胚操作技術**，キメラマウス等を**飼育・繁殖する技術**等の分子生物学技術と実験動物技術が必要となります．

　ターゲティングベクターで遺伝子破壊する場合が遺伝子ノックアウトであり，遺伝子付加や置換等の改変する場合が遺伝子ノックインです．ターゲティングベクターで相同組換えしたES細胞を使ってキメラマウスを作製し，ES細胞が生殖系列に寄与したKO／KIマウスが得られます．最近は，*Cre-loxP*等の発現調節配列を加えて時期や組織特異性を付加したコンディショナル・ノックアウトマウスや，特定遺伝子に対して遺伝子配列の変異や異種生物型の遺伝子に置換することやマーカー遺伝子を挿入したノックインマウスが多数作製されています（図）．

> **memo**　ターゲットベクターの構築技術（図-①，②）
> ターゲットベクターは，標的遺伝子の両端にマウス染色体上の目的のゲノム領域と相同する配列を配置して，マウス染色体との相同組換えが起こるように設計します．ES細胞での相同組換えでは，標的遺伝子との置換は一般に10^7から10^{12}に1回の頻度で偶然起こるとされています．目的のES細胞クローンが得られるまでにはトライ＆エラーを繰返すのが必至です．

(表)ジーンターゲティングマウス作製機関の一例

機関名		URL	ターゲティングベクター構築	ターゲットES細胞株の選抜	キメラマウスの作製	遺伝子トラップライブラリ	提携等
大学	熊本大学生命資源研究・支援センター動物資源開発研究部門(CARD)	http://card.medic.kumamoto-u.ac.jp/card/japanese/gyoumu/index.html	—	—	○	—	
	大阪大学微生物病研究所附属遺伝情報実験センター(GIRC)	http://www.gen-info.osaka-u.ac.jp/	—	○	○	—	
	筑波大学生命科学動物資源センター	http://www.md.tsukuba.ac.jp/LabAnimalResCNT/	—	○	○	—	
民間	オリエンタル酵母工業	http://www.oyc-bio.jp/cn_tg.htm	○	○	○	—	Ozgene社(豪国)
	トランスジェニック	http://www.transgenic.co.jp/jp/products/index.html	○	○	○	○	
	日本クレア	http://www.clea-japan.com/	—	—	○	—	
	日本SLC	http://www.jslc.co.jp/	—	—	○	—	
	日本チャールスリバー	http://www.crj.co.jp/	—	—	—	—	genOway社(仏国) Deltagen社(米国)
	ユニーテック	http://www.uniqtech.co.jp/	○	○	○	—	
	ワイエス研究所	http://www.ystg.co.jp	○				

—:詳細情報なし

ES細胞の培養技術(図-③)

ES細胞は発生初期胚(8細胞期から胚盤胞期)に注入するとキメラ化して生殖細胞に寄与する能力(多分化能)をもちます.多分化能を維持する培養技術と,相同組換えを起こした目的のES細胞を選抜する技術が必須です.習熟を要する技術ですので初心者はこの技術を保有するラボで研修して技術習得することをお勧めします.

胚操作技術(図-④)

マウスの胚発生過程途中の8細胞期胚または胚盤胞期胚にES細胞を注入します.この胚はES細胞と胚由来の宿主細胞とが混じった細胞に由来するキメラマウスへと発生します.ES細胞がキメラマウスの生殖細胞(卵子・精子)に寄与して分化した場合には目的の遺伝子改変が成されたマウスを得ることができます.キメラマウスの作製には比較的簡便な胚操作で足りる凝集法がありますが,注入する細胞数をコントロールできる注入法が効率的な方法です.この方法もトランスジェニックマウス作製のマイクロインジェクション操作と同様に技術習熟が必要です.

キメラマウスとKO/KIマウスの飼育・繁殖技術(図-⑥,⑦)

キメラマウスとの交配第1代目で片側のアレルに変異をもつヘテロミュータント(KO/KI)マウスが得られます.ヘテロミュータントマウス同士を交配した第2世代目でホモミュータントのNullマウス(KOマウス)あるいはKIマウスを得ることができます.標的遺伝子の変異(欠失・置換)が致死的な場合や微妙な変化がマウスに現れることがありますので,飼育・繁殖ではきめ細かにマウスを観察することが大切です.効率的な飼育・繁殖には,戻し交配の維持繁殖や系統保存等の知識や技術および繁殖補助技術があることが望ましいでしょう.

その他手法についての説明

遺伝子トラップ法は,遺伝子が導入されたことが判断できるマーカー遺伝子を組込んだトラップベクターをES細胞に導入して,相同組換えによりマウス染色体上にランダムに挿入させた

ES細胞から網羅的にKOマウスを作製する方法です．任意の遺伝子に偶然挿入された場合には挿入突然変異を起こしたKOマウスが得られます．この方法を利用したES細胞やKOマウスのライブラリーが国内外で構築され利用することができます．**飽和突然変異法**は，雄マウスに対して化学的突然変異誘発物質を投与してマウス精子の染色体上にランダムな遺伝子突然変異を起こし，野生型マウスと交配することで突然変異染色体を有する変異マウスを作製する方法です．この突然変異によって遺伝子（発現）が欠失したKOマウスや，タンパク質に欠損あるいは部分的なアミノ酸置換を起こした変異マウスが得られます．このライブラリーも国内外で構築されています．

KO／KIマウスを自ら作製する

KO／KIマウスの作製には前述の通り複合的な技術があってはじめて遺伝子ターゲティング法が達成できるため，研究機関内外との共同研究や受託会社へ依頼して作製するのが一般的です．目的のKO／KIマウスを取得するには，F_1（ヘテロミュータント）を得るのに1.5年から2年を，F_1を繁殖してKO／KI（ホモミュータント）を得るのにさらに0.5年から1年を必要とします．受託会社に依頼した場合，F_1作製までの1,000万円程度の費用に加えて，KO／KIマウスを得るための繁殖と遺伝子解析の費用が規模に依存して2～500万円必要です（表）．

●関連する質問→ **Q9，Q10，Q68，Q71**

◆参考図書
● 『ジーンターゲッティング ―ES細胞を用いた変異マウスの作製』バイオマニュアルシリーズ8（相沢慎一／著），羊土社，1995
● 『ジーンターゲティング』（野田哲生／監訳），メディカル・サイエンス・インターナショナル，1996
● 『ジーンターゲティングの最新技術―効率よく確実なマウスの遺伝子組換えとクローン作製法』（八木 健／編），羊土社，2000

（上田正次，高橋利一）

8章 遺伝子改変動物の作製についてのQ&A

Question 70 トランスジェニックマウスの作製方法を教えてください．

Answer

トランスジェニック（Tg）マウスの作製で最も汎用される方法はマイクロインジェクション法です．また，必須ではありませんが，*in vitro*でのコンストラクト確認，ゲノム，mRNA，タンパク質の形態の確認を行う場合もあります．

マイクロインジェクション法

マイクロインジェクション法の概要は後述しますが，1980年代に開発された成熟技術です．必須ではありませんが，クローニングストラテジーによっては注入する遺伝子コンストラクトの配列を確認する必要があります．また，あらかじめ培養細胞にトランスフェクトして目的とする遺伝子の発現をRNAあるいはタンパク質レベルで確認する場合もありますが，*in vitro*レベルのトランジェント（一過性）な発現がTgマウスでの発現をかならずしも反映しないことが一般的ですのでこの過程は必須ではありません．

Tgマウスを作製するための手続き

Tgマウスを作製する実験は，あらかじめ所属する研究機関の安全委員会などの承認を受け，その指示に沿った遵法精神で当たらなければなりません．Tgマウスの作製・飼育・繁殖は第二種使用等の動物使用実験の動物作製実験に相当し，一般的にはP1Aレベルの拡散防止措置をとることで実施できます．（参照 Q9，Q10，Q68）

Tgマウス作製についての情報集め

・マイクロインジェクション法

最も汎用的である本法に限って概説します．前核期受精卵の雄性前核にDNAを顕微鏡下で注入することがコア技術です．前核期受精卵を効率よく取得する技術，前核期受精卵の雄性前核にDNAを注入する技術，DNA注入した受精卵を受胚マウス（仮親）に移植して個体発生させる技術等の一連の技術に熟練することが必要です．このため自ら行う場合は，それぞれの技術項目ごとに基本技術を習

（図）Tg マウス作製行程

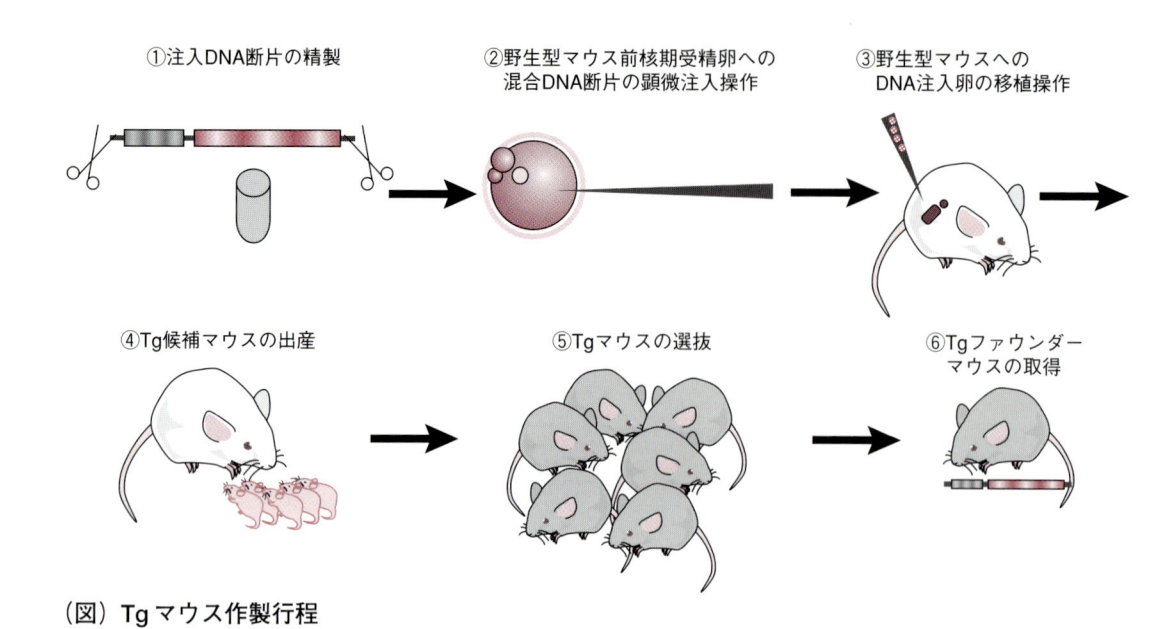

①注入DNA断片の精製
②野生型マウス前核期受精卵への混合DNA断片の顕微注入操作
③野生型マウスへのDNA注入卵の移植操作
④Tg候補マウスの出産
⑤Tgマウスの選抜
⑥Tgファウンダーマウスの取得

（表）Tgマウスの作製効率例

	注入胚数	生存胚数（%）	移植胚数	出生数（%）	Tg作出効率（%）
BDF1	4,417	3,297（75.7）	3,220	329（15.3）	50（2.0）
B6	2,083	1,555（77.2）	1,532	239（15.6）	45（2.1）

熟しなければなりません．（図，表）

memo　DNA の構築および精製技術（図-①）

目的とする遺伝子の材料は cDNA ライブラリ，あるいは，BAC DNA ライブラリなどから入手するか，適切なものがない場合は自ら取得します．その後，さまざまなクローニング技術を活用して目的遺伝子の構築を行います．なお，構築された DNA はマウスの受精卵に注入されるので精製度が悪いと個体が得られません．できる限り高純度の DNA を精製することが肝要です．

胚の培養技術

マイクロインジェクションに限らず，体外受精，胚凍結なども必須のコア技術です．高い Tg マウスの作製効率を維持するためにも，培地の管理も含めて厳格にコントロールするべきでしょう．

DNA 注入操作技術（図-②，③）

顕微鏡下で，マウスの前核期胚の前核内に対して DNA 溶液を注入します．マイクロマニピュレータ操作に馴れ，注入操作で胚を死滅させないこと，確実に前核内に DNA が注入できること，さらに短時間で処理を完了させることが，安定して Tg を作製するための必須の条件となります．注入胚は偽妊娠させた受胚マウス（仮親）の卵管内へ移植します．

Tg マウスの繁殖と発現解析（図-④，⑤）

通常では数系統の Tg マウスラインが確立できますが，その中から目的の表現形質を示すマウスを選抜する必要があります．内在性のゲノム遺伝子と区別し導入した遺伝子の RNA，タン

パク質レベルの発現解析を行い系統選抜を行います．

その他の方法論

レンチウイルスベクターを用いた遺伝子導入法で高い効率でTgマウスを得られることが報告されています．（ウイルスベクター法）．しかし，この実験はウイルスの感染実験にあたるため，P2Aレベルの動物実験施設が必要となります．一方，主に家畜などの大型動物での遺伝子改変動物の作製の領域では，ドナー／レシピエントの動物の維持などが膨大となるため，新たな遺伝子導入を開発する試みがなされています．精子にDNAを混和させたり，精巣や精細管にDNAを注入する方法などで遺伝子改変動物が作製された報告があります．しかし現段階では汎用化された技術にはなっていません．

遺伝子コンストラクトの in vitro での確認

Tgマウスの作製には時間と費用を要するため，構築した遺伝子コンストラクトが実際に働くことを，発現させようとする臓器と由来の同じ株化細胞などにトランスフェクトしてトランジェントに発現させて確認することがあります．さらに，翻訳後に適正な修飾がなされることを確認する目的で，発現に加えてタンパク質レベルの解析や修飾糖鎖の解析等を行うことがあります．しかし，これらの解析にも多大の時間と経費を要することに加え，前述したように in vitro と in vivo で発現様式が必ずしも一致しないことから，in vitro で確認することが適切かを判断することが大切です．具体的には，プロモーター直下に挿入したcDNAも細胞レベルでは発現しますが，TgマウスではRNAが不安定になりきわめて少ない発現量しか得られない，あるいは発現しないことが知られています．その対策としてイントロンを介在させたコンストラクトを構築する必要があります．実際に予備的なマイクロインジェクションをして胎仔期等に採材して発現評価することが合理的な場合もあります．

●関連する質問→ Q9，Q10，Q68，Q71

◆参考文献

1) Brinster, R. L. et al.：Proc. Natl. Acad. Sci. U. S. A. 85：836-840, 1988

◆参考図書

- 『発生工学実験マニュアル』（野村達次，勝木元也／編），講談社，1987
- 『マウス胚の操作マニュアル』（山内一也，他／訳），近代出版，2005
- 『マウス ラボマニュアル』（東京都臨床医学総合研究所実験動物部門／編），シュプリンガー・フェアラーク東京，2003

（上田正次，高橋利一）

8章 遺伝子改変動物の作製についてのQ&A

Question 71 遺伝子改変マウスの維持の方法を教えてください．

Answer
遺伝子改変マウスを維持するには，生体で維持する場合と受精卵や配偶子（精子）を凍結保存する2つの方法があります．生体維持ではいつでも動物を使用できる反面，飼育にかかわる高額の費用を要する問題点があります．一方，凍結保存では保存に必要な液体窒素の経費だけですが，個体蘇生に費用と期間を要する問題点があります（5章参照）．

遺伝子改変マウスの維持についての情報集め

1）遺伝子改変マウスを生体で維持する方法

遺伝子改変マウスを生体で維持するには，ヘテロミュータントでの維持とホモミュータントでの維持の2つがあります．どちらを選ぶかは，遺伝子改変マウスの生殖特性に依存します．雌雄のホモミュータントを交配して維持する方が，得られた産仔の遺伝子解析をする必要がなく容易ですが，ホモミュータントで繁殖障害が起きることはよくあり，ヘテロミュータントでの維持を余儀なくされます．この場合には遺伝子解析を行って遺伝子改変マウスを選抜する必要があります．ホモミュータントでの維持では，トランスジェニックのように染色体上にランダムに遺伝子が導入された場合に起こる挿入突然変異形質がないかという点と，実験用コントロールとして野生型のマウスの実験を必須とした場合には同腹子で野生型を得ることができないことに留意しましょう．

2）遺伝子改変マウスを凍結保存で維持する方法

遺伝子改変マウスを凍結保存する場合，胚（受精卵）あるいは配偶子（精子）のいずれでもできます．前者ではヘテロミュータントとホモミュータントの場合があります．ホモミュータントを保存した方が蘇生後の使用には有利ですが，受精卵をたくさん取得するためにはホモミュータント同士の交配が必要ですので手数と時間がかかります．ホモミュータントの精子と野生型の卵子を体外受精することで，一度に大量のヘテロミュータント受精卵を調製して保存することも可能

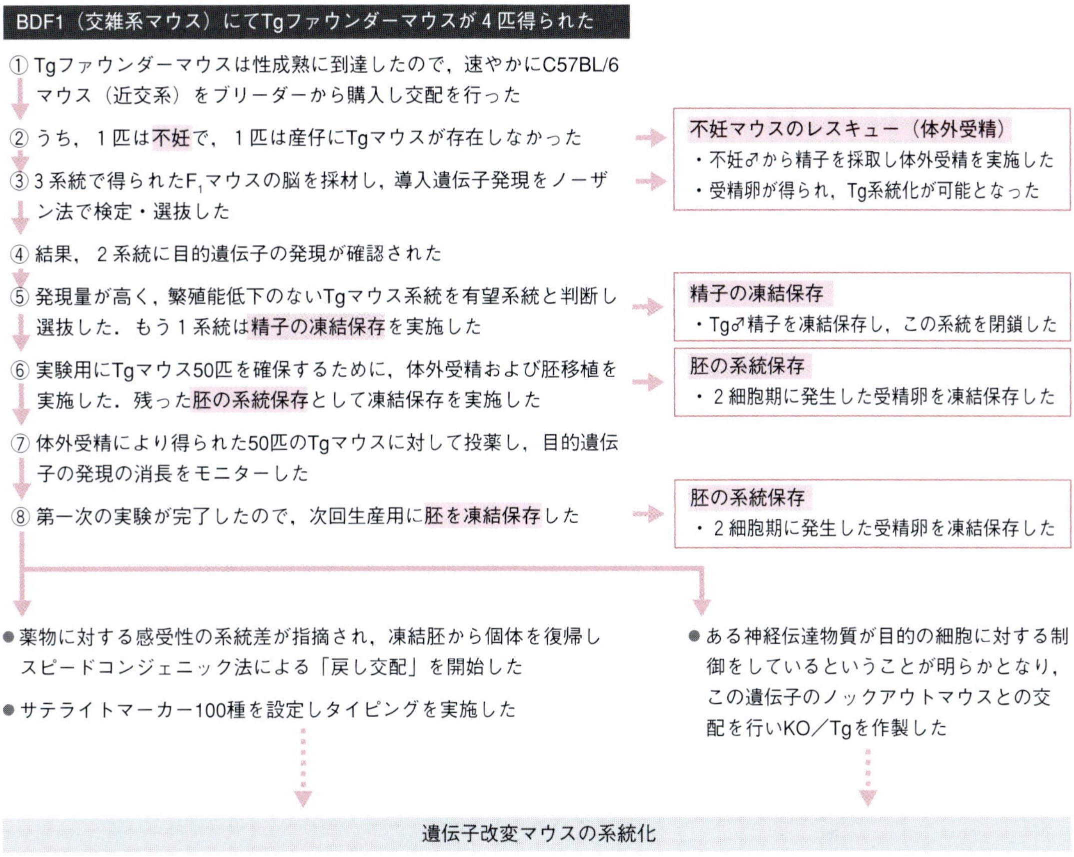

```
BDF1（交雑系マウス）にてTgファウンダーマウスが4匹得られた
```

① Tgファウンダーマウスは性成熟に到達したので，速やかにC57BL/6マウス（近交系）をブリーダーから購入し交配を行った

② うち，1匹は**不妊**で，1匹は産仔にTgマウスが存在しなかった → **不妊マウスのレスキュー（体外受精）**
・不妊♂から精子を採取し体外受精を実施した
・受精卵が得られ，Tg系統化が可能となった

③ 3系統で得られたF₁マウスの脳を採材し，導入遺伝子発現をノーザン法で検定・選抜した

④ 結果，2系統に目的遺伝子の発現が確認された

⑤ 発現量が高く，繁殖能低下のないTgマウス系統を有望系統と判断し選抜した．もう1系統は**精子の凍結保存**を実施した → **精子の凍結保存**
・Tg♂精子を凍結保存し，この系統を閉鎖した

⑥ 実験用にTgマウス50匹を確保するために，体外受精および胚移植を実施した．残った**胚の系統保存**として凍結保存を実施した → **胚の系統保存**
・2細胞期に発生した受精卵を凍結保存した

⑦ 体外受精により得られた50匹のTgマウスに対して投薬し，目的遺伝子の発現の消長をモニターした

⑧ 第一次の実験が完了したので，次回生産用に**胚を凍結保存**した → **胚の系統保存**
・2細胞期に発生した受精卵を凍結保存した

● 薬物に対する感受性の系統差が指摘され，凍結胚から個体を復帰しスピードコンジェニック法による「戻し交配」を開始した

● サテライトマーカー100種を設定しタイピングを実施した

● ある神経伝達物質が目的の細胞に対する制御をしているということが明らかとなり，この遺伝子のノックアウトマウスとの交配を行いKO／Tgを作製した

遺伝子改変マウスの系統化

（図1）Tgマウスの評価のための繁殖事例

です．一方，Tgマウスの場合はホモの判別が容易でないため，野生型マウスとヘテロミュータント（ヘテロTgマウス）との交配で得た受精卵を保存するのが一般的です．この場合生まれてきたマウスはTgの選抜が必要になります．精子（配偶子）の保存は簡便・容易で胚に比べて安価です．しかし，蘇生した精子が受精能力が低い場合ではICSI（Intracytoplasmic Sperm Injection）等の発生工学的繁殖補助技術を要する場合があり，ホモミュータント精子を保存しても，その相手となるホモミュータント卵子を保存し使用しない限りは，蘇生したヘテロミュータント同士を交配してホモミュータントを得ることになり，経費と時間を要します．ヘテロあるいはホモミュータントでの保存のいずれを選択するかは，マウスの生殖特性に依存します．

Tgマウスの系統を樹立する

Tgマウスの系統を樹立するには，DNAのインジェクションにより得られた

```
┌─────────────────────────────────────────────────┐
│ E14 ES細胞株から得たターゲットES細胞より注入キメラ法 │
│ によりキメラマウスが10匹得られた                  │
└─────────────────────────────────────────────────┘
```

① 高寄与率のキメラは5匹に対して，C57BL/6系統の♀マウスを2匹づつ交配した

② 寄与率の一番よい♂は**不妊**で，4匹は産仔にES由来の毛色のマウスがいなかった　→　**不妊マウスのレスキュー（体外受精）**
・不妊♂から精子を採取し体外受精を実施した
・受精卵が得られ，KO系統化が可能となった

③ 不妊マウスのレスキュー実験で得られた合計12匹の産仔のうち4匹がES由来の産仔（ジャームライン産仔）が確認された

④ 離乳後に尾を採材しKOアレルの選抜を行った．うち♀2匹♂2匹がKOアレルをもった産仔だった

⑤ 得られたヘテロKOマウス同士の交配を行い，合計26匹の産仔を得た．Nullマウス4匹が得られ，Nullマウスの脳に異常がみられた

⑥ 直ちに，遺伝的背景をC57BL/6系統に置き換える「戻し交配」を行った．この際に期間短縮のため「体外受精」を用いて多くの産仔を得て，スピードコンジェニック法を用いた

⑦ 5世代で，100カ所にセットしたマーカーがすべてC57BL/6に置換され戻し交配が完了した．脳の異常が保持されていたので，報告にまとめた

⑧ 実験が完了したので胚を凍結保存して系統保存を行った　→　**胚の系統保存**
・2細胞期に発生した受精卵を凍結保存した

⑨ 公的バンクに，この遺伝子改変マウスの系統寄託を行った

⑤' 得られたヘテロKOマウス同士の交配を行い，合計26匹の産仔を得た．Nullマウスは得られなかった

⑥' 妊娠中期に胎仔を採材したが胚性致死となっていた

⑦' ターゲティングベクターをCre-LoxP配列を用いてコンディショナルノックアウトマウス作製を再トライした

　　　（①へ戻る）

● 最近になり，同じファミリーに属する遺伝子があることが知られ，ノックアウトマウスが作製された．同系統を入手しダブルノックアウトマウスの繁殖を開始した

遺伝子改変マウスの系統化

（図2）KOマウスの評価のための繁殖事例

　　Tgファウンダーマウスは，性成熟した後に速やかに繁殖を開始しなければなりません．得られたファウンダーマウスの遺伝子が子孫に伝達し，さらに期待された遺伝子発現や表現形質が得られることを，子孫のTg産仔を用いて解析しなければなりません．ファウンダーマウスでは繁殖力が低下することはよくありますので，繁殖適期になったら直ちに繁殖を開始し，プラグ（膣栓）やスメア内の精子確認で交尾を確認した方がよいでしょう．交配したが妊娠せず数カ月間放置されることがあれば研究の進展を遅延させることになります．交配はファウンダーと同じ遺伝背景の系統のマウスを使用することが基本です．交雑マウスで作製された場合も近交系への戻し交配が遺伝的背景を均一にする目的で行われます．長期にわたり，要所で適切な判断を必要とする繁殖作業については，**図1**で具体例を示します．

ターゲットマウスの系統を樹立する

　ターゲットマウス（KO／KI）の作製途中で得られるキメラマウスはES細胞株の多くが129系統の近交系です．マイナー系統で変異も多く特殊な形態的特性も指摘されることから，標準的な近交系統に戻し交配するのが一般的です．戻し交配が完了した均質な遺伝背景での実験データを求められる場合も多く，マイクロサテライトマーカー選抜で戻し交配の置換率の高いマウスを選抜して継代する「スピードコンジェニック」とよばれる戻し交配法を採用する場合もあります．マウスには多くの近交系が存在し，それぞれ異なる特色をもっています．遺伝的背景が変わることで導入した遺伝子がもたらす表現形質が変化することも知られているため，実験目的に合わせたマウスの系統を選んで戻し交配の繁殖継代をすることが一義的に重要です．しかし，樹立した系統のマウス胚や配偶子を凍結保存するのに不可欠な胚保存技術や体外培養技術等の発生工学技術は，C57BL/6系統を中心に開発されてきた経緯があるため，技術が整備されたC57BL/6系統への戻し交配が最も一般的に行われています．Tgマウスと同様に，要所での適切な判断を必要とします．図2に具体例を示します．

●関連する質問→5章，Q68，Q69，Q70

◆参考図書
1）『実験動物の基礎と技術』，（日本実験動物協会／編），アドスリー，2004
2）『マウス胚の操作マニュアル』，（山内一也，他／訳），近代出版，2005

（上田正次，高橋利一）

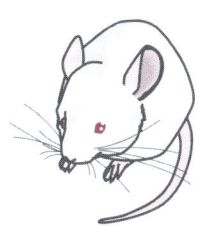

8章 遺伝子改変動物の作製についてのQ&A

Question 72
トランスジェニックラットはどうすれば入手できるのですか？

Answer
トランスジェニックラットを入手するには，トランスジェニックマウスの場合と同じように既存のラット資源バンクやブリーダーのリストから探す方法と自ら作製する2つの方法があります．

トランスジェニック（Tg）ラットの入手方法には，既存のラット資源バンクやブリーダーのリストから探す方法と自ら作製する方法の2つがあります．前者では登録数が少ないのが現状です．一方，Tgラットの作製はTgマウスと同じマイクロインジェクション法が一般的で，主要ステップも基本的に同じですが，弾力性のある核膜と脆弱な細胞膜が特色のラット前核期胚へマイクロインジェクションするには習熟を要するため，作製できる研究機関や受託会社が少ないのが現状です．

Tgラットを作製するための手続き

Tgラットを作製する実験は，あらかじめ所属する研究機関の安全委員会等の承認を受け，その指示に沿った遵法精神であたらなければなりません．（参照 Q9，Q10，Q68，Q71）

Tgラットを自分で作製する

遺伝子構築やラットの維持繁殖については，ほぼマウスの場合と同じですが，体サイズが大きく飼育繁殖にはマウスの約3倍のスペースが必要です．特筆すべき点としては，ラットの前核期胚は柔らかくDNAの注入操作がマウスに比べて難しいことが知られています．少なくともTgマウス作製技術を習得していることが前提です．胚の脆弱性でDNAの注入操作により多くの胚が死滅してしまうため，細心の注意を払い注入操作を行うべきです．マウスと同様にラットの資源バンクには特性データが収集されているので，これらの情報をもとに作製系統を選抜するとよいでしょう（**表1**）．

業者に依頼して作製する

Tgラットを業者に依頼して作製するには，Tgマウスと異なり受託作製を受ける

(表1) 主な遺伝子改変ラットバンクの一覧

	機関名	URL
国内	ナショナルバイオリソースプロジェクト「ラット」(NBRP-Rat)	http://www.anim.med.kyoto-u.ac.jp/nbr
海外	Rat Resource Research Center (RRRC)	http://www.nrrrc.missouri.edu/

(表2) ラットにおける生殖工学的技術の課題

実用面	体外受精	受精率がマウスよりも低率でばらつくため,実用面で未開発である
	培養技術	2-cellブロックが掛かることから,前核期から胚盤胞までの培養が,実用面で未開発である
	胚および精子の凍結保存技術	胚保存は可能だが,精子保存が実用面で未開発である
	系統差	それぞれの技術はWistarなどのモデルを使用して開発されており,他の系統への応用の点で未開発である
先端研究面	ES細胞	生殖系列にのるES細胞が未だ樹立されていない
	体細胞クローン	成功例はあるが汎用的にはなっていない

大学等の研究機関は見受けられません.したがって受託会社に依頼することになります.コストは約2倍程度で,先述の事由より作製実績をもつ受託会社を選ぶべきです.

Tgラットの系統樹立

Tgラットの系統を樹立する場合の注意点は基本的にマウスの場合と同じですが,体サイズがマウスより大きいだけ広い飼育スペースが必要です.できる限り無駄なく効率的な飼育計画を立ててあたらなければなりません.しかし,マウスでは一般的な方法である体外受精などの生殖工学技術が,ラットではまだ研究段階であることに留意する必要があります(**表2**).

●関連する質問→ **Q68,Q70,Q71**

◆参考文献

1) Charreau, B. et al.: Transgenic Res., 5: 223-223, 1996

◆参考図書

●David Whittaker:『The Laboratory Rat』(George J. Krinke/編), pp3-16, Academic Press, 2000
●『実験動物の基礎と技術』(日本実験動物協会/編), アドスリー, 2004

(上田正次,高橋利一)

8章 遺伝子改変動物の作製についてのQ&A

Question 73 BAC／PACリソースとBACトランスジェニックのメリットについて教えてください．

Answer

BAC／PACリソースとは，染色体のゲノムDNAの100〜200kbの断片がライブラリー化されたものをいいます．このDNAを使ったトランスジェニック動物を作製することが可能であり，BACトランスジェニックでは精密な遺伝子制御が期待できます．

BACトランスジェニックの作製上のメリットは，精密な遺伝子制御ができる点にあります．cDNA等を用いた従来の遺伝子コンストラクトの構築では，導入した染色体上の位置に影響され発現量，特異性などが得られるトランスジェニック動物により大きくバラついてしまうことが問題となっていました（**ポジションエフェクト**）．しかし，長い鎖長のDNA断片を導入することでポジションエフェクトが回避できる可能性が高いことが，これまでの研究で明らかにされています[1]．BAC／PACを使ったTgマウスでは内在性遺伝子と同等の時期特異性や組織特異性を維持した発現特性を期待できます（**図**）．

BACトランスジェニックの遺伝子コンストラクトの構築にあたっては巨大なDNA断片を取扱うため小型のcDNAを用いた遺伝子コンストラクトの構築とは戦略が異なり高水準の技術が求められます．近年，大腸菌内でBACゲノムに相同組換えを行う技術（Red/ET recombination）が確立され，ゲノムDNAを用いた遺伝子コンストラクトを構築する技術開発が行われ，これまではクローニングが困難であった長い鎖長のBAC-DNA断片を容易に扱うことができるようになりました．このため導入した遺伝子の精密な制御やスプライシングのバリアントがある遺伝子を導入して再現できる可能性も高まっています（**表**）．

（表）BAC／PACリソース情報一覧

機関名	URL
BACPAC Resources Center（BPRC）	http://bacpac.chori.org/libraries.php
NCBI	http://www.ncbi.nlm.nih.gov/genome/clone/clonefinder/CloneFinder.html

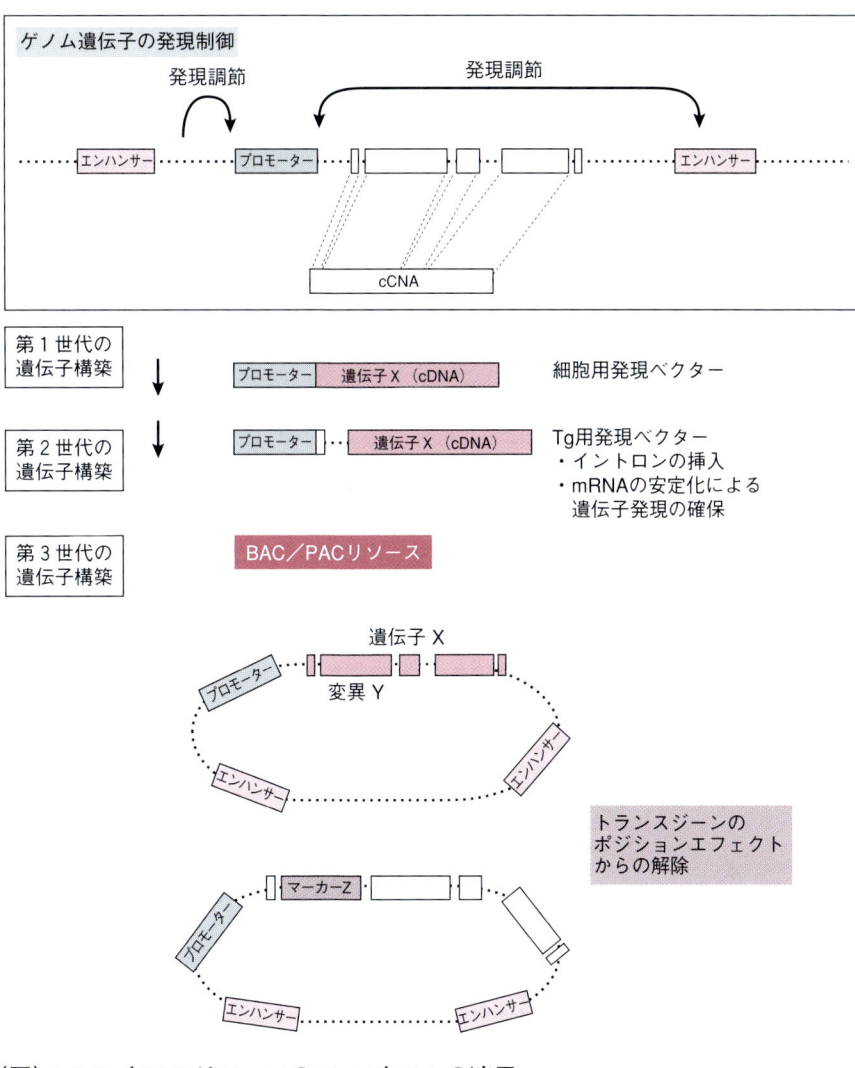

（図）BAC／PACリソースのTgマウスへの適用

●関連する質問 → Q21, Q68

◆参考文献
1) Fujiwara, Y. et al.： Mol. Reprod Dev., 47： 157-163, 1997
2) Takahashi, R. et al.： Exp. Anim., 49： 229-233, 2000

（上田正次，高橋利一）

8章　遺伝子改変動物の作製についての Q&A

Question 74 マウス・ラットの他に，ノックアウト動物やトランスジェニック動物はいますか？

Answer

歴史的にはマイクロインジェクション技術を各種動物の受精卵に適用することでさまざまな家畜（ウシ，ブタ，ヤギ，ヒツジ）や実験動物（ウサギ，マーモセット）を用いた作製報告があります．一方，ES細胞の樹立がマウスに限られることからマウス以外ではできなかったノックアウト動物も体細胞クローン技術の開発で可能となり，ウシ，ヒツジ，ウサギ，ラットで報告されています．

さまざまな遺伝子改変動物

　遺伝子改変動物の作製は，受精卵の体外操作技術が確立していることが前提となります．このため小型・中型の実験動物ではマウス，ラット，ウサギに限定されます．ハムスター，モルモット，スナネズミ等では受精卵の体外操作技術が未開発で遺伝子改変動物作製の技術も確立されていません．一方，家畜では，ウシ，ブタ，ヒツジ，ヤギで報告があります．さらに，霊長類でもマーモセットで報告されています（**表**）．

　遺伝子改変動物の作製技術は，マウスを基本に開発されているといっても過言ではありません．関連するほとんどの技術をマウスに適用することができます．だだし，作製に必要な作業量や期間は，技術内容と動物種によって，それぞれの場合で異なりますので実験計画を企画する段階で十分に検討する必要があります．

　ノックアウトラットの作製は，ES細胞が樹立されていないため，マウスで可能な方法を利用することができません．ES細胞に替わる細胞の開発や体細胞クローン技術を活用する試みはありますが成功していません．しかし，化学的突然変異法と酵母を活用した選抜技術でノックアウトラットの作製に成功した報告例があります．

(表）遺伝子改変動物の作製情報一覧

動物種		遺伝子改変の種類		体外胚操作技術			
		トランスジェニック	遺伝子ターゲティング	胚培養	マイクロインジェクション	ES細胞	体細胞クローン
実験小動物	マウス	◎	◎	◎	◎	◎	◎
	ラット	◎	×	○	◎	×	△
	その他（ハムスター、スナネズミ等）	△	×	×	×	×	×
中動物/家畜	ウサギ	◎	×	○	◎	△	△
家畜	ヒツジ	◎	×	◎	◎	△	◎
	ヤギ	◎	×	◎	◎	△	◎
	ブタ	◎	○	◎	◎	△	◎
	ウシ	◎	○	◎	◎	△	◎
霊長類	マーモセット等	×	×	○	×	○	×

基準　◎：利用可能，○：研究レベル・あるいは現在では用いられない技術，△：再現性の確認段階，×：未だ報告ナシ

● 関連する質問 → Q68

◆ 参考図書

● 『トランスジェニック動物』シリーズ応用動物科学／バイオサイエンス，（東条英昭／著），朝倉書店，2004

（上田正次，高橋利一）

memo

9章　抗体作製についてのQ&A

Question 75　抗体は委託生産することはできますか？またどのような方法があるのでしょうか？

Answer

近年では多くの企業が抗体の受託生産を行っています．目的，予算に応じて動物種，抗体の種類，抗原は何を用いるか，など相談にのってくれるはずです．

フナコシ，コスモ・バイオ，インビトロジェン，および筆者の属する免疫生物研究所などのホームページをみると，抗体の**受託生産**のページがあり，費用や期間も記載されていますので，多くの選択項目から必要な事項を選択し見積もりを依頼すれば即座に解答してくれます．

抗体生産を委託する前に

抗体の生産を委託する場合，使用目的と予算，依頼主が用意できる材料に応じて，動物種，ポリクローナル抗体かモノクローナル抗体か，抗体はリコンビナントタンパク質か合成ペプチドか発現細胞か，スクリーニング方法はどうするか，評価方法はどうするか，最終的な抗体の納品形態（ポリクローナル抗体であれば抗血清のままでよいのか，精製するのか）など多くの選択肢があります．使用目的をはっきりさせてそれに最も適切な方法を選択していくことが大切です．

FACS，免疫組織染色，ウェスタンブロッティング，免疫沈降，ELISA，中和実験など，抗体を用いる実験はたくさんあり，理想的にはすべての実験において非特異的な反応がなく，ターゲットに対しては高い親和性をもつようなモノクローナル抗体が作製できればよいのですが，実際にはそのようなマルチポテンシャルな抗体を作製することは困難です．例えば，ウェスタンブロッティングでは使用できるけれどもFACSでは使用できない，ということはよくあることです．必要とする抗体を得るために抗体に求める第一に必要な性能は何か，そのためにはどのようなストラテジーで抗体を作製するか，どの程度その計画段階で相談にのってくれる委託先かなどを考慮することが大切だと思います．

次に考慮しなければならないいくつかの点について説明します．

ポリクローナル抗体にするかモノクローナル抗体にするか？

　一般に「抗体はモノクローナル抗体でなければ」というように考えている方がおられるようですが，これも使用目的，対象，方法によってはポリクローナル抗体の方がよい場合も少なくありません．まず，スクリーニングやクローニングなどの手間がない分，作製期間が短くて済みます．また，その分，費用も少なくて済みます．ただし，ポリクローナル抗体は量に限りがありますので大量に同じ抗体を使用したい場合には不向きです．

抗原はどうするか？

　現在，抗原として利用できうるものとしては，リコンビナントタンパク質（大腸菌，酵母，昆虫細胞，動物細胞，**無細胞タンパク質合成系**などによるもの），合成ペプチド，動物細胞（主に安定発現株），cDNA発現ベクター，などがあげられます．それぞれ長所短所がありますので，やはり目的と材料として利用できるかどうかで判断することになります．

　リコンビナントタンパク質が利用できる場合は，これを用いてポリクローナル抗体（主にウサギが一般的に使用されています）を作製するのが，手っ取り早く，高い確率でターゲットに反応する抗体を入手するための方法だと思います．ただし，この場合，ファミリータンパク質や保存領域などへの反応性，あるいは**GST（Glutathione S-Transferase）**などのキメラタンパク質を用いている場合ではそれらに対する反応性などを考慮する必要があります．必要であればそれらを吸収操作などで除かなくてはなりません．

　合成ペプチドの場合は抗原部位を特定できるのが最大のメリットだと思いますが，その配列をどのように選択するか悩ましいところです．**Q77**で詳しく述べます．最近では抗原ペプチドの選択，設計もお願いできる企業が増えてきていますので，経験豊富な専門企業に依頼するのが手っ取り早い方法だと思います．また，リン酸化などの修飾部位に特異的な抗体を作製する場合にも合成ペプチドは有効です．

抗体の評価方法は前もって検討しておく

　抗原を動物に免疫していけば抗体はできてきます．しかしながら，できてきた抗体をどうやって評価するか，対象をどうするか，というようなことをおろそかにしてしまうことが稀にあります．目的とするタンパク質のアミノ酸配列の情報しか入手できない場合，合成ペプチドを作製して抗原として抗体を作製することは可能ですが，免疫して抗血清ができてきてから，どうやって抗体の反応性を調

べたらよいかわからなくて，やおら cDNA のクローニングをはじめる，などということのないように注意しましょう．目的に応じて抗体の評価系もあらかじめ用意しておくことが重要です．

●関連する質問→ **Q77**

◆ **参考サイト**
- フナコシ⇒ http://www.funakoshi.co.jp/custom/index.php
- コスモ・バイオ⇒ http://www.cosmobio.co.jp/index.asp
- インビトロジェン⇒ http://www.invitrogen.co.jp
- 免疫生物研究所⇒ http://www.ibl-japan.co.jp/

（前田雅弘）

memo

9章 抗体作製についてのQ&A

Question 76
ポリクローナル抗体，モノクローナル抗体を自分で作製する方法を教えてください．

Answer
抗原を1～2週間に1度免疫し，数回免疫後，試験採血を行います．抗体価が上昇していればポリクローナル抗体の場合は全採血します．モノクローナル抗体の場合は，一般的には脾臓を摘出しミエローマ細胞と細胞融合し目的の抗体を産生するハイブリドーマをスクリーニングします．

ポリクローナル抗体の作製法

マウスを用いる場合を記載しますが，一般にマウスでは得られる抗血清量が少ないためにポリクローナル抗体の作製にはウサギなどの方が適していると思われます．ただし，少量であっても，多種類の抗体を作製したいときなどは飼育スペースが小さくてすむというメリットもあります．

1）抗原の調製

【合成ペプチドを抗原にする場合】 合成した短いペプチドではそのままでは抗原性が低いために，通常はペプチドをキャリアタンパク質に結合させて動物に免疫します．合成ペプチドに付加させたシステインのSH基を利用して，EMCS〔N-（6-maleimidocaproyloxy）succin-imide：同仁化学研究所〕によって結合させる方法がよく利用されています．キャリアタンパク質としては，アルブミン，ミオグロビン，ヘモシアニン（KLH：Keyhole Limpet Hemocyanin）などが用いられます．

【リコンビナントタンパク質を用いる場合】 基本的には溶液状態であれば使用できますが，溶解液の組成が例えば尿素やグアニジン塩酸などの変性剤を含む場合は，そのまま免疫すると免疫動物に毒性がでてしまいますので，透析，ゲル濾過などでバッファー交換する必要があります．

キャリアタンパク質に結合させた合成ペプチドや，リコンビナントタンパク質は1回の免疫に必要な分ごとに分注し（10～50μg/1匹）凍結保存しておき，使用時にアジュバント（免疫賦活剤）と混合します．具体的には，1本のガラス

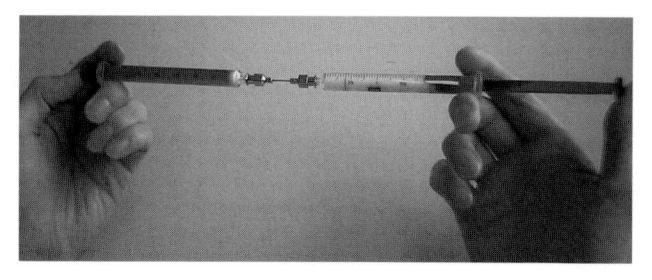

（写真）アジュバントとの混合方法

キャリアタンパク質に結合させた合成ペプチドや、リコンビナントタンパク質は使用時にアジュバント（免疫賦活剤）と混合します．1本のガラスシリンジにアジュバントを約0.1mℓ採取し（1匹分として），もう1本のガラスシリンジに分注されている抗原をとり生理食塩水でアジュバントと等量にします．ジョイントで結合し，10〜20回十分に練り合わせ，エマルジョンを作製します

シリンジにアジュバントを約0.1mℓ採取し（1匹分として），もう1本のガラスシリンジに分注されている抗原をとり生理食塩水で**アジュバント**と等量にします．ジョイントで結合し，10〜20回十分に練り合わせ，エマルジョンを作製します（写真）．

【抗原発現細胞を用いる場合】免疫スケジュールに合わせて，抗原細胞に適した培養液で拡大培養を行い，細胞を回収し，PBSで洗浄後，PBSまたは生理食塩水で$1×10^7$cells/0.5mℓ/匹に調製します．

2）免疫

上記のエマルジョンを10〜50μg/0.2mℓ/匹で腹部と背部の皮下および皮内へ，数十カ所に分け投与します．発現細胞の場合は$1×10^7$cells/0.5mℓ/匹を腹腔内投与します．通常は7日ごとに1回，計4回程度の免疫を行います．

3）試験採血

4回目の免疫の7日後に，動物の尾部などから0.2mℓ程度の血液を採取します．採血したチューブから凝固した血餅を剥がし，4℃で2時間から一晩放置後，2,500rpmで5分遠心分離し，血清を分離します．

4）抗体価測定

抗体価の上昇は使用目的に応じて，適当な希釈倍率（通常，500〜1,000倍程度）で評価することになります．ここでは，抗原を固相化したEIAによる抗体価の測定について記載します．まず96ウェルマイクロタイタープレートに抗原を固相化します（約50ng/ウェル）．洗浄，ブロッキング（BSA溶液などで）した後，100倍から20,000倍程度まで連続希釈した抗血清を添加し（50μℓ/ウェル），37℃，30分間反応，洗浄後，酵素（HRP：Horseradish Peroxidase）標識した抗マウスIgG抗体を添加，37℃，30分間反応，洗浄後，酵素基質液を加え発色させ，マイクロプレートリーダーにて吸光度を測定します．

5）採血，血清分離

試験採血分の測定で抗体価の上昇が認められた場合は，最終免疫を行い（尾静脈内投与），その後，3〜4日目の免疫動物を採血し，試験採血時と同様に血清を

分離します．

6）精製

抗血清の状態で非特異反応が強かったり，夾雑タンパク質を除きたい場合は精製をします．精製の種類には，抗原固相化カラムによる抗原特異精製，ProteinAカラムなどを用いたアフィニティー精製，イオン交換カラムなどを用いた精製などがあります．あるいは，ポリクローナル抗体の場合は，反応して欲しくないタンパク質，例えばリン酸化部位特異抗体の場合は，非リン酸化ペプチドによる吸収操作，などを行い，特異性を高めることもできます．

モノクローナル抗体[1]（一般的な脾臓細胞との融合方法）

1）抗原の調製〜抗体価の測定まで

上記ポリクローナル抗体と同様に行います．

2）細胞融合

①ミエローマ細胞（X-63 Ag8.653, SP2/0 など）を顕鏡し，増殖性の良好なものを使用します．試験採血分の測定で抗体価の上昇が認められた場合は，最終免疫を行い（尾静脈内投与），その後，3〜4日目の免疫動物を採血し，脾臓を摘出し，洗浄用培地（RPMI-1640など）中で脾臓に付着している脂肪や組織などを除去します．

②脾臓の両端を切り，中の細胞をよくしごき出し，よくピペッティングしてほぐします．滅菌ガーゼ等を用いて濾過し，50ml チューブにFCS無添加培地で洗浄（1,500rpm，5分）します．

③脾臓細胞のペレットへ，赤血球溶血用緩衝液，5mlを加え，軽くピペッティングし，室温で約5分間静置して溶血させます．FCS添加培地を加え溶血を停止後，FCS無添加培地で洗浄（1,500rpm，5分）します．このときに細胞浮遊液を一部採取し，細胞数を測定します．

④FCS無添加培地で，あらかじめ洗浄済のミエローマ細胞と脾臓細胞が1：10になるように混和して40mlにし，遠心（1,500rpm，5分）します．

⑤細胞ペレットをタッピングして軽くほぐし，37℃にて加温しておいたPEG（Polyethylene Glycol，細胞数1〜2×10^8コに対して200ml程度）を，ゆっくり混和しながら加えた後，5分間静置します．FCS添加培地2mlをゆっくり加え，さらに40mlにメスアップして800rpm，5分間遠心します．脾臓細胞が，2×10^6/mlになるように培地で調製し96ウェルプレートに100ml/ウェル播種します．

⑥翌日 HAT培地（ヒポキサンチン，アミノプテリン，チミジン含有）を，

100mℓ/ウェル加え，2～3日おきに半量培地交換を行います．

3）スクリーニング

培養7～14日程度で培養上清の抗体価をスクリーニングします．スクリーニング方法は使用目的によりますが，一次スクリーニングとしては，上記，ポリクローナル抗体の抗体価測定で述べた，抗原固相化EIA法によるものが一般的かと思われます．それ以外には **FACS**, **Cell ELISA**, 細胞障害性試験，ドットブロット，などが用いられます．

4）クローニング（限界希釈法）

スクリーニングの結果，陽性と判断されたウェルの細胞を24ウェルプレートへ移し，10% FBS添加HAT培地0.5mℓに浮遊させ，細胞濃度を測定します．0.3，0.6，1.0個/50μℓになるように細胞数を調製し，あらかじめ作製しておいた胸腺プレート（4～5週齢のBALB/cマウスの胸腺細胞を，0.5～1×10^7cells/mℓに調製し，96ウェル細胞培養プレートに50μℓ/ウェルで播種，37℃ 5% CO_2インキュベーター内で1昼夜培養したもの）に播きこみ（50μℓ/ウェル），細胞が増殖してきたら10% FBS添加HAT培地を100μℓ/ウェル加え，さらに培養します．このスクリーニングとクローニングの操作を数回繰り返し，モノクローナル化します．

5）培養，腹水採取

樹立したハイブリドーマから抗体を得るには，大量培養やマウスの腹腔に投与し腹水化させる方法があります．

6）精製

腹水の場合は抗血清と同様そのまま希釈して使用できることもありますが，培養上清では濃度が低く濃縮精製操作が必要なこともあります．また，共存するマウス抗体，あるいは培養に用いたFBS（ウシ胎仔血清）由来IgGを除去したい場合なども，上記，ポリクローナル抗体の項で記載した方法と同様な方法で精製できます．

◆参考文献

1）Banno, S. et al.：Jpn. J. Cancer Res., 85：918-926, 1994

◆参考図書

- 『抗ペプチド抗体実験プロトコール』（大海 忍，他／著），秀潤社，1994
- 『Antibodies：a laboratory manual』（Harlow, E. & Lane, D.／著），Cold Spring Harbor Laboratory, 1998

（前田雅弘）

9章 抗体作製についてのQ&A

Question 77 抗原部位の検索にいつも迷います．何かよいアイデアはないのでしょうか？

Answer
合成ペプチドを抗原にする場合には抗原部位の検索は重要です．一般的には，N末端，C末端，親水性領域などから選び，システイン，糖鎖結合部位，リン酸化部位などは除きます．

残念ながら，この解析ソフトを用いて抗原部位を検索すれば必ずよい抗体を作製することができる，というような物は存在しないのが実情ではないでしょうか．すなわち，アミノ酸配列から適切な抗原部位を推定するための一般的な法則はない，ということだろうと思います．実際には，いくつかの項目を考え合わせたうえで抗体ができそうな部位を何カ所か選択し，作製していくことになると思われます．

種々の解析ソフトを活用する

抗原部位を予測するまえに種々のソフトを活用してアミノ酸配列からタンパク質の構造をできうる限り予測しておくことが重要でしょう．ゲノム解析ツールリンク集内のタンパク質配列解析のサイト（http://www-btls.jst.go.jp/Links/link.cgi?category=45）や，Gene and protein analysis programs and databases（http://www.humgen.nl/programs.html）などを検索すると非常にたくさんの解析ソフトが存在します．タンパク質二次構造予測，膜貫通領域予測，タンパク質―タンパク質相互作用，タンパク質立体構造予測，翻訳後修飾予測，局在予測，ホモロジー検索，タンパク質類似立体構造比較，その他のタンパク質配列解析などです．それらを用いて，下記の注意点に気を付けながら抗原ペプチドをデザインしていくことになります（図）．

タンパク質の構造予測と各部位の特徴

1）親水性疎水性領域の推定[1]

親水性の領域がタンパク質分子の表面に出ていることが多いであろうことは予測できます．分子表面に露出している領域であれば抗原として抗体も認識しやすいと考えられます．また，親水性の領域であればペプチドの合成や精製も比較的容易で，合成したペプチドが不溶性になってしまうことも避けられます．逆に，

疎水性の領域はタンパク質分子内に埋もれていることが予想されますので，一般的には疎水性領域は避けることが多いと思われます．抗原性を予想するツールとして，Antigenicity Plot [1]（http://bioinformatics.org/JaMBW/3/1/7/）があります．これは，Hopp & Ewoods らが考案し，古くからあるものですが，アミノ酸残基の**疎水性**をもとに予測されるもので1つの目安になります．

2）タンパク質のN末端やC末端の親水性部分

末端付近はタンパク質分子の表面に露出していることが多いので，まずは1つでも使用できる抗体を入手したい場合はN末端，C末端から十数残基を含む部分を抗原にしてみることをお勧めします．

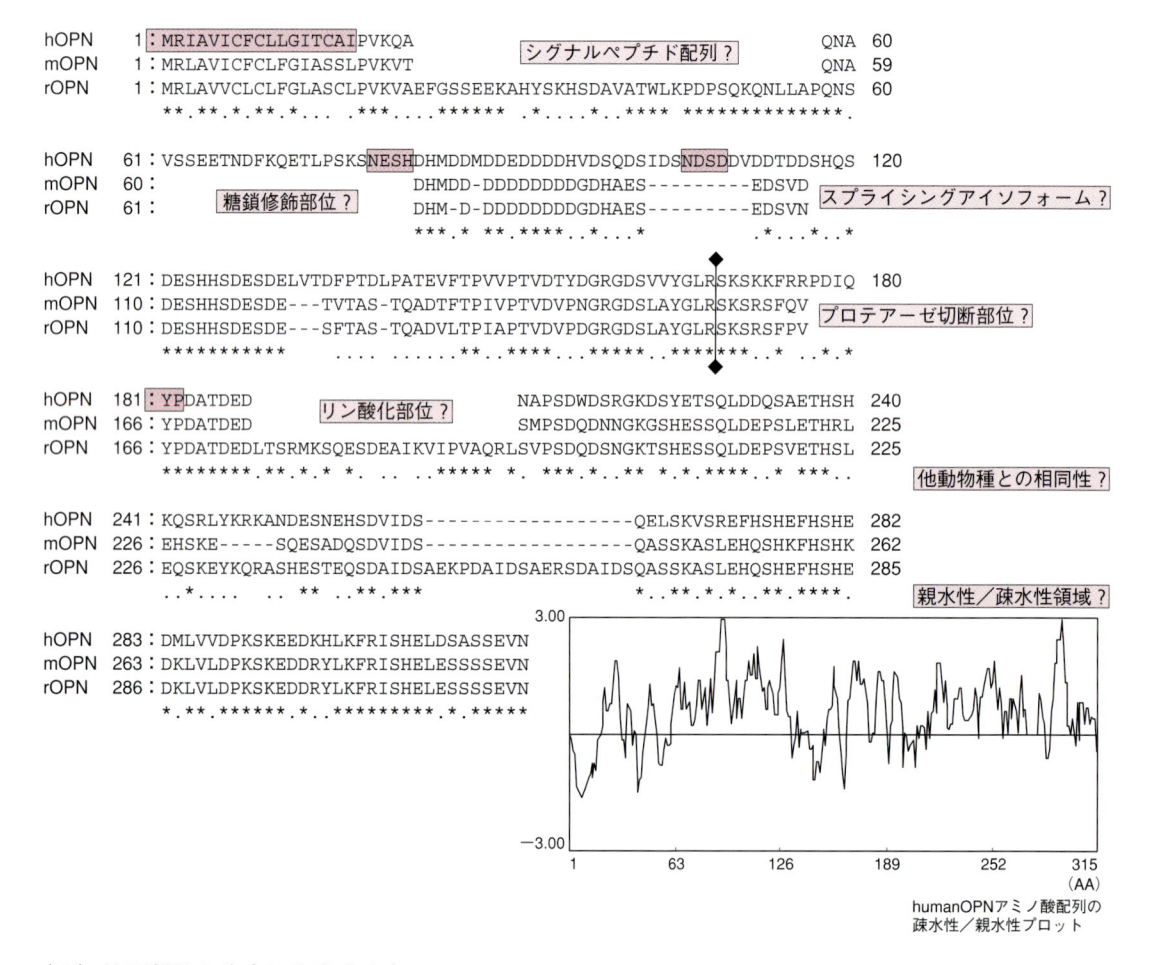

```
hOPN   1 : MRIAVICFCLLGITCAIPVKQA       シグナルペプチド配列？        QNA  60
mOPN   1 : MRLAVICFCLFGIASSLPVKVT                                     QNA  59
rOPN   1 : MRLAVVCLCLFGLASCLPVKVAEFGSSEEKAHYSKHSDAVATWLKPDPSQKQNLLAPQNS 60
             **.**.*.**.*   *.*.***   .              ..****. ******

hOPN  61 : VSSEETNDFKQETLPSKSNESHDHMDDMDDEDDDDHVSQDSIDSNDSDDVDDTDDSHQS 120
mOPN  60 :                  糖鎖修飾部位？  DHMDD-DDDDDDDGDHAES---------EDSVD    スプライシングアイソフォーム？
rOPN  61 :                              DHM-D-DDDDDDDGDHAES---------EDSVN
                                        ***.* **.****..... .*...*..

hOPN 121 : DESHHSDESDELVTDFPTDLPATEVFTPVVPTVDTYDGRGDSVVYGLRSKSKKFRRPDIQ 180
mOPN 110 : DESHHSDESDE---TVTAS-TQADTFTPIVPTVDVPNGRGDSLAYGLRSKSRSFQV      プロテアーゼ切断部位？
rOPN 110 : DESHHSDESDE---SFTAS-TQADVLTPIAPTVDVPDGRGDSLAYGLRSKSRSFPV
           ***********    ...  .**.. **.****  . *****. ****** ** .*

hOPN 181 : YPDATDED     リン酸化部位？    NAPSDWDSRGKDSYETSQLDDQSAETHSH 240
mOPN 166 : YPDATDED                    SMPSDQDNNGKGSHESSQLDEPSLETHRL 225
rOPN 166 : YPDATDEDLTSRMKSQESDEAIKVIPVAQRLSVPSDQDSNGKTSHESSQLDEPSVETHSL 225
           ********.*.*..**  .*.*****.**...*. ***.*.   .*.. * .***...      他動物種との相同性？

hOPN 241 : KQSRLYKRKANDESNEHSDVIDS-----------------QELSKVSREFHSHEFHSHE 282
mOPN 226 : EHSKE-----SQESADQSDVIDS-----------------QASSKASLEHQSHKFHSHK 262
rOPN 226 : EQSKEYKQRASHESTEQSDAIDSAEKPDAIDSAERSDAIDSQASSKASLEHQSHEFHSHE 285
           . ..     ..**.   ** ***                 * *. .*.** ** ****      親水性／疎水性領域？
```

（図）抗原部位の決定に注意する点
ヒト，マウス，ラットの各Osteopontin（OPN）タンパク質のアミノ酸配列を示しました．また，図中，抗原部位の決定に注意する点を記載しました

3）タンパク質の二次元構造の予測

アミノ酸の一次配列から，**αヘリックス**，**βシート**，**ターン**，**コイル**などの二次構造を予測することが可能になっています．一般に，ターン構造部分はタンパク質分子表面に出ていることが多いとされています．

4）システイン残基を含むアミノ酸配列

システイン残基は分子内外のS-S結合を形成しうるためにこれを内部にもつような領域を選択することは避けた方がよいでしょう．また，キャリアタンパク質と結合する際にも不都合が生じてきます．

5）シグナルペプチド[2]

分泌性タンパク質や細胞膜タンパク質の前駆体は，N末端に10～30残基程度のシグナル配列を有しており，シグナルペプチダーゼによって切断された後，分泌されます．よって，この部分の配列を抗原にすることは避けなければなりません．

6）GPIアンカーシグナルペプチド

GPIアンカー型タンパク質では，C末端にGPIアンカーが結合する際にプロセッシングを受ける配列があります．C末端付近を抗原に使用する場合はこの配列は避けなければなりません．

7）翻訳後修飾部位，プロテアーゼ切断部位などの確認

糖鎖付加しうる配列（Asn-X-Thr/Ser），リン酸化部位などの修飾を受けうる箇所も注意しなければなりません．リン酸化特異抗体など以外，あえて必要でないならば避けた方がよいと思われます．また，プロテアーゼで切断することが報告されている場合もありますので注意しなければなりません．

8）遺伝的多型性，変異の有無，スプライシングアイソフォームの存在

特に，合成ペプチドを抗原とする場合，ときによっては1アミノ酸残基の違いでも反応性が異なってくる場合あります．あらかじめ変異が報告されている領域かどうか調べておく必要があります．

9）類似タンパク質の情報の活用

ペプチドをデザインしたらその配列をホモロジー検索にかけて類似する配列を有するタンパク質が存在しないかどうか，存在する場合でも目的とするタンパク質を検出する際に非特異反応として問題になるものかどうかなど，調べておくことをお勧めします．また，他の動物種での配列との相同性はどうするか，同じところを選ぶのか，異なる場所にするのか，目的に応じて考慮しなければなりません．

10）細胞内局在

PSORT prediction（http://psort.nibb.ac.jp/form.html）などの解析ソフトを用

いるとターゲットタンパク質の局在を予測することができます．得られた抗体を評価する際には重要な情報を提供してくれます．

　以上を総合しますと，特に希望する領域がない場合には，まずはN末端かC末端に注目し，親水性／疎水性，糖鎖修飾／リン酸化部位の有無，シグナル配列の有無，システイン残基の有無，類似タンパク質との相同性，多型性の有無，などを調べて15〜20のアミノ酸配列を選択する，ということになるかと思います．そして，キャリアタンパク質との結合のためにN末端かC末端にシステインを付加した形で合成します（図）．

◆参考文献

1) Hopp, T. P. & Woods, K. R.：Proc. Natl. Acad. Sci. U. S. A., 86：152-156, 1981
2) von Heijne G.：Nucleic Acids Res., 14：4683-4690, 1986

◆参考図書，サイト

- 『タンパク質機能解析に役立つデータベースとウェブツール』（太田元規／企画），バイオテクノロジージャーナル，Vol.6, No. 4，羊土社，2006
- ゲノム解析ツール　リンク集⇒http://www-btls.jst.go.jp/Links/link.cgi?category=45
- Gene and protein analysis programs and databases ⇒ http://www.humgen.nl/programs.html
- Antigenicity Plot ⇒ http://bioinformatics.org/JaMBW/3/1/7/
- タンパク質細胞内局在予測システム「WoLF PSORT」⇒ http://wolfpsort.seq.cbrc.jp/

〈前田雅弘〉

memo

9章 抗体作製についてのQ&A

Question 78
抗原の種類による免疫の仕方，よい抗体を取るための条件検討項目を教えてください．

Answer
リコンビナント体や精製抗原，およびキャリアタンパク質に結合した合成ペプチド抗原の場合はほとんど同様に操作します．スクリーニングの際にはネガティブスクリーニングに用いる抗原などに注意が必要です．

全長抗原とペプチド抗原の作製方法の違い[1]

1）免疫抗原の違い

Q 76 で述べたようにリコンビナント体や精製抗原など全長抗原作製の場合は分子量が大きいため，免疫抗原にキャリアタンパク質結合を必要としませんが，ペプチドを含むハプテンを抗原とする場合はキャリアタンパク質結合作業が必要です．全長抗原とペプチド抗原とでは免疫の方法に大きな違いはありません．

2）スクリーニング方法の違い（ELISA法の場合）

全長抗原もペプチド抗原も，そのままを固相用抗原として用いますが，ペプチドを抗原としている場合には免疫抗原とは異なるキャリアタンパク質（多くの場合はBSA）を結合したものを固相用抗原とすることで，キャリアタンパク質に対する抗体を除去することができます．基本的な作業としてBSAだけを固相したプレートでネガティブセレクションを行うことも必要です．また，ペプチド単体での固相ではなく，キャリアタンパク質に結合させた状態で固相することによって立体構造を考慮したスクリーニングを行うことができます．全長抗原をGST，ヒスチジンタグなどのキメラタンパク質として作製しそのまま免疫する場合は，当然ながら，キメラ部分に対する抗体もできてきますので，陰性抗原を設定する必要があります．

細胞膜表面抗原の抗体作製を目的とした細胞免疫の場合は，抗原発現株と非発現株を用いたCell ELISA法もスクリーニング方法として有効な手段となります．これは，抗原発現株と非発現株をそれぞれ96ウェル培養プレートに播きこみ，生細胞を用いて通常のEIAと同様な操作を行い反応性を調べる方法です．さらに，ネイティブな抗原を発現している細胞株も加えたFACS解析を組み合わせること

で，より信頼性の高いスクリーニングが可能となります．細胞免疫にトランスフェクタントなどを用いる場合，免疫動物種由来の細胞株を宿主細胞に用いることで抗体価の評価やスクリーニングが容易になります．

> **memo** EIA法とは
>
> 酵素標識した抗体を用いた抗原抗体反応において酵素の発色を利用して標的物質を定量する方法をEIA（Enzyme Immunoassay：酵素免疫抗体法）といいます．EIAには直接法，間接法，競合法，サンドイッチ法などの変法があります．
>
> ELISA法とは
>
> EIA法の中でも，厳密には，プレートなどに抗体を固定した方法をELISA（Emzyme-Linked Immunosorbent Assay：固相酵素免疫検定法）とよびますが，最近では，96ウェルプレート上で検出したい目的物質を2種類の抗体（プレートに固相化した固相抗体と，酵素標識した検出用抗体）で挟み込むように定量するサンドイッチ法の代名詞として「ELISA法」という名称が定着しています．抗原抗体反応後，固相化抗体/目的物質/酵素標識抗体の複合体が構築されます．ここで発色基質を添加すると，複合体の量（すなわちサンプル中の目的物質量）に比例して発色反応が起こります．生成した発色物質の吸光度を吸光度計で読み取り，既知濃度の標準品を用いて作製した標準曲線からサンプル中の目的物質量を定量します．
>
> FACS解析とは
>
> FACS（Fluorescence Activated Cell Sorting）は，蛍光標識した抗体で染色した生細胞を液流に乗せて流し，レーザー光の焦点を通過させ，個々の細胞が発する蛍光を測定することによって細胞表面にある抗原量を定量的に測定する解析法です．

　抗体のスクリーニングの際には，いずれの場合も，抗体の特異性を正しく判断するために，陽性抗原と陰性抗原を並列して，その反応性を正しく評価することが大切です．また，抗体をスクリーニングするということは，裏を返せば，その方法で選択することができないものは捨ててしまっていることになる，ということを理解して，使用目的に応じたスクリーニング方法をあらかじめ考えたうえで抗体作製をはじめることが重要です．

抗原の注射場所

　Q76で述べたように，アジュバントを用いた免疫抗原は腋窩や鼠蹊部を中心に，腹部，背部の皮下全体に投与しています．細胞免疫の場合は腹腔内に投与します．

適正な免疫開始の週齢，免疫回数，アジュバント

【週齢】通常は8週齢程度のマウスを使用しています．

【免疫回数】アジュバント免疫の場合は通常は1回／週で4回程度の免疫で抗血清の抗体価上昇が確認できます．

【アジュバント】初回免疫には結核菌の菌体成分を加えた完全フロインドアジュバント（Freund's complete adjuvant：FCA）を，2回目以降は不完全フロインド

アジュバント（Freund's incomplete adjuvant：FICA）を用いています．抗原溶液とアジュバントは1：1で混合し，マウス1匹あたりの投与容量が200 μlを超えないように調製をします．

マウスとラットによる抗原免疫の間隔の違い

われわれは，マウスとラットでは特に操作を変更していません．抗原量も50 μg／回を基本として特に変えていません．ラットのリンパ節を利用する方法をQ80に記載していますので参照してください．

● 関連する質問→ Q76，Q80

◆ 参考文献

1）萩原良明，他：細胞，35：26-29, 2003

◆ 参考図書

● 『単クローン抗体実験マニュアル』（富山朔二，安東民衛／編），講談社，1987

（前田雅弘）

memo

9章 抗体作製についてのQ&A

Question 79
ラットで抗体を作製するメリットは何ですか？
また細胞融合の際に使用する，ラットB細胞と
相性のよいミエローマ細胞は何ですか？

Answer

ラットB細胞との細胞融合に用いられているミエローマ細胞には，SP2/0の報告があります．われわれはP3X63Ag8.653を用いています．

　表に広く用いられているミエローマ細胞を記します．ラットで抗体を作製することの第一のメリットは，もちろん，マウス由来のターゲット分子であっても作製できることです．それ以外には，市販されている抗体の多くがマウスかウサギであるために免疫染色の際の多重染色が可能になることです．しかしラットモノクローナル抗体の作製例に関する報告はあまり多いとはいえず，使用されているミエローマ細胞に関しても情報が少ないのが現状です．われわれも，**P3X63Ag8.653**を使用していますが，実際には多くのミエローマを検討した結果の選択ではありません．谷口らは**SP2/0**ミエローマを使用してラットで抗体作製を報告しています[1]．

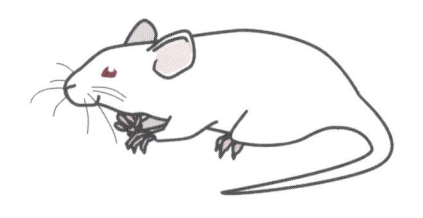

(表) 各種ミエローマ細胞株

細胞株	参考文献	由来	発現する抗体分子	分泌性	コメント
マウス由来株					
P3-X63Ag8	Köhler and Milstein (1975)	P3K	γ1, κ	IgG1	非推奨
X63Ag8.653	Kearney et al. (1979)	P3-X63Ag8	なし	なし	推奨
Sp2/0-Ag14	Köhler and Milstein (1976) Shulman et al. (1978)	P3-X63Ag8 xBALB/c	なし	なし	推奨
FO	de St. Groth and Scheidegger (1980)	Sp2/0-Ag14	なし	なし	推奨
NSI/1-Ag4-1	Köhler et al. (1976)	P3-X63Ag8	κ	なし	推奨
NSO/1	Galfre and Milstein (1981)	NSI/1-Ag4-1	なし	なし	推奨
FOX-NY	Taggart and Samloff (1984)	NSI/1-Ag4-1	κ (?)	なし	推奨
ラット由来株					
Y3-Ag1.2.3	Galfre et al. (1979)	Y3	κ	なし	非推奨
YB2/0	Kilmartin et al. (1982)	YB2/3HL	なし	なし	推奨
IR983F	Bazin (1982)	LOU/c rats	なし	なし	推奨

◆参考文献

1) Taniguchi, M. et al.: J. Immunol. Methods, 206: 107-113, 1997

◆参考図書, サイト

1) 『Antibodies : a laboratory manual』, (Harlow, E. & Lane, D./著), Cold Spring Harbor Laboratory, pp 144, 1998

(前田雅弘)

9章　抗体作製についてのQ&A

Question 80
ハイブリドーマの作製では，脾臓細胞を利用した細胞融合を行っているのですが，そのほかにも方法はありますか？

Answer
脾臓細胞以外にはリンパ節を利用する方法があります．また，ハイブリドーマをつくらずに直接抗体遺伝子をスクリーニングする方法としてファージディスプレイ法があります．

リンパ節を利用する方法

　免疫動物から腋窩リンパ節，鼠蹊リンパ節，腹腔内リンパ節を摘出し，得られたリンパ球をミエローマと融合します．基本的な融合の手順は変わりませんが，この場合，融合前の溶血操作は必要ありません．

　また，近年ラットリンパ節を利用したモノクローナル抗体の作製方法において，効率のよい方法が報告されています[1)～3)]．それによりますと，ラットの後ろ足に注射し，ラット腸骨リンパ節を使用します．抗原の注射は1回で，1匹の動物の免疫に必要な抗原量は50～100μg，ということです．

ファージディスプレイ法

1）ファージディスプレイ法の概要

　ファージディスプレイ法（図）とはウイルスの一種である**M13**などの線維状ファージの**コートタンパク質遺伝子**（**g3p**など）に外来遺伝子を挿入し，その産物をコートタンパク質との融合タンパク質としてファージ粒子上に提示させるシステムです．McCaffertyらは，抗体機能ドメインを提示したファージディスプレイ法をハイブリドーマ法に代わる新しいモノクローナル抗体作製技術として報告しました[4)]．例えば，リンパ球や脾臓細胞からmRNAを抽出し，抗体の可変領域をRT-PCRによって分離し，ランダムに組み合わせた**ScFv**や**Fab**として抗体可変領域を提示するライブラリーを作製することができます．正常人の末梢血，骨髄，扁桃腺などのリンパ球や，あるいは，感染症回復者，対象抗原をワクチネーションして血中抗体価を上昇させたヒト，自己抗体を保有する患者，担がん患者のリンパ球などを出発材料として用いることで特徴的なライブラリーを構築する

```
                mRNA ← 末梢リンパ球や脾細胞
                  ↓ RT-PCR＋リンカー
                一本鎖抗体遺伝子
                  ↓ コートタンパク質との融合タンパク質として
                    発現させたライブラリーを構築する
        gp3
        提示された外来遺伝子産物
        （一本鎖抗体遺伝子）
```

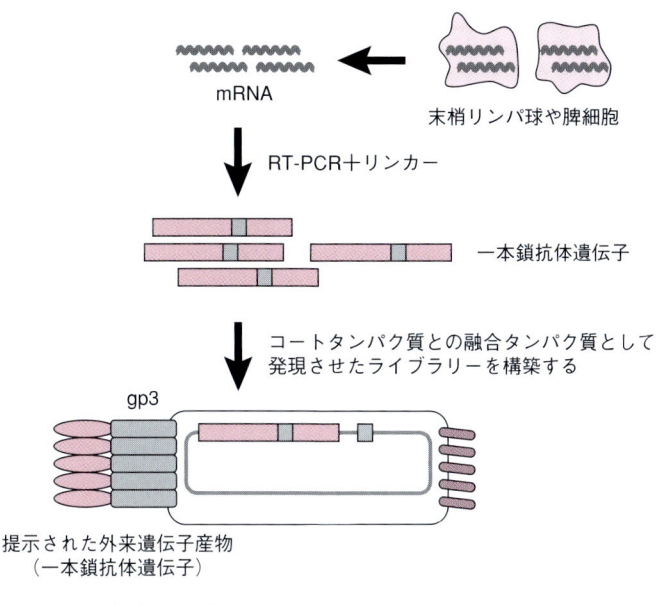

（図）ファージディスプレイ法による一本鎖抗体ライブラリーの構築

ことも可能です．

2）ファージライブラリーのスクリーニング

　ファージライブラリーのスクリーニングはパニング法などのターゲットに対する親和性を利用して行われます．ターゲットを固相化し，ライブラリー溶液を加えて適当な時間インキュベートし，結合しなかったファージを洗浄して除去した後，固相に残ったファージを回収します．この操作を繰り返すことでターゲットに親和性をもつリガンドを提示したファージを濃縮することができ，最終的にファージクローンを単離すればそのファージゲノムには提示しているリガンドの遺伝子がコードされていることになります．ライブラリーをScFvとして構築した場合は，その後，使用目的に応じて遺伝子組換え操作によって完全長の抗体分子に変換することも可能です．

3）ファージディスプレイ法の利点

　本法の利点としては，①多様性：一度に10^7種類以上の分子種のライブラリーを作製，スクリーニングできる，②免疫を経ないので生体内で自己の分子としてトレランスにあるような標的であっても抗体を得られる可能性がある，③直接抗体遺伝子をクローニングできる，④遺伝子変異を導入できる，などがあげられます．一方，難点としては良質なライブラリーを構築するのが簡単ではないことであります．単純なクローン数だけでなく，実際に抗体として機能をもつ物がどれだけ多く発現しているか，ライブラリーの品質が問題になってきます．

ファージライブラリーによる抗体作製の受託業務として，ジーンフロンティアが，MorphSys 社のライブラリー（**HuCAL GOLD**）を使用して行っています．これはヒト型 Fab 抗体を表面に発現させたライブラリーで，150 億種類を超える多様な Fab をもつファージが含まれているそうです．ファージに発現される Fab 抗体を S-S 結合を介して発現させ，ファージ部分を還元剤によって溶出します．そのため，親和性のみに依存した溶出方法に比べて，より多くの特異的抗体の選択が可能とのことです．

◆参考文献

1）佐渡義一，香川 恵：生化学，69：128-131，1997
2）佐渡義一：『細胞外マトリックス研究法［2］基礎知識からデータの解釈まで．第Ⅱ部．免疫学的，酵素学的研究法』（畑隆一郎，服部俊治，新井克彦／編），コラーゲン技術研修会，pp24-46，1998
3）佐渡義一：生化学，73：1163-1167，2001
4）McCafferty J, et al：Nature, 348：552-554, 1990

◆参考図書

●重井医学研究所⇒http://www.shigei.or.jp/smri/smri1/1top.htm
●ジーンフロンティア⇒http://www.genefrontier.com/index.html

（前田雅弘）

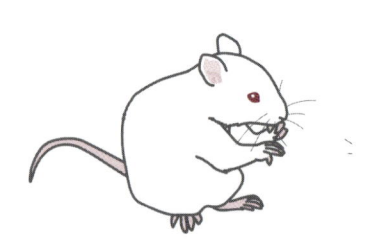

9章 抗体作製についてのQ&A

Question 81
抗体作製に関して，新しい（または効果的な）方法はありますか？

Answer
遺伝子組換えマウスを用いて抗体作製の効率を上げたり，発現ベクターを直接免疫する方法，また，免疫不全マウスを用いた方法などもあります．さらに，ウサギを用いたモノクローナル抗体などが実用化されてきています．

遺伝子組換えマウスを用いた抗体作製の効率化

GANP遺伝子導入マウスを用いたモノクローナル抗体の作製があげられます．

阪口ら[1]はGANP（Germinal center-Associated DNA Primase）を欠損したマウスにおいては高親和性の抗体産生が傷害されることから，逆にGANP遺伝子を導入したトランスジェニックマウスを免疫動物として用いることで高親和性モノクローナル抗体を作製することに成功しました．GANPは胚中心のB細胞で発現上昇する新規核内因子ですが，抗体遺伝子の可変領域における体細胞突然変異の頻度を高めることに関与しており，その結果，高親和性抗体の産生頻度が増加するものと考えられます．

これ以外にも，ターゲット分子を欠損しているノックアウトマウスを免疫動物として用いることで，抗原を免疫する際の抗原性を高めて抗体作製の効率をあげることができます．

発現ベクターを直接免疫する方法

DNA免疫による抗膜貫通タンパク質抗体／機能性抗体の作製があげられます．

cDNAを発現ベクターに組み込んだ後，このベクターを直接免疫するものです．論文での成功例では，まず動物細胞で発現する発現ベクターに組み込んだコンストラクトをマウス皮内に免疫し，生体内で発現させ抗原として機能させます．次に抗体価の上昇を確認後，定法に則って脾臓を取り出し細胞融合を行い，発現タンパク質特異的なモノクローナル抗体を得ています[2]（参照 Q76）．この方法では抗原をタンパク質として発現させ調製する必要がないために，そのための時間と労力を省くことができます．また，生体内で発現させるために特に細胞膜表面

上にある受容体タンパク質などは本来の形状のまま発現してくることが予想されます．よって，立体構造を認識したり，タンパク質の機能を抑制することが可能な抗体を入手できる可能性が高い方法であると考えられます．

免疫不全マウスを用いた方法

ある種の酵素活性を有する，いわゆる触媒抗体の作製にも種々の試みがなされています．高橋ら[3) 4)]は，エステル加水分解活性をもつ触媒抗体を作製する際に，通常よく用いられる BALB/c マウスではなく，免疫不全マウスである MRL/lpr マウスを用いて高い効率で触媒活性をもつモノクローナル抗体を取得することに成功しています．分解反応の遷移状態にあるアナログを免疫し，さらにその**修飾型ハプテン**による ELISA 法でのスクリーニングを用いるなどの工夫も加えた結果ではありますが，自己免疫モデルマウスでの触媒抗体の発生が高いということをあらためて実証しています．このように，必要に応じて免疫するマウスの系統を変えてみることも必要かもしれません．

ウサギモノクローナル抗体

本書はマウス・ラットのための実験書ではありますが，近年，盛んになってきているウサギを使ったモノクローナル抗体の作製に関しても述べておきたいと思います．

ウサギは現在，ポリクローナル抗体の作製には日常的に用いられています．その理由として，マウスやラットなどには免疫原性を示さないような物質でもウサギに対しては示すことがありますし，一般にウサギの抗体は高親和性であること，もちろん，マウスやラット由来のタンパク質であっても抗原性を有することなどがあげられます．しかし，ウサギモノクローナル抗体の作製においては，適当なフュージョンパートナーとなる細胞株が存在しないことが障害となって一般化してきませんでした．しかし，Spieker-Polet ら[5)]はウサギの腫瘍組織から **plasmacytoma 細胞株**を樹立しさらに薬剤耐性株を選択しました．これらを用いて，免疫ウサギの脾臓細胞との細胞融合を行いウサギモノクローナル抗体を作製することに成功しました．その後，この技術はエピトミクス社が独占するに至っています．

◆**参考文献**

1) Sakaguchi, N. et al.：J. Immunol., 174：4485-4494, 2005
2) Onda, M. et al.：Clin. Cancer Res., 11：5840-5846, 2005
3) Takahashi, N. et al.：J. Immunol. Methods, 235：113-120, 2000
4) Takahashi, N. et al.：Eur. J. Biochem., 261：108-114, 1999
5) Spieker-Polet, H. et al.：Pro. Nat. Acd. Sci, U. S. A., 92：9348-9352, 1995

◆**参考図書**

●トランスジェニック⇒http://www.transgenic.co.jp/
●日本農産工業⇒http://www.nosan.co.jp/

（前田雅弘）

memo

9章 抗体作製についてのQ&A

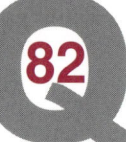

Question 82
*in vitro*での抗体作製技術にはどのようなものがありますか？

Answer
ファージディスプレイ法に似た人工ウイルスを用いるIVV法やニワトリ抗体産生培養細胞株を用いるADLib®システム法などがあります．

リボソームディスプレイ法からIVV法へ

　リボソームディスプレイ法とは，mRNA上の終始コドンを取り除くことで，その上を移動しながら翻訳を行うリボソームの遊離を抑制し，表現型と遺伝子型を結合させたタンパク質／ペプチド―リボソーム―mRNA対応付け分子を形成させる方法です．例えば，この対応付け分子に提示するタンパク質／ペプチドとして抗体遺伝子のライブラリーを構築し，抗原に対する親和性を指標にスクリーニングを行うことで，高親和性抗体を選択することができます．

　さらに，*in vitro* virus（IVV）法はリボソームディスプレイ法を独自の技術で発展させたものです（図）[1)2)]．ピューロマイシンは抗生物質の一種で伸長中のタンパク質に非特異的に結合することが知られていました．この**ピューロマイシン**をmRNAの3′末端にリンカーを介して結合させた後，翻訳したタンパク質のC末端とピューロマイシンをリボソーム内で反応させることで，共有結合で連結されたタンパク質―mRNA対応付け分子が形成されます．さらに，RNA部分を逆転写させcDNA―mRNAへと変換させます．このシステムを用いて，抗体遺伝子のライブラリーからファージディスプレイ法と基本的には同様なパニング法を用いて高親和性抗体をスクリーニングすることが可能です．

ADLib® システム

　理化学研究所の瀬尾，太田ら[3)]は，ニワトリの株化B細胞**DT40**と，**ヒストン脱アセチル化酵素阻害剤トリコスタチンA（TSA）**を用いて，人為的にB細胞の抗体遺伝子を多様化させる手法を見出し，これを利用してB細胞ディスプレイのような形でモノクローナル産生細胞を入手する技術を開発しました（ADLib®：Autonomously Diversifying Library法）．抗体遺伝子座でのDNA組換えを活

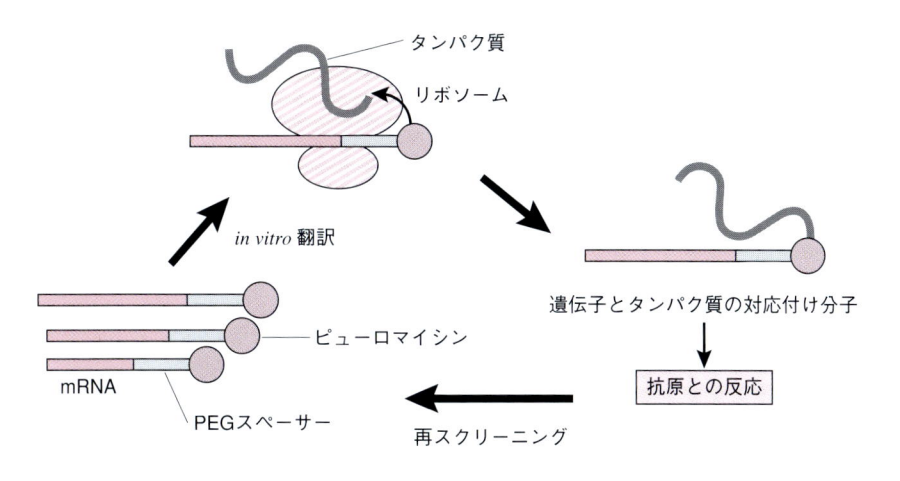

（図）*in vitro* virus 法を用いたタンパク質相互作用解析の流れ
cDNA ライブラリーから *in vitro* virus のテンプレートを作製し，無細胞翻訳系で翻訳を行うことにより，ゲノム規模の対応付け分子ライブラリーを作製でき，抗原との結合アッセイによって機能解析を行います．1回のスクリーニングで目的因子の濃縮が不十分な場合には再びスクリーニングを行います

性化させることで多様化B細胞ライブラリーを自動的に生成することができる，それが本システムの特徴です．

いずれにしろ，これらの手法では動物個体に免疫する必要がないために，これまで原理的に困難であった毒素，病原体，自己抗原などに対する特異抗体を作製することも可能になることで，大きな可能性が期待できます．

◆参考文献

1）Fukuda, I. et al.：Nucleic Acids Res, 34：e127, 2006
2）Miyamoto-Sato, E. et al.：Genome Res., 15：710-717, 2005
3）Se, H. et al.：Nat. Biotechnol., 23：731-735, 2005

◆参考サイト

●カイオム・バイオサイエンス⇒http://www.chiome.jp/index.html

（前田雅弘）

索引

数字

- 3R ... 38
- 3T3 ... 193
- 3T6 ... 193
- 4R ... 38
- 5 freedoms ... 38

欧文

A〜E

- αヘリックス ... 237
- βシート ... 237
- B10コンジェニック系統 ... 72
- BAC／PACリソース ... 224
- BACトランスジェニック ... 224
- BRC ... 85, 88
- CARD ... 85, 88
- CARD R-BASE ... 158
- Cell ELISA ... 234
- DNA調製 ... 145
- dpc（days postcoitum） ... 53
- DT40 ... 250
- EIA法 ... 240
- ELISA法 ... 239, 240
- EMCS ... 231

F〜G

- Fab ... 244
- FACS ... 234
- FACS解析 ... 240
- FERTIUPR ... 156
- FISH ... 100
- FobP法 ... 139
- Freund's complete adjuvant（FCA） ... 240
- Freund's incomplete adjuvant（FICA） ... 241
- g3p ... 244
- GANP（Germinal center-Associated DNA Primase） ... 247
- GLP基準 ... 176
- Google ... 68
- GPIアンカー型 ... 237
- GST（Glutathione S-Transferase） ... 229

H〜N

- HAT培地 ... 233
- HuCAL GOLD ... 246
- ICSI ... 219
- *in vitro* virus（IVV）法 ... 250
- *in vivo* selection ... 200
- *in vivo* イメージング ... 203
- JF1/Ms ... 68
- M13 ... 244
- MEF ... 192
- MHCのハプロタイプ ... 72
- MSM/Ms ... 68
- MTA ... 109
- *Mus musculus* ... 44, 50
- NAC（N-acetyl-L-cysteine） ... 193
- Nakagata method ... 154
- NOD-SCIDマウス ... 188
- NOGマウス ... 73, 188

O〜Q

- Old inbred ... 44
- p16—Rb経路 ... 195, 197
- p19ARF—p53経路 ... 193, 195, 197
- P3X63Ag8.653 ... 242
- PCR-SSLP法 ... 63
- PhysGen ... 95
- plasmacytoma細胞株 ... 248
- PSORT prediction ... 237
- QTL解析 ... 57

R〜X

- Rat Genome Database（RGD） ... 81
- Rat Resource & Research Center（RRRC） ... 81
- *Rattus norvegicus* ... 50
- Red/ET recombination ... 224
- ScFv ... 244
- SCIDマウス ... 188
- SNP ... 68
- SP2/0 ... 242
- SPF（Specific Pathogen Free） ... 30, 66, 107
- SPF項目 ... 30
- Wistarラット ... 48
- X-63 Ag8.653,SP2/0 ... 233

和文

ア行

- 愛玩用マウス ... 45
- アイソレータ ... 19, 31
- アジュバント ... 232, 240
- アトラス ... 174
- アバチン ... 181
- 安楽死 ... 28, 200
- 育児放棄 ... 138
- 維持管理 ... 23
- 異種移植 ... 177
- 移植片（ドナー） ... 72
- 異所性移植 ... 185
- イソフルラン ... 182
- 胃ゾンデ ... 117
- 一部採血 ... 118
- 遺伝子改変動物 ... 14, 33, 206
- 遺伝子改変マウス ... 130
- 遺伝子型判定 ... 142, 144
- 遺伝子トラップ法 ... 213
- 遺伝子マーカー ... 63
- 遺伝子マッピング ... 100
- 遺伝的汚染 ... 62
- 遺伝的モニタリング ... 62
- 遺伝統御の方法 ... 64
- 遺伝背景 ... 70
- 遺伝背景を整える ... 56
- インタークロス ... 149
- ウサギモノクローナル抗体 ... 248
- エアフィルター ... 20
- 液性免疫 ... 70
- エチレンオキサイドガス ... 20
- エーテル麻酔 ... 113
- エピトープ ... 74
- エンドポイント ... 105
- 追っかけ妊娠 ... 54, 129
- オートクレーブ ... 20
- 囮動物 ... 31
- 温度感受性変異 ... 196

カ行

- 科 ... 74
- 外陰部 ... 141
- 飼い方 ... 23
- 解剖 ... 164, 167
- 角化細胞（ケラチノサイト） ... 190
- 核酸 ... 173
- 拡散防止 ... 27
- 過剰麻酔 ... 182
- 画像イメージング ... 15
- 株化 ... 179, 198
- カルタヘナ法 ... 109
- 簡易ガラス化法 ... 154
- 眼窩静脈叢 ... 160
- 感染事故 ... 28
- 感染症 ... 27, 28
- 感染症予防法 ... 108
- 灌流固定 ... 168
- 間葉系細胞 ... 193, 197, 198
- 寄託マウス ... 158
- 偽妊娠雌（受卵雌） ... 134
- キャリアタンパク質 ... 239

索引

給餌 25
給水 25
頸静脈 162
兄妹交配 151
近縁関係 74
近交系（Inbred strain） 44, 47, 55
近交系の維持 151
近交系マウスの祖先 45
空調 25
苦痛軽減 42
熊本大学CARD 157
クライシス 193
クリーニング〔SPF（Specific Pathogen Free）化 33
クリーン（SPF）化 30
クロスコンタミネーション 62
クローズドコロニー 47, 57
クローニング 201, 234
継代 190
継代培養 178
系統差 76
系統樹 74
系統情報 90
系統特異的マイクロサテライトマーカー 63
系統特性 55
系統ランキング 96
ケージ交換 25
血圧解析法 122
血球系細胞 193
血漿 162
血清 162
血清分離 232
ゲノムDNA 145
検疫 107
検収 107
コアイソジェニック系統 55
コイル 237
綱 74
抗原・抗体反応 74
抗原部位 235
交雑系 57
高次脳機能 122
抗体 15
抗体価測定 232
後大静脈 161
高転移性株 200
行動解析 98, 122
交配実験 147
交配率 129
交尾の確認 132, 133
固定液 168, 170
コートタンパク質遺伝子 244
コンジェニック化 67
コンジェニック系統 56
コンソミック系統 57, 95
コンフルエント 178

サ行

採血 160, 164, 232
採尿 35
採尿法 35
採糞 35
採糞法 37
細胞株 177
細胞性免疫 70
細胞表面マーカー 190
細胞融合 233
削減 42
里親 138
サブコンフルエント 178
飼育環境 137
飼育管理 106
飼育設備 19
ジエチルエーテル 181
ジェノタイピング 102
自然交配 34, 129
自然転移モデル 185
自然発症モデル 17
自然発生腫瘍 124
疾患モデル 17
疾患モデルマウス 17
実験的発症モデル 17
実験転移モデル 185
実験動物中央研究所 63
市販動物 107
シャムオペレーション 112
種 74
修飾遺伝子 70
修飾型ハプテン 248
宿主（ホスト） 72
種差 74, 76
受託生産 228
主要遺伝子 70
腫瘍細胞 198
樹立する 179
消毒 25
上皮系細胞 193
静脈注射 116
食殺 54
初代培養 178, 191
心エコー解析法 122
心臓 161
人獣共通感染症 27
親水性 235
新鮮尿採取法 122
浸透固定 168
人道的エンドポイント 42
スクリーニング 234
スピードコンジェニック法 103
精管結紮雄 134
精製 233
精製抗原 239
精度向上 42
線維芽細胞 191

全採血 119, 160, 161
染色 170
前臨床試験 14
増殖因子 190
属 74
足静脈 161
組織 178
疎水性 236
ソーティング法 193

タ行

体温低下 182
体細胞クローン技術 226
代替 41
代謝ケージ 35
対照群 127
対数増殖期 184
体外受精 33
多型的遺伝子マーカー 68
ターゲットベクター 212
ターゲットマウス 221
ターン 237
短期飼育実験 121
誕生（分娩） 53
単独飼育 54
蓄尿法 122
腟開口部 135
腟スメア 132
腟栓 53, 59
腟内電気抵抗測定 132
チトクロームP-450 76
注射麻酔薬 180
長期飼育実験 121
長期毒性試験 126
珍玩鼠育草 46
帝王切開 34
低酸素（3％）インキュベーター 193
テロメア 196
転移細胞株分離 200
転移結節 200
伝播様式 27
動愛法 38
同系移植 177
凍結ストック 201
凍結胚 154
凍結標本 172
凍結保存 154, 218
糖鎖付加 237
同所性移植 185
同腹仔 50
動物施設 19
動物実験 14
動物実験委員会 41
動物実験計画書 41
動物実験責任者 42
動物実験に関する倫理指針 121
動物福祉 23, 38, 112

索引　253

索引

投与量 …………………………… 126
毒性試験 …………………………… 14
特性プロファイル ………………… 96
ドブネズミ ………………………… 50
ドメスティカス …………………… 45
トランスジェニック（Tg）
　マウス …………………… 55, 206
トランスジェニックラット …… 222
トランスジーン ………………… 142
取り扱い ………………………… 105
トリブロモエタノール ………… 181

ナ行

ナショナルバイオリソースプロジェクト
　「ラット」（NBRP-Rat） … 81, 95
日本実験動物環境研究会改正案 … 21
ヌードマウス …………………… 187
ヌードラット …………………… 187
ねり餌 …………………………… 140
ネンブタール …………………… 180
ノックアウト遺伝子 ……………… 56
ノックアウトマウス ……… 206, 211
ノックアウトマウス作製
　プロジェクト …………………… 83
ノックインマウス ………… 206, 211

ハ行

胚移植時 …………………………… 33
バイオリソース ………………… 157
ハイブリドーマ ………………… 244
ハツカネズミ ………………… 44, 50
発がん感受性 …………………… 124
発がん実験 ……………………… 124
発がん性実験 ……………………… 14
バッククロス …………………… 149
発情前期 ………………… 132, 134
パッセンジャー遺伝子 …………… 56
バリアシステム …………………… 31
繁殖期 ……………………………… 54
繁殖法 …………………………… 129
汎用近交系 ………………………… 44
皮下移植 ………………………… 178
皮下注射 ………………………… 116
非近交系 …………………………… 57
被験物質 ………………………… 126
尾静脈採血 ……………………… 160
尾静脈内移植 …………………… 185
微生物学的統御 …………………… 19
微生物検査証明書 ………………… 30
微生物検査成績 …………………… 28
微生物モニタリング ……………… 28
ヒストン脱アセチル化酵素阻害剤
　トリコスタチンA（TSA） …… 250
脾臓細胞 ………………………… 244
ヒトへの外挿 ……………………… 76

ピューロマイシン ……………… 250
表現型 ……………………………… 70
病原体 ……………………………… 27
病原微生物 ………………………… 27
標準系統 …………………………… 66
標的臓器 ………………………… 124
病理標本 ………………………… 172
ファイティング ……………… 50, 53
ファウンダーマウス …………… 209
ファージディスプレイ法 … 244, 245
ファージライブラリー ………… 245
フィーダー ……………………… 198
フィーダー細胞 ………………… 192
フェノームプロジェクト ………… 96
腹腔内注射 ……………………… 116
腹部大動脈 ……………………… 161
不死化 …………………………… 195
付着性細胞 ……………………… 184
部分採血 ………………………… 160
浮遊性細胞 ……………………… 184
プラグ …………………… 129, 134
分類の単位 ………………………… 74
ペアフィード用ケージ …………… 37
平均ヘテロ接合率 ………………… 57
ヘモシアニン（KLH：Keyhole
　Limpet Hemocyanin） ……… 231
ペントバルビタール …………… 114
ペントバルビタールナトリウム … 180
放射線誘発細胞雑種融合法 …… 100
飽和突然変異法 ………………… 214
保護マット ……………………… 182
ポジショナルキャンディデート
　アプローチ ……………………… 68
ポジショナルクローニング ……… 68
補助麻酔 ………………… 180, 182
保定 ………………………………… 23
保定法 …………………………… 115
ポリクローナル抗体 ……… 229, 231
ホルマリン ……………………… 170
翻訳後修飾部位 ………………… 237

マ行

マイクロインジェクション … 142, 215
マイクロサテライト ……………… 68
マイクロサテライトマーカー …… 63
マウスの表現型 …………………… 93
麻酔 …………………… 112, 161, 180
麻酔深度 ………………………… 113
慢性毒性試験 …………………… 126
ミュータジェネシス ……………… 60
ミュータジェネシスプロジェクト … 82
ミュータント系 …………………… 47
無細胞タンパク質合成系 ……… 229
滅菌 ……………………………… 182
免疫染色 ………………………… 170
免疫不動物 ……………………… 177
免疫不全マウス ………………… 248

目 …………………………………… 74
戻し交配 ………………………… 149
モニタリング ……………………… 32
モノクローナル抗体 … 229, 233, 247

ヤ行

薬剤の投与 ……………………… 115
薬物動態 …………………………… 14
床敷き ……………………………… 25
輸送箱 …………………………… 110
予備試験 ………………………… 124

ラ行

ラットゲノム ………………… 80, 90
ラット前核期胚 ………………… 222
理化学研究所バイオリソース
　センター（BRC） ……………… 62
リコンビナントインブレッド
　（RI）系統 ……………………… 57
リコンビナントコンジェニック
　（RC）系統 ……………………… 57
リコンビナント体 ……………… 239
リソースセンター …………… 90, 108
リッターサイズ ………………… 134
離乳 ……………………………… 140
リボソームディスプレイ法 …… 250
量的形質遺伝子座（Quantitative
　Trait Locus：QTL）解析 … 103
リンパ球系細胞 ………………… 190
ルオレッセンス ………………… 203
ルミネッセンス ………………… 203
連鎖解析 ………………………… 100
ロードシス ……………………… 132

●編者プロフィール

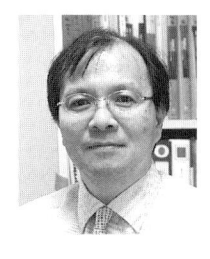

中釜 斉（なかがま ひとし）
1982年東京大学医学部卒業．1982〜1990年東京大学第3内科にて消化器・肝臓病学の臨床および肝臓発がんにおけるアンドロゲン受容体の役割に関する研究に従事．1991〜1995年米国マサチューセッツ工科大学がん研究センターリサーチフェロー，1995年国立がんセンター研究所発がん研究部室長，1997年同生化学部長，2007年4月より同研究所副所長．主な研究テーマは，大腸発がん感受性を規定する遺伝的要因や大腸がんの発生・成立にかかわる分子基盤の解明である．最近では，細胞傷害性ストレスに応答して発現誘導されるマイクロRNAのがんの初期発生における役割についても精力的に研究を行っている．

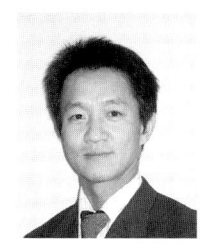

北田一博（きただ かずひろ）
1994年東京大学大学院医学系研究科第三基礎医学専攻博士課程修了（医学博士）．同年，京都大学大学院医学研究科助手（附属動物実験施設）．2002年から北海道大学創成科学共同研究機構ゲノムダイナミクス研究部門実験生物分野助教授．2007年より同准教授．研究領域は，疾患モデル動物の開発研究，自然発症ミュータントラットやマウスにおける病態解析と遺伝学的・分子生物学的解析研究．

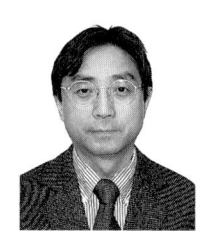

城石俊彦（しろいし としひこ）
1981年東北大学大学院理学研究科博士課程修了（理学博士）．1984年国立遺伝学研究所助手，1998年から国立遺伝学研究所教授．1999年から同研究所系統生物研究センター長．ゲノム解析や遺伝解析でマウスの形態形成機構やエネルギー代謝などの高次複合形質の遺伝制御を研究している．1999年から理化学研究所ゲノム科学総合研究センターゲノム機能情報研究グループプロジェクトディレクターを兼任して，マウスミュータジェネシスプロジェクトを統括している．

マウス・ラットなるほどQ&A
実は知らない基礎知識＋取り扱いのコツがつかめる！

2007年6月 5日　第1刷発行	編　集	中釜 斉，北田一博，城石俊彦
2014年6月10日　第5刷発行	発行人	一戸裕子
	発行所	株式会社 羊 土 社
		〒101-0052
		東京都千代田区神田小川町2-5-1
		TEL　03（5282）1211
		FAX　03（5282）1212
		E-mail　eigyo@yodosha.co.jp
		URL　http://www.yodosha.co.jp/
ISBN978-4-7581-0715-0	印刷所	三美印刷株式会社

本書の複写にかかる複製，上映，譲渡，公衆送信（送信可能化を含む）の各権利は（株）羊土社が管理の委託を受けています．
本書を無断で複製する行為（コピー，スキャン，デジタルデータ化など）は，著作権法上での限られた例外（「私的使用のための複製」など）を除き禁じられています．研究活動，診療を含む業務上使用する目的で上記の行為を行うことは大学，病院，企業などにおける内部的な利用であっても，私的使用には該当せず，違法です．また私的使用のためであっても，代行業者等の第三者に依頼して上記の行為を行うことは違法となります．

JCOPY ＜（社）出版者著作権管理機構　委託出版物＞
本書の無断複写は著作権法上での例外を除き禁じられています．複写される場合は，そのつど事前に，（社）出版者著作権管理機構（TEL 03-3513-6969，FAX 03-3513-6979，e-mail：info@jcopy.or.jp）の許諾を得てください．

新製品 マウス HGF EIA 研究用試薬

EIA法によるマウスHGF測定用キット

★ マウスの血漿または臓器抽出検体中のHGFを定量可能
★ 検出感度は0.4ng/mL
★ 3ステップサンドイッチ法にて測定

HGF製品シリーズ

製品コード	品名	包装
1EH1	イムニス® HGF EIA（体外診断用医薬品）	96テスト
1Z81	ラット HGF EIA	96テスト
1Z85 新発売	マウス HGF EIA	96テスト
1Z72	ヒト HGF 臓器抽出試薬	1セット
1Z82	マウス・ラット HGF 臓器抽出液	50mL×2本

お問い合わせ先　株式会社 特殊免疫研究所

〒112-0004　東京都文京区後楽1-1-10　　Tel:03-3814-4081　Fax:03-3814-5957
e-mail:info@tokumen.co.jp　　URL: http://www.tokumen.co.jp

安定維持麻酔できてますか？

実験動物用ガス麻酔システム

DS PHARMA BIOMEDICAL

イソフルラン専用　　　　　　　　　　　　　　　　　　　　　　　マウス・ラット用

特長

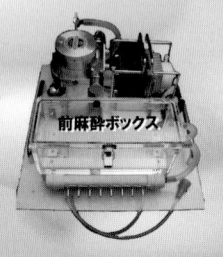

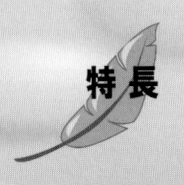

- 実験小動物用（マウス・ラット）のガス麻酔システムです。
- 前麻酔ボックスから、8本のノズルが出ているため、同時に8匹までの動物の麻酔をかけることができます。
- 気化麻酔の濃度・流速の調節が可能なため、安定した麻酔をかけることができます。
- イソフルランとエアーを正確に混合することができるため、再現性の良い麻酔が可能です。

カタログ番号	SF-B01（イソフルラン専用）
製品名	実験動物用ガス麻酔システム
価格	800,000-

オプション

SF-MBX	前麻酔ボックス（マウス6～8匹、ラット約1匹）
SF-MBX1	特大ボックス（直径 約25cm：ラット3～4匹）

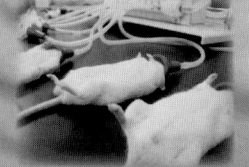

マウス同時複数麻酔時 写真

■ホームページ　　http://www.dspbio.co.jp
■Eメールによるお問い合わせ　　labopro@bio.ds-pharma.co.jp

製造元
株式会社エム・アール・テクノロジー

販売元
DSファーマバイオメディカル株式会社

〒541-0045　大阪市中央区道修町2丁目2番8号
ラボラトリープロダクツ部
お問合せ先
東日本営業：TEL 03-5685-7205　FAX 03-3828-6547
西日本営業：TEL 06-6229-5643　FAX 06-6228-6070

⬣ Wako

優れた吸水シート ラボシート™

動物実験や解剖時にでる血液や体液などを吸収させるシートで、実験動物の下敷きや摘出した組織の処理台など多目的にご利用頂けます。

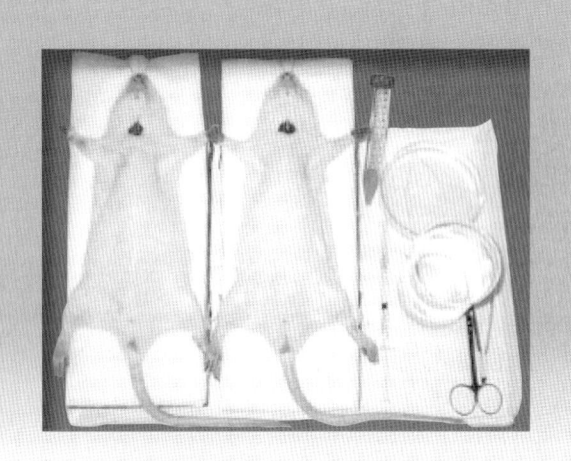

シート構造
30cm×40cmの大きさで、高吸水性ポリマーを吸着させた特殊シートをさらに不織布(表側)、ポリエチレンフィルム(裏側)で挟み周囲全体をヒートシール加工しています。

特　長
- 高い吸水能力：シート1枚(30cm×40cm)あたり約800mlの水を吸収します。
  ＊対象が血液や体液の場合は、吸収能力は多少低下します。
- 吸水後もシートが水分を保持しますので、液体が広がらず実験台を汚しません。シートの裏面はポリエチレンフィルムになっており、清潔・安全です。
- シート表面の毛羽立ち、発塵の心配はありません。
- 適度の厚さがありますので、ガラス製実験器具などの下敷きにも使用できます。

使用後の処理
- 水を吸収させたもの……………………………普通ゴミとして焼却して下さい。
- 実験動物の血液・体液等を吸収させたもの … 各大学・研究施設の処理方法に従って下さい。

コードNo.	品　名	規　格	包　装
121-04701	Labsheet™	実験動物体廃液吸収用	10枚
127-04703			10枚×10

和光純薬工業株式会社

本　　社：〒540-8605　大阪市中央区道修町三丁目1番2号
東京支店：〒103-0023　東京都中央区日本橋本町四丁目5番13号
営 業 所：北海道・東北・筑波・横浜・東海・中国・九州

問い合わせ先
フリーダイヤル：0120-052-099　フリーファックス：0120-052-806
URL：http://www.wako-chem.co.jp
E-mail：labchem-tec@wako-chem.co.jp

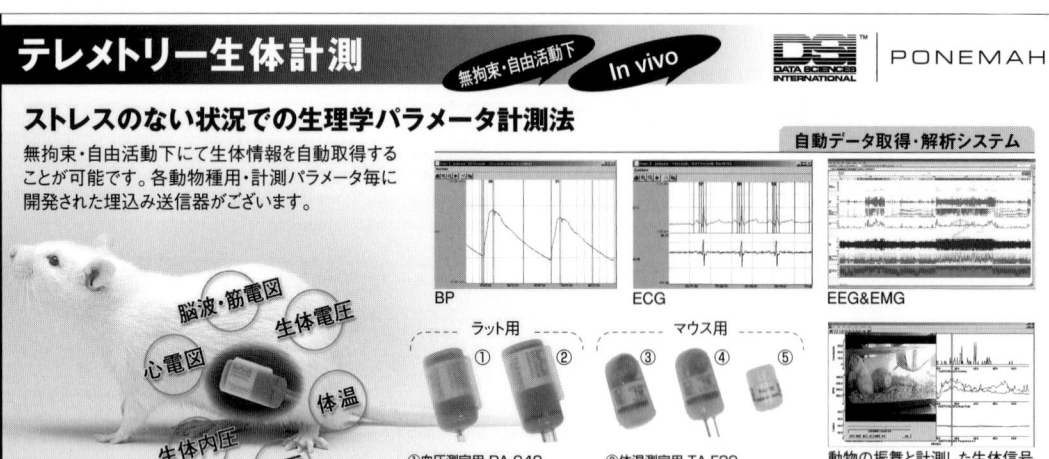

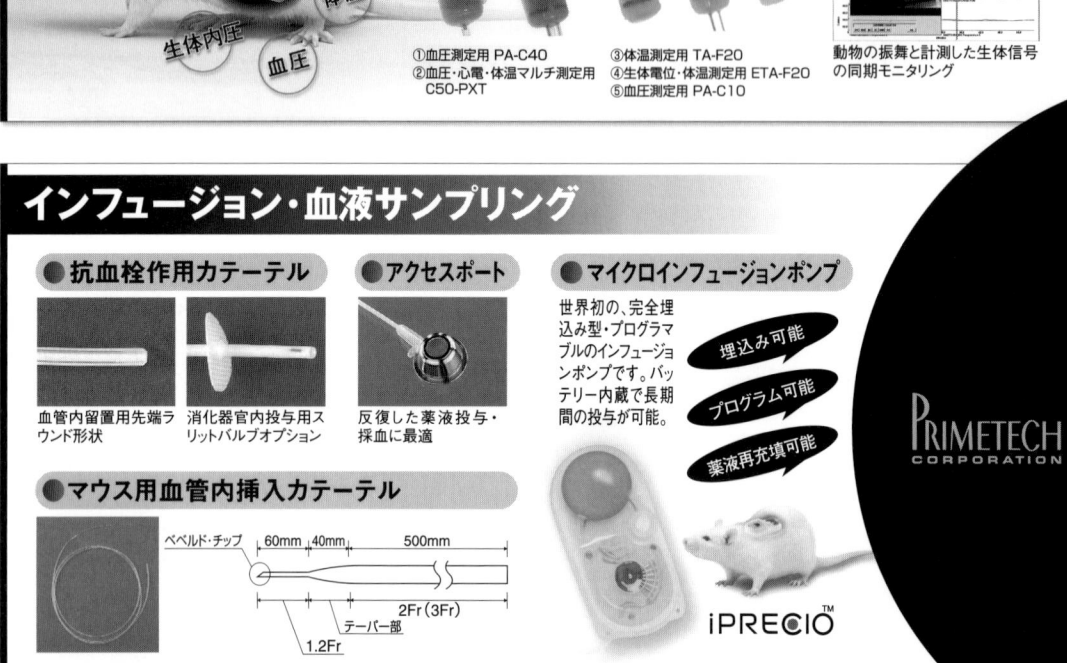

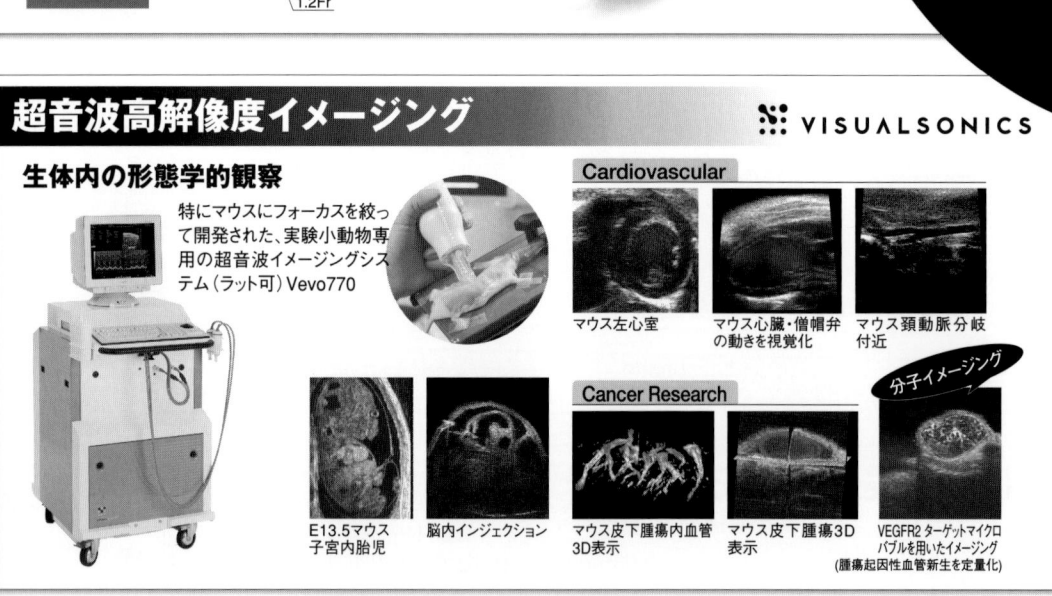

テレメトリー生体計測

無拘束・自由活動下　In vivo

DSI DATA SCIENCES INTERNATIONAL | PONEMAH

ストレスのない状況での生理学パラメータ計測法

無拘束・自由活動下にて生体情報を自動取得することが可能です。各動物種用・計測パラメータ毎に開発された埋込み送信器がございます。

自動データ取得・解析システム

BP　ECG　EEG&EMG

脳波・筋電図　生体電圧　心電図　体温　生体内圧　血圧

ラット用 ①② / マウス用 ③④⑤

① 血圧測定用 PA-C40
② 血圧・心電・体温マルチ測定用 C50-PXT
③ 体温測定用 TA-F20
④ 生体電位・体温測定用 ETA-F20
⑤ 血圧測定用 PA-C10

動物の振舞と計測した生体信号の同期モニタリング

インフュージョン・血液サンプリング

● 抗血栓作用カテーテル
- 血管内留置用先端ラウンド形状
- 消化器官内投与用スリットバルブオプション

● アクセスポート
反復した薬液投与・採血に最適

● マイクロインフュージョンポンプ
世界初の、完全埋込み型・プログラマブルのインフュージョンポンプです。バッテリー内蔵で長期間の投与が可能。

- 埋込み可能
- プログラム可能
- 薬液再充填可能

● マウス用血管内挿入カテーテル
ベベルド・チップ　60mm　40mm　500mm
2Fr (3Fr)
テーパー部
1.2Fr

iPRECIO™

PRIMETECH CORPORATION

超音波高解像度イメージング

VISUALSONICS

生体内の形態学的観察

特にマウスにフォーカスを絞って開発された、実験小動物専用の超音波イメージングシステム（ラット可）Vevo770

Cardiovascular
- マウス左心室
- マウス心臓・僧帽弁の動きを視覚化
- マウス頸動脈分岐付近

Cancer Research
- E13.5マウス子宮内胎児
- 脳内インジェクション
- マウス皮下腫瘍内血管3D表示
- マウス皮下腫瘍3D表示

分子イメージング
- VEGFR2ターゲットマイクロバブルを用いたイメージング（腫瘍起因性血管新生を定量化）

振舞・行動解析

実験動物の振舞・行動のモニタリング／自動解析

ビデオ撮影した実験小動物の振舞・行動を、独自のコンピュータビジョンアルゴリズムにより、自動検出・解析することが可能な行動解析システムです。動物の鼻や四肢を自動検出します。撮影用のカメラ、撮影環境からアドバイス・ご相談を承ります。

■姿勢・振舞解析

M : Head/Mouth
E : Ear
F : Forelimb
A : Abdomen
U : Upper Back
L : Lower Back
H : Hind limb
T : Tail

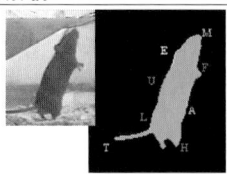

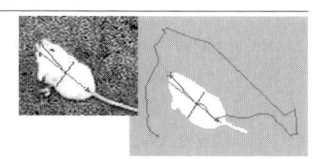

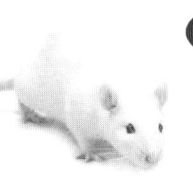

■社会行動学研究

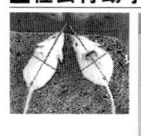

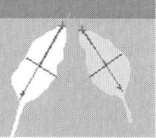

■記憶・学習研究（各種迷路実験）

Total Solution of Laboratory Animal Science

Cardiovascular
心血行動態解析、局所血流計測マイクロソフェア、微小循環・組織血流計測

Respiratory
呼吸・肺機能評価装置、モデル動物作製曝露吸入システム

Neuroscience
テレメトリー ニューロン活動電位計測、テレメトリー交感神経活動電位計測、知覚閾値測定、鎮痛評価、神経伝達物質濃度変化モニタリング

in vitro
心筋細胞収縮変位測定、イオン濃度変化モニタリング、培養細胞ペーシング、酸素分圧モニタリング、コロニー計数

「Total Solution of Laboratory Animal Science」をテーマに、自由活動下の実験動物から、無侵襲・無拘束で生体信号を計測できるテレメトリーシステムを中心に、心臓血管系、呼吸系、中枢系/神経科学、悪性腫瘍の各研究分野における、世界最先端研究機器、センサー、システムをご提供させて頂いております。

私達の強みは、商品をただお届けするのではなく、様々な計測機器・解析システムを組合せ、お客様の抱える問題を解決するために必要なソリューションとしてのご提案とサポートをさせて頂いていることです。

詳しくは弊社ウェブサイトでご確認頂けます。ご不明な点はメールまたはお電話にてお問合せください。

日本総代理店：
プライムテック株式会社
PRIMETECH CORPORATION

本　社　〒112-0002　東京都文京区小石川1-3-25　小石川大国ビル9F
　　　　Phone (03) 3816-0851 (代表)　Fax. (03) 3814-5080
大阪営業所　〒564-0063　大阪府吹田市江坂町1-12-4　第2江坂ソリトン9F
　　　　Phone (06) 6310-8077 (代表)　Fax. (06) 6310-8081

http://www.primetech.co.jp　e-mail:sales@primetech.co.jp

PTMSAD07B01

実験サポートツール

正確な心機能直接計測法／カテーテル計測

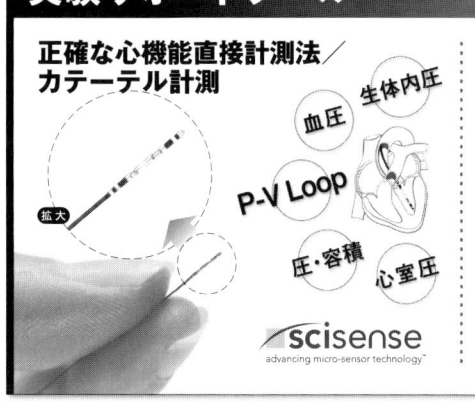

血圧　生体内圧
P-V Loop
圧・容積　心室圧

scisense advancing micro-sensor technology

パルスドップラー血流計

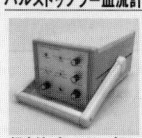

超音波パルスドップラー法による血管血流測定 SCPD-20

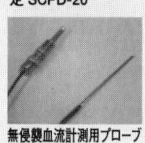

無侵襲血流計測用プローブ

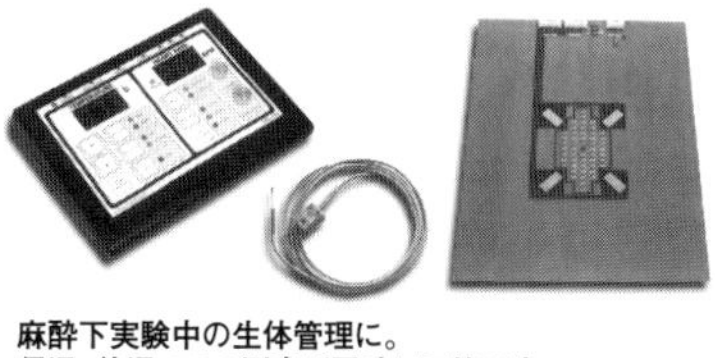

麻酔下実験中の生体管理に。保温、体温・ECG測定が同時に可能です。
THM100

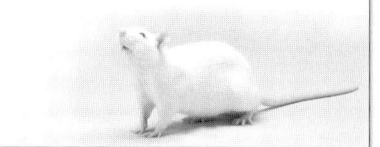

個別換気システム（IVC）
進歩から革新へ

TECNIPLAST
Sealsafe plus

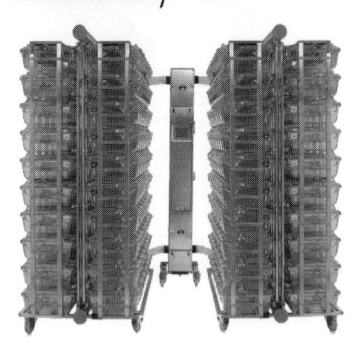

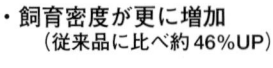

- 飼育密度が更に増加
  （従来品に比べ約46％UP）
- ラックは10段式で本体高さ2m未満
- 非常にスリムで安定性を損なわない換気ユニット
  （幅わずか230mm）
- 1台の換気ユニットでラックを2-4台接続可能
  （最大接続可能ケージ数：320ケージ）
- クランプなしでもしっかりロック
  （ケージ本体のラジアル・シリコンガスケットにより機密性がUP）
  （ケージ交換がより簡単）
- ワイヤーリッドが半分に
  （リッドを外さなくても動物にアクセス）
  （ケージを閉じた状態での視認性がUP）

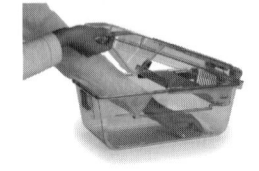

**テクニプラスト社製
ローデント用**

代謝ケージ シリーズ

テクニプラスト社製代謝ケージは糞尿の分別問題を解決する画期的な製品です。

独自設計のセパレートコーンとコレクションファンネルにより、糞尿は混じることなく、それぞれ採尿・採糞チューブへ分別採取することができます。

各ケージタイプは14個のパーツからなり、研究対象が変わっても最低限のパーツ交換で共用・転用可能です。

同一ベースの採尿ケージもあります。

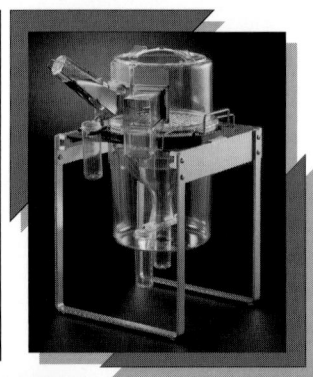

- アッパーチャンバー内は表面が滑らかな齧り防止加工
- 外付けフィーダーは巣籠りを防ぐ小型設計。引き出し式ドアで静かに給餌。
- コレクションファンネル／セパレートコーンは平滑度の高いPMP製
  糞尿の分別採取が確実
- 採糞・採尿チューブはPMP製。ケージ外から着脱可能で、動物を騒がせません。

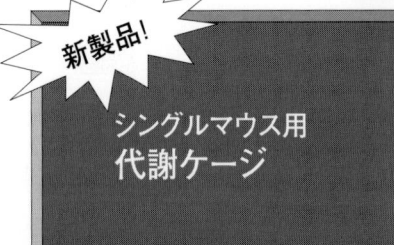

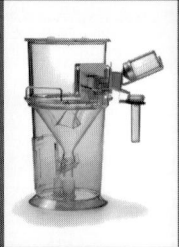

新製品！

**シングルマウス用
代謝ケージ**

- マウス単独飼育用
- 自立式でスタンド不要
- 必要に応じてシングルスタンドまたはラック（ケージ12組収容）が使用可能
- 新開発のロアーチャンバー扉により試料の蒸発を防止
- 糞尿の分離が確実
  90％以上の採糞が可能！

LSG Corporation
総輸入元：エルエスジー株式会社
〒162-0814 東京都新宿区新小川町6-36
S＆Sビル3F
Tel. 03-3513-6532　Fax. 03-3513-6535
URL：http://www.lsg.co.jp
E-mail:info@lsg.co.jp

Animec
発売元：株式会社アニメック
〒183-0031 東京都府中市西府町3-17-4
Tel. 042-333-7531　Fax. 042-333-0602
URL：http://www5.ocn.ne.jp/~animec/
E-mail:animec@theia.ocn.ne.jp

ジーンターゲッティング マウス受託作製サービス

KURABO 研究専用

特長

- iTL社オリジナルの高品質ES細胞を使用
- ジャームライントランスミッション保証
- コンベンショナルKOマウス、cre-loxシステムの導入、レポーター遺伝子導入マウス、ノックインマウスの作製も可能
- 豊富な実績（合計900件以上のプロジェクトを実施）
- 知的所有権はお客様へ帰属
- iTL社で作製されたマウスの論文掲載あり
- マウスストレインは、129SvEv、C57BL/6、BA1 Hybridからご選択

■ジャームライントランスミッション保証とは…

ステップ	内容	御支払い
1	ゲノムスクリーニングからターゲティングベクターの構築	作業終了時
2	エレクトロポレーションと薬剤耐性選択	
3	PCRスクリーニング	・ステップ3で陽性ES細胞クローンを確認後は、ヘテロマウスお届け後に一括支払い。 ・ヘテロマウスが得られない場合はステップ3以降の費用はいただきません。 ジャームライントランスミッション保証
4	マイクロインジェクション	
5	キメラマウスの飼育と交配	
6	ジャームライントランスミッションのPCR確認	
7	ヘテロマウスの納入	

■BA1 Hybridとは…

129SvEvとC57BL/6の交配で得られた新しいES細胞を用いたサービスです。

□サービスの比較

	BA1 Hybrid **NEW**	129SvEv	C57BL/6
長所	・バッククロス回数を軽減。(1回分) ・エレクトロポレーションに比較的強い。 ・ジャームライントランスミッション効率が高い。 ・確実性が高い。 ・比較的作業期間が短い。	・実績多数(600件以上)。	・バッククロス不要。

クラボウ バイオメディカル部
大阪：〒541-8581 大阪市中央区久太郎町2-4-31 TEL.06-6266-5010 FAX.06-6266-5011
ホームページ；http://www.bio.kurabo.co.jp E-mail；qa@ad.kurabo.co.jp

リプロダクティブ・テクノロジー研修センター

　実験動物や産業動物の分野において確立された生殖工学技術は、学術的な研究から産業的応用に至るまで様々な領域で活用されてきました。
　(株)トランスジェニックは、遺伝子破壊マウス関連事業を行うなかで蓄積してきたマウスの生殖工学技術を活用し、実験動物分野で当該技術を必要とされる皆様へ研修を開催しています。

【研修内容のご紹介】

> 実験動物（基礎コース／実践コース）
> ・体外受精　・ホルモン腹腔内投与　・胚操作練習
> ・胚の凍結・融解　・胚及び精子の染色評価
> ・精子の凍結・融解　・胚の移植　etc

開催スケジュールやその他の研修など、最新情報は以下のウェブサイトをご覧ください。

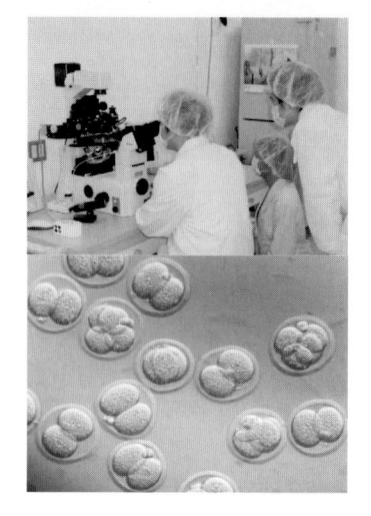

http://www.transgenic.co.jp/jp/training/

【お問合せ先】　株式会社トランスジェニック　リプロダクティブ・テクノロジー研修センター事務局
TEL：0120-937-982　（フリーコール）　http://www.transgenic.co.jp/jp/training/

ノックアウトマウス作製受託サービス

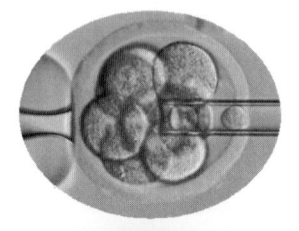

ジーンターゲティングによって、
お客様が目的とするノックアウトマウスを作製します

1. 「高いGT率」を誇る C57BL/6由来のES細胞
   129/Sv、BALB/c、TT2も対応可能ですので、ご相談ください。

2. 多様なノックアウト作製技術
   コンディショナル、点変異なども対応します。

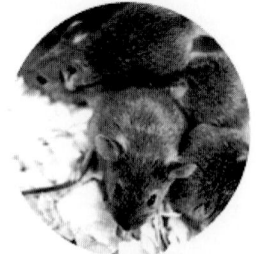

3. 知的財産権は、ご依頼者に帰属
   作製されたマウスの権利は、ご依頼者にすべて帰属します。

4. トータルサポート
   貴重なマウスの「精子・胚の凍結保存」、「ホモ欠損マウス作製」「表現型解析」など当社にて承ります。

【お問合せ先】　株式会社トランスジェニック
神戸研究所：
〒650-0047 神戸市中央区港島南町7丁目1番地14
TEL：078-306-0295　FAX：078-306-0296　http://www.transgenic.co.jp/jp/products/

バイオサイエンスと医学の最先端総合誌

実験医学

進化し続ける誌面・ウェブから，
研究に役立つ確かな情報をお届けします！

定期購読のご案内

【月刊】毎月1日発行　B5判
定価（本体 2,000 円+税）

【増刊】年8冊発行　B5判
定価（本体 5,400 円+税）

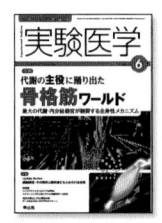

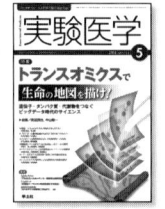

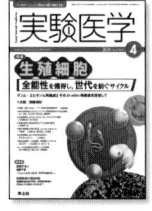

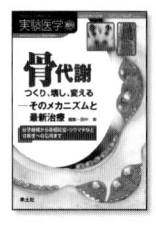

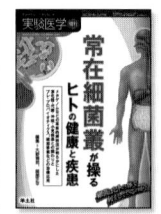

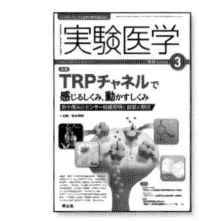

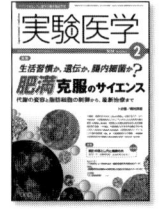

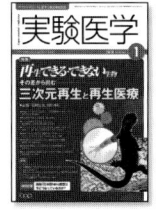

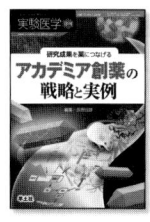

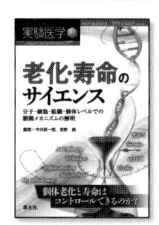

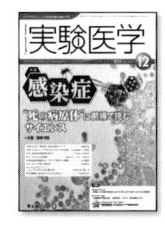

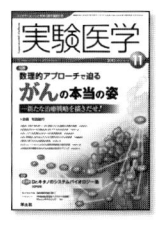

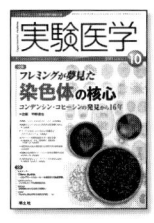

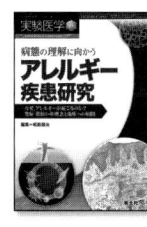

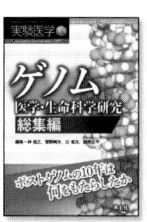

定期購読の4つのメリット

1 注目の研究分野を幅広く網羅！
年間を通じて多彩なトピックを厳選してご紹介します

2 お買い忘れの心配がありません！
最新刊を発行次第いち早くお手元にお届けします

3 送料がかかりません！
国内送料は弊社が負担いたします

4 「実験医学WEB特典β」を開始しました！
ご契約期間中に羊土社ホームページのWEBブラウザ上で
"月刊誌の最新号"を閲覧いただけるサービスです

※定期購読期間中に羊土社HP会員メニューからご利用いただけます
※詳しくは実験医学onlineの「定期購読のご案内」ページをご覧ください

定期購読料　送料サービス
※海外からのご購読は送料実費となります

☐ 月刊（12冊／年）のみ
1年間　12冊　24,000円+税

☐ 月刊（12冊／年）＋ 増刊（8冊／年）
1年間　20冊　67,200円+税

2年間のご購読もお申し込みいただけます

※消費税率の変動により，定価の変更があります．詳しくは羊土社ホームページからお問い合わせください

お申し込みは最寄りの書店，または弊社営業部まで！

TEL 03 (5282) 1211　**FAX** 03 (5282) 1212　**MAIL** eigyo@yodosha.co.jp

WEB www.yodosha.co.jp　▶ 右上の「雑誌定期購読」ボタンをクリック！

ご存じですか？
日本クレアの最新鋭技術拠点
富士宮技術サービスセンター

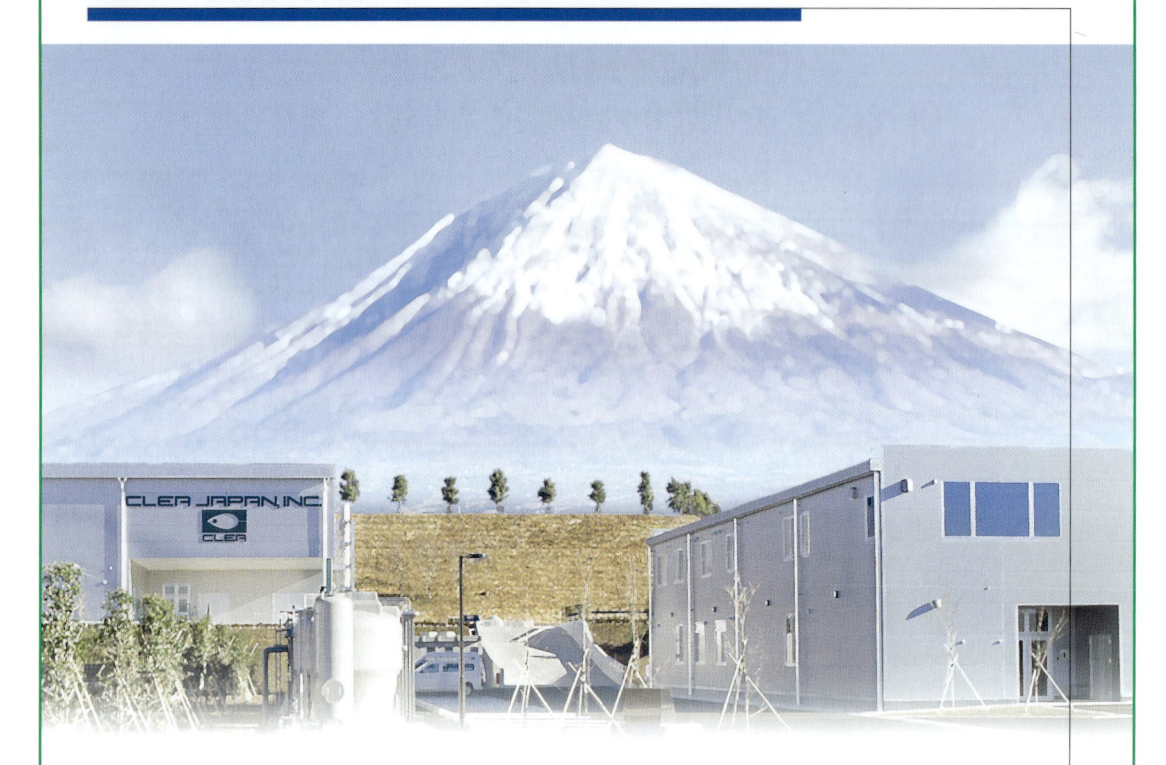

『健康で明るい社会づくり』のテーマの元、日本クレアが培ってきた、世界最高品質の実験動物、関連資材、そして最新鋭の設備と技術サービスを、豊かな緑に囲まれた雄大な富士山の麓に集結。
未来に向けたお客様の様々なご要望にお応えいたします。

受託業務のご案内
- 遺伝子組換え動物の作製
- 系統維持・生産
- 処置動物
- 試験
- 微生物学的クリーニング
- 受精卵の採取・凍結処理
- 凍結受精卵の供給
- 腹水採取
- 血清・血漿・臓器の供給
- 複合業務

詳しくは、下記までお気軽にお問い合せ下さい。

ひとつの生命から未来を見つめる
日本クレア株式会社
www.CLEA-Japan.com

富士宮技術サービスセンター
〒418-0112 静岡県富士宮市北山4839-23(北山工業団地内)
TEL.0544-59-1800　FAX.0544-59-1808
東京AD部　〒153-8533 東京都目黒区東山1-2-7
　　　　　　TEL.03-5704-7123　FAX.03-3792-2368
大阪AD部　〒564-0053 大阪府吹田市江の木町6-5
　　　　　　TEL.06-4861-7101　FAX.06-4861-7108